国家卫生健康委员会“十三五”规划教材
全国中医药高职高专教育教材

供护理专业用

传染病护理

第 3 版

主　　编　王美芝
副 主 编　孟晓红　王　犇　李　娟　梅　莉
编　　委　（按姓氏笔画排序）
王　犇（江西中医药高等专科学校）
王美芝（山东中医药高等专科学校）
刘春娜（烟台市中医医院）
李　君（四川中医药高等专科学校）
李　娟（泰山医学院）
李文卿（烟台市传染病医院）
杨　艳（保山中医药高等专科学校）
宋　丹（山西中医药大学）
陈少蕾（山东中医药高等专科学校）
孟晓红（南阳医学高等专科学校）
侯辰阳（山东医学高等专科学校）
梅　莉（安徽中医药高等专科学校附属芜湖市中医医院）
曾令梅（湖北中医药高等专科学校附属荆州市第二人民医院）
学术秘书　朱　琳（山东中医药高等专科学校）

人民卫生出版社

图书在版编目（CIP）数据

传染病护理 / 王美芝主编. —3 版. —北京：人民卫生出版社，2018

ISBN 978-7-117-26451-8

Ⅰ. ①传… Ⅱ. ①王… Ⅲ. ①传染病－护理－高等职业教育－教材 Ⅳ. ①R473.5

中国版本图书馆 CIP 数据核字（2018）第 122368 号

传染病护理

第 3 版

主　　编：王美芝
出版发行：人民卫生出版社（中继线 010-59780011）
地　　址：北京市朝阳区潘家园南里 19 号
邮　　编：100021
E - mail：pmph @ pmph.com
购书热线：010-59787592　010-59787584　010-65264830
印　　刷：北京铭成印刷有限公司
经　　销：新华书店
开　　本：787 × 1092　1/16　　印张：16
字　　数：369 千字
版　　次：2010 年 6 月第 1 版　　2018 年 6 月第 3 版
　　　　　2022 年 10月第 3 版第 7 次印刷（总第 20 次印刷）
标准书号：ISBN 978-7-117-26451-8
定　　价：42.00 元

《传染病护理》数字增值服务编委会

修订说明

为了更好地推进中医药职业教育教材建设，适应当前我国中医药职业教育教学改革发展的形势与中医药健康服务技术技能人才的要求，贯彻落实《国家中长期教育改革和发展规划纲要（2010—2020年）》《医药卫生中长期人才发展规划（2011—2020年）》《中医药发展战略规划纲要（2016—2030年）》精神，做好新一轮中医药职业教育教材建设工作，人民卫生出版社在教育部、国家卫生健康委员会、国家中医药管理局的领导下，组织和规划了第四轮全国中医药高职高专教育、国家卫生健康委员会"十三五"规划教材的编写和修订工作。

本轮教材修订之时，正值《中华人民共和国中医药法》正式实施之际，中医药职业教育迎来发展大好的际遇。为做好新一轮教材出版工作，我们成立了第四届中医药高职高专教育教材建设指导委员会和各专业教材评审委员会，以指导和组织教材的编写和评审工作；按照公开、公平、公正的原则，在全国1400余位专家和学者申报的基础上，经中医药高职高专教育教材建设指导委员会审定批准，聘任了教材主编、副主编和编委；启动了全国中医药高职高专教育第四轮规划第一批教材，中医学、中药学、针灸推拿、护理4个专业63门教材，确立了本轮教材的指导思想和编写要求。

第四轮全国中医药高职高专教育教材具有以下特色：

1. 定位准确，目标明确　教材的深度和广度符合各专业培养目标的要求和特定学制、特定对象、特定层次的培养目标，力求体现"专科特色、技能特点、时代特征"，既体现职业性，又体现其高等教育性，注意与本科教材、中专教材的区别，适应中医药职业人才培养要求和市场需求。

2. 谨守大纲，注重三基　人卫版中医药高职高专教材始终坚持"以教学计划为基本依据"的原则，强调各教材编写大纲一定要符合高职高专相关专业的培养目标与要求，以培养目标为导向、职业岗位能力需求为前提、综合职业能力培养为根本，同时注重基本理论、基本知识和基本技能的培养和全面素质的提高。

3. 重点考点，突出体现　教材紧扣中医药职业教育教学活动和知识结构，以解决目前各高职高专院校教材使用中的突出问题为出发点和落脚点，体现职业教育对人才的要求，突出教学重点和执业考点。

4. 规划科学，详略得当　全套教材严格界定职业教育教材与本科教材、毕业后教育教材的知识范畴，严格把握教材内容的深度、广度和侧重点，突出应用型、技能型教育内容。基础课教材内容服务于专业课教材，以"必须、够用"为度，强调基本技能的培养；专业课教材紧密围绕专业培养目标的需要进行选材。

5. 体例设计，服务学生 本套教材的结构设置、编写风格等坚持创新，体现以学生为中心的编写理念，以实现和满足学生的发展为需求。根据上一版教材体例设计在教学中的反馈意见，将“学习要点”“知识链接”“复习思考题”作为必设模块，“知识拓展”“病案分析(案例分析)”“课堂讨论”“操作要点”作为选设模块，以明确学生学习的目的性和主动性，增强教材的可读性，提高学生分析问题、解决问题的能力。

6. 强调实用，避免脱节 贯彻现代职业教育理念。体现“以就业为导向，以能力为本位，以发展技能为核心”的职业教育理念。突出技能培养，提倡“做中学、学中做”的“理实一体化”思想，突出应用型、技能型教育内容。避免理论与实际脱节、教育与实践脱节、人才培养与社会需求脱节的倾向。

7. 针对岗位，学考结合 本套教材编写按照职业教育培养目标，将国家职业技能的相关标准和要求融入教材中。充分考虑学生考取相关职业资格证书、岗位证书的需要，与职业岗位证书相关的教材，其内容和实训项目的选取涵盖相关的考试内容，做到学考结合，体现了职业教育的特点。

8. 纸数融合，坚持创新 新版教材最大的亮点就是建设纸质教材和数字增值服务融合的教材服务体系。书中设有自主学习二维码，通过扫码，学生可对本套教材的数字增值服务内容进行自主学习，实现与教学要求匹配、与岗位需求对接、与执业考试接轨，打造优质、生动、立体的学习内容。教材编写充分体现与时代融合、与现代科技融合、与现代医学融合的特色和理念，适度增加新进展、新技术、新方法，充分培养学生的探索精神、创新精神；同时，将移动互联、网络增值、慕课、翻转课堂等新的教学理念和教学技术、学习方式融入教材建设之中，开发多媒体教材、数字教材等新媒体形式教材。

人民卫生出版社医药卫生规划教材经过长时间的实践与积累，其中的优良传统在本轮修订中得到了很好的传承。在中医药高职高专教育教材建设指导委员会和各专业教材评审委员会指导下，经过调研会议、论证会议、主编人会议、各专业编写会议、审定稿会议，确保了教材的科学性、先进性和实用性。参编本套教材的800余位专家，来自全国40余所院校，从事高职高专教育工作多年，业务精纯，见解独到。谨此，向有关单位和个人表示衷心的感谢！希望各院校在教材使用中，在改革的进程中，及时提出宝贵意见或建议，以便不断修订和完善，为下一轮教材的修订工作奠定坚实的基础。

人民卫生出版社有限公司

2018年4月

全国中医药高职高专院校第四轮第一批规划教材书目

教材序号	教材名称	主编	适用专业
1	大学语文(第4版)	孙 洁	中医学、针灸推拿、中医骨伤、护理等专业
2	中医诊断学(第4版)	马维平	中医学、针灸推拿、中医骨伤、中医美容等专业
3	中医基础理论(第4版)*	陈 刚 徐宜兵	中医学、针灸推拿、中医骨伤、护理等专业
4	生理学(第4版)*	郭争鸣 唐晓伟	中医学、中医骨伤、针灸推拿、护理等专业
5	病理学(第4版)	苑光军 张宏泉	中医学、护理、针灸推拿、康复治疗技术等专业
6	人体解剖学(第4版)	陈晓杰 孟繁伟	中医学、针灸推拿、中医骨伤、护理等专业
7	免疫学与病原生物学(第4版)	刘文辉 田维珍	中医学、针灸推拿、中医骨伤、护理等专业
8	诊断学基础(第4版)	李广元 周艳丽	中医学、针灸推拿、中医骨伤、护理等专业
9	药理学(第4版)	侯 晞	中医学、针灸推拿、中医骨伤、护理等专业
10	中医内科学(第4版)*	陈建章	中医学、针灸推拿、中医骨伤、护理等专业
11	中医外科学(第4版)*	尹跃兵	中医学、针灸推拿、中医骨伤、护理等专业
12	中医妇科学(第4版)	盛 红	中医学、针灸推拿、中医骨伤、护理等专业
13	中医儿科学(第4版)*	聂绍通	中医学、针灸推拿、中医骨伤、护理等专业
14	中医伤科学(第4版)	方家选	中医学、针灸推拿、中医骨伤、护理、康复治疗技术专业
15	中药学(第4版)	杨德全	中医学、中药学、针灸推拿、中医骨伤、康复治疗技术等专业
16	方剂学(第4版)*	王义祁	中医学、针灸推拿、中医骨伤、康复治疗技术、护理等专业

续表

教材序号	教材名称	主编	适用专业
17	针灸学(第4版)	汪安宁　易志龙	中医学、针灸推拿、中医骨伤、康复治疗技术等专业
18	推拿学(第4版)	郭　翔	中医学、针灸推拿、中医骨伤、护理等专业
19	医学心理学(第4版)	孙　萍　朱　玲	中医学、针灸推拿、中医骨伤、护理等专业
20	西医内科学(第4版)*	许幼晖	中医学、针灸推拿、中医骨伤、护理等专业
21	西医外科学(第4版)	朱云根　陈京来	中医学、针灸推拿、中医骨伤、护理等专业
22	西医妇产科学(第4版)	冯　玲　黄会霞	中医学、针灸推拿、中医骨伤、护理等专业
23	西医儿科学(第4版)	王龙梅	中医学、针灸推拿、中医骨伤、护理等专业
24	传染病学(第3版)	陈艳成	中医学、针灸推拿、中医骨伤、护理等专业
25	预防医学(第2版)	吴　娟　张立祥	中医学、针灸推拿、中医骨伤、护理等专业
1	中医学基础概要(第4版)	范俊德　徐迎涛	中药学、中药制药技术、医学美容技术、康复治疗技术、中医养生保健等专业
2	中药药理与应用(第4版)	冯彬彬	中药学、中药制药技术等专业
3	中药药剂学(第4版)	胡志方　易生富	中药学、中药制药技术等专业
4	中药炮制技术(第4版)	刘　波	中药学、中药制药技术等专业
5	中药鉴定技术(第4版)	张钦德	中药学、中药制药技术、中药生产与加工、药学等专业
6	中药化学技术(第4版)	吕华瑛　王　英	中药学、中药制药技术等专业
7	中药方剂学(第4版)	马　波　黄敬文	中药学、中药制药技术等专业
8	有机化学(第4版)*	王志江　陈东林	中药学、中药制药技术、药学等专业
9	药用植物栽培技术(第3版)*	宋丽艳　汪荣斌	中药学、中药制药技术、中药生产与加工等专业
10	药用植物学(第4版)*	郑小吉　金　虹	中药学、中药制药技术、中药生产与加工等专业
11	药事管理与法规(第3版)	周铁文	中药学、中药制药技术、药学等专业
12	无机化学(第4版)	冯务群	中药学、中药制药技术、药学等专业
13	人体解剖生理学(第4版)	刘　斌	中药学、中药制药技术、药学等专业
14	分析化学(第4版)	陈哲洪　鲍　羽	中药学、中药制药技术、药学等专业
15	中药储存与养护技术(第2版)	沈　力	中药学、中药制药技术等专业

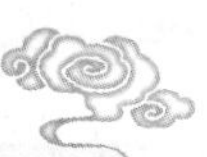

续表

教材序号	教材名称	主编	适用专业
1	中医护理(第3版)*	王　文	护理专业
2	内科护理(第3版)	刘　杰　吕云玲	护理专业
3	外科护理(第3版)	江跃华	护理、助产类专业
4	妇产科护理(第3版)	林　萍	护理、助产类专业
5	儿科护理(第3版)	艾学云	护理、助产类专业
6	社区护理(第3版)	张先庚	护理专业
7	急救护理(第3版)	李延玲	护理专业
8	老年护理(第3版)	唐凤平　郝　刚	护理专业
9	精神科护理(第3版)	井霖源	护理、助产专业
10	健康评估(第3版)	刘惠莲　滕艺萍	护理、助产专业
11	眼耳鼻咽喉口腔科护理(第3版)	范　真	护理专业
12	基础护理技术(第3版)	张少羽	护理、助产专业
13	护士人文修养(第3版)	胡爱明	护理专业
14	护理药理学(第3版)*	姜国贤	护理专业
15	护理学导论(第3版)	陈香娟　曾晓英	护理、助产专业
16	传染病护理(第3版)	王美芝	护理专业
17	康复护理(第2版)	黄学英	护理专业
1	针灸治疗(第4版)	刘宝林	针灸推拿专业
2	针法灸法(第4版)*	刘　茜	针灸推拿专业
3	小儿推拿(第4版)	刘世红	针灸推拿专业
4	推拿治疗(第4版)	梅利民	针灸推拿专业
5	推拿手法(第4版)	那继文	针灸推拿专业
6	经络与腧穴(第4版)*	王德敬	针灸推拿专业

* 为“十二五”职业教育国家规划教材

第四届全国中医药高职高专教育教材建设指导委员会

第四届全国中医药高职高专护理类专业教材评审委员会

前 言

《传染病护理》是护理专业的专业课，在培养传染病专科护理人才中发挥重要作用。《传染病护理》第2版自2014年出版以来，在全国中医药高职高专院校广泛使用，得到了广大中医药高职高专院校师生和医院护理同仁的认可。为了适应传染病流行趋势的变化，传染病防治护理工作的快速发展，更新教材内容，进一步提高教材质量，2017年启动了《传染病护理》第3版的编写。第3版教材充分体现与时代融合、与现代科技融合、与现代护理融合的特色和理念，编写了纸质教材和二维码数字增值服务结合的纸数融合教材。

第3版教材特色如下：

1. 紧跟传染病防治护理新动态　根据传染病疾病谱变化，对教材的内容进行了适当的调整和更新。补充目前传染病流行的新特点，防控的新政策、新措施。近几年，人粒细胞无形体病发病率升高，第3版教材把“第三章　恙虫病患者的护理”修订为“第三章　立克次体病患者的护理”，增加了“第二节　人粒细胞无形体病患者的护理”内容。

2. 注重职业素质培养　本版教材修订以培养目标为导向、传染病护理职业岗位能力需求为前提、综合职业能力培养为根本，以传染病护理工作过程为细节。为了更好地与医院护理工作岗位接轨，在本教材编写人员构成上，实现院校结合，还拍摄了传染病医院医护人员职业防护的有关富媒体资源（视频），这些视频是由在传染病医院从事护理工作的编者完成的。

3. 与护士执业资格考试紧密衔接　纸质教材内容编写根据传染病护理岗位的需求选取，数字教材中的扫一扫、测一测、复习思考题，模拟试卷与护士执业资格考试大纲内容紧密衔接。

4. 创新纸数融合的编写模式　本教材采用纸质教材和二维码数字增值服务结合，除了纸质教材，还有丰富的数字教学资源，包括PPT课件，扫一扫、知重点，扫一扫、测一测，复习思考题，模拟试卷，富媒体资源（视频）。可电脑登录获取在线服务，手机二维码扫描下载直接查看相应章节资源，可离线阅读，使得传染病护理的教与学更加便捷。

在教材编写过程中，我们得到了人民卫生出版社大力支持和各位编辑的精准指导，在此表示衷心的感谢！本版教材每位编委都付出了辛勤劳动，得到了编委所在院校和医院的鼎力相助，在此一并表示最诚挚的谢意。

限于能力和水平所限，书中难免有不当之处，恳请使用本教材的广大师生及护理界同仁们提出宝贵的建议。

《传染病护理》编委会

2018年4月

目　录

第一章　总论……………………………………………………………1
第一节　感染与免疫…………………………………………………2
一、感染的概念………………………………………………………2
二、传染病感染过程的表现…………………………………………3
三、感染过程中病原体的作用………………………………………4
四、感染过程中免疫应答的作用……………………………………4
第二节　传染病的流行过程及影响因素……………………………5
一、流行过程的基本条件……………………………………………5
二、影响流行过程的因素……………………………………………7
第三节　传染病的特征………………………………………………8
一、基本特征…………………………………………………………8
二、临床特点…………………………………………………………8
第四节　传染病的治疗………………………………………………9
一、治疗原则…………………………………………………………9
二、治疗方法…………………………………………………………9
第五节　传染病的预防………………………………………………10
一、管理传染源………………………………………………………11
二、切断传播途径……………………………………………………12
三、保护易感人群……………………………………………………12
第六节　传染病患者的护理…………………………………………14
一、传染病护理工作的特点…………………………………………14
二、传染病的隔离……………………………………………………14
三、传染病的消毒……………………………………………………18
四、传染病患者的护理评估…………………………………………19
五、传染病常见症状和体征的护理…………………………………20
第七节　传染病医护人员的职业防护………………………………23
一、医护人员的职业防护方法………………………………………23
二、医护人员分级防护原则…………………………………………29

第二章　病毒性传染病患者的护理……31
第一节　病毒性肝炎患者的护理……31
第二节　流行性感冒患者的护理……47
附：人禽流感患者的护理……52
第三节　麻疹患者的护理……55
附：风疹患者的护理……60
第四节　水痘和带状疱疹患者的护理……62
第五节　流行性腮腺炎患者的护理……67
第六节　肾综合征出血热患者的护理……71
第七节　流行性乙型脑炎患者的护理……78
第八节　狂犬病患者的护理……83
第九节　艾滋病患者的护理……87
第十节　传染性非典型肺炎患者的护理……95
第十一节　手足口病患者的护理……100

第三章　立克次体病患者的护理……106
第一节　恙虫病患者的护理……106
第二节　人粒细胞无形体病患者的护理……111

第四章　细菌性传染病患者的护理……118
第一节　伤寒患者的护理……118
第二节　细菌性食物中毒患者的护理……124
第三节　霍乱患者的护理……127
第四节　细菌性痢疾患者的护理……132
第五节　其他感染性腹泻病患者的护理……136
第六节　布鲁菌病患者的护理……140
第七节　百日咳患者的护理……145
第八节　猩红热患者的护理……148
第九节　流行性脑脊髓膜炎患者的护理……152
第十节　结核病患者的护理……158

第五章　钩端螺旋体病患者的护理……166

第六章　性传播疾病患者的护理……172
第一节　梅毒患者的护理……172
第二节　淋病患者的护理……177
第三节　尖锐湿疣患者的护理……180

第七章　原虫感染患者的护理…… 184
第一节　阿米巴病患者的护理…… 184
一、肠阿米巴病…… 184
二、阿米巴肝脓肿…… 188
第二节　疟疾患者的护理…… 191

第八章　蠕虫感染患者的护理…… 198
第一节　日本血吸虫病患者的护理…… 198
第二节　钩虫病患者的护理…… 203
第三节　肠绦虫病患者的护理…… 207
第四节　囊尾蚴病患者的护理…… 210

实训一　穿、脱隔离衣…… 215
实训二　洗手和手消毒…… 218
实训三　医务人员防护用品穿脱程序…… 220

附录一　常见传染病的潜伏期、隔离期、检疫期…… 221
附录二　预防接种…… 224
附录三　传染病患者常用物品及其分泌物、排泄物的消毒方法…… 228
附录四　甲型 H_1N_1 流感医院感染控制技术指南（2009 年修订版）…… 230
附录五　人感染 H_7N_9 禽流感疫情防控方案（第 1 版）…… 234

主要参考书目…… 237

第一章

总　　论

学习要点

重要概念：传染病、病原携带状态、传染源、传播途径、消毒、隔离、检疫、潜伏期、复发、再燃、传染期。

重要知识点：传染病流行的基本条件、常见的传播途径、隔离种类及隔离要求、发疹的护理、传染病的职业防护知识。

技能要点：医务人员防护用品穿脱程序、洗手和卫生手消毒、常用物品的消毒方法、意外暴露后的处理。

传染病(communicable diseases)是由病原微生物和寄生虫感染人体后产生的具有传染性的疾病。常见的病原微生物有病毒、细菌、真菌、立克次体、衣原体、支原体、螺旋体、朊毒体等；寄生虫有原虫、蠕虫、医学昆虫。由原虫和蠕虫感染人体后引起的疾病又称寄生虫病。感染性疾病(infectious diseases)是指由病原体感染所致的疾病，包括传染病和非传染性感染性疾病。传染病属感染性疾病，但感染性疾病不一定都有传染性。

历史上传染病曾对人类造成很大的灾难，如鼠疫、天花、霍乱等。新中国成立后，在"预防为主，防治结合"的卫生方针指引下，天花已被消灭，脊髓灰质炎已接近被消灭；许多传染病如乙型脑炎、麻疹、白喉、百日咳和新生儿破伤风等发病率明显下降；但也有一些传染病，如病毒性肝炎、其他感染性腹泻病、肾综合征出血热、结核病、性传播疾病等仍广泛存在，对人民生命健康造成很大危害。新发传染病如艾滋病、传染性非典型肺炎(SARS)、人禽流行性感冒、手足口病等不断出现，因而传染病的防治工作仍面临巨大的挑战。

知识链接

2016年度全国法定传染病疫情概况

2016年(2016年1月1日零时至12月31日24时)，全国(不含港澳台，下同)共报告法定传染病发病6944240例，死亡18237人，报告发病率为506.59/10万，报告死亡率为1.33/10万。

2016年全国法定传染病按类别统计：一是甲类传染病中鼠疫报告发病1例；霍乱报告发病27例，无死亡，报告发病率较2015年上升100.00%。二是乙类传染病除传染性非典型肺炎、脊髓灰质炎和白喉无发病、死亡报告外，其他共报告发病2 956 472例，死亡17 968人；报告发病率为215.67/10万，较2015年下降3.54%；报告死亡率为1.31/10万，较2015年上升7.68%。报告发病数居前5位的病种依次为病毒性肝炎、肺结核、梅毒、细菌性和阿米巴性痢疾、淋病，占乙类传染病报告发病总数的92.48%；报告死亡数居前5位的病种依次为艾滋病、肺结核、狂犬病、病毒性肝炎和人感染H_7N_9禽流感，占乙类传染病报告死亡总数的98.84%。三是丙类传染病除丝虫病无发病、死亡报告外，其他共报告发病3 987 740例，死亡269人，报告发病率为290.91/10万，报告死亡率为0.020/10万，分别较2015年上升17.89%和67.52%。报告发病数居前5位的病种依次为手足口病、其他感染性腹泻病、流行性感冒、流行性腮腺炎和急性出血性结膜炎，占丙类传染病报告发病总数的99.72%；报告死亡数较多的为手足口病、流行性感冒和其他感染性腹泻病，占丙类传染病报告死亡总数的98.51%。

传染病护理是研究传染病患者的生物、心理、社会等健康问题的发生、发展规律，运用护理程序实施整体护理，以达到恢复和保持患者健康的一门专业性较强的临床护理学科。传染病护理工作在传染病防治中具有重要作用。医护人员通过执行严格的消毒隔离制度，控制传染源，切断传播途径，防止了传染病的传播和流行；护理人员通过对传染病患者实施整体护理，促进患者更快更好地康复；通过大力开展社区宣传教育，社区人群增加了传染病的防治知识，提高了预防传染病的意识，降低了传染病的发病率。

第一节 感染与免疫

一、感染的概念

感染（infection）是病原体与人体相互作用、相互斗争的过程。在漫长的生物进化过程中，有些病原体与人体宿主之间达到了互相适应、互不损害的共生状态，如肠道中的大肠杆菌和某些真菌。但这种平衡是相对的，当某些因素导致宿主的免疫功能受损（如患艾滋病）或机械损伤，使病原体离开其固有的寄生部位而到达其他部位，如大肠杆菌进入呼吸道或泌尿道时，就会引起人体的损伤，产生机会性感染。大多数病原体与人体之间是不适应的。由于适应程度不同，双方斗争的后果也各异，从而产生各种不同表现。临床表现明显的感染只占全部感染的一小部分，大多数病原体感染以隐性感染为主，但有些病原体感染则以显性感染为主，如汉坦病毒、麻疹病毒、水痘病毒和流行性腮腺炎病毒等。

临床可发生各种形式的感染情况。人体初次被某种病原体感染称为首发感染，有些传染病很少出现再次感染，如麻疹、水痘、流行性腮腺炎等。人体在被某种病原体感染的基础上再次被同一种病原体感染称为重复感染，较多见于疟疾、血吸虫病和钩虫病等。人体同时被两种或两种以上的病原体感染称为混合感染。人体在被某种病原体感染的基础上再被另外的病原体感染称为重叠感染，如慢性乙型肝炎病毒重叠感染戊型肝炎病毒。在重叠感染中，发生于原发感染后的其他病原体感染称为继发性感染，如病毒性肝炎继发细菌、真菌感染。

二、传染病感染过程的表现

病原体通过各种途径进入人体后，就开始了感染过程。感染后的表现主要取决于病原体的致病力和机体的免疫功能，也和来自外界的因素如药物干预、放射治疗等有关。

（一）病原体被清除

病原体被清除（eliminating of pathogen）是指病原体侵入人体后，人体通过非特异性免疫屏障，如皮肤和黏膜的屏障作用、胃酸的杀菌作用等清除之。同时亦可由事先存在于体内的特异性免疫球蛋白和细胞因子将病原体清除。特异性主动免疫可由疫苗接种或自然感染后获得，被动性免疫可通过胎盘屏障从母体获得和注射免疫球蛋白而获得。病原体被清除不产生病理变化，也无临床表现。

（二）隐性感染

隐性感染（covert infection）又称亚临床感染，是指病原体侵入人体后，仅引起机体产生特异性的免疫应答，不引起或只引起轻微的组织损伤，临床上无任何症状、体征，甚至无生化改变，只能通过免疫学检查才能发现。在大多数传染病中，隐性感染最常见。隐性感染后，大多数人获得不同程度的特异性主动免疫，病原体被清除，少数人转变为病原携带状态，病原体持续存在于体内，称为无症状携带者，如伤寒、菌痢、乙型肝炎等。

（三）显性感染

显性感染（overt infection）又称临床感染，是指病原体侵入人体后，不但引起机体免疫应答，而且通过病原体本身的作用或机体的变态反应，导致组织损伤，引起病理改变和临床表现。在大多数传染病中，显性感染只占全部受感染者的一小部分，仅见于少数传染病如麻疹、天花。显性感染后，病原体可被清除，感染者可获得稳定而持久的免疫力，不易再受感染，如伤寒；但也有些传染病如细菌性痢疾感染后免疫力不巩固，易再感染而发病；还有小部分患者成为慢性病原携带者。

（四）病原携带状态

病原携带状态（carrier state）是指病原体侵入人体后，在人体内生长繁殖并不断排出体外，但人体并不出现临床表现。按病原体种类不同可分为带病毒者、带菌者及带虫者；按其发生的时期不同，分为潜伏期携带者、恢复期携带者或慢性携带者；按携带病原体持续时间不同分为急性携带者（持续 3 个月以内）和慢性携带者（持续 3 个月以上），但对于乙型肝炎病毒感染，超过 6 个月才为慢性携带者。并非所有的传染病都有慢性携带者。由于病原携带者持续排出病原体，但没有明显临床症状，不易被注意，成为重要的传染源，因此更具流行病学意义。

（五）潜伏性感染

潜伏性感染（latent infection）是指病原体感染人体后，寄生在机体的某些部位，机体免疫功能足以将病原体局限而不引起发病，但又不能将病原体清除，病原体便长期潜伏下来。当机体免疫功能下降时即引起显性感染。并不是所有传染病都存在潜伏性感染。常见的潜伏性感染有单纯疱疹、带状疱疹、疟疾、结核等。潜伏性感染期间，

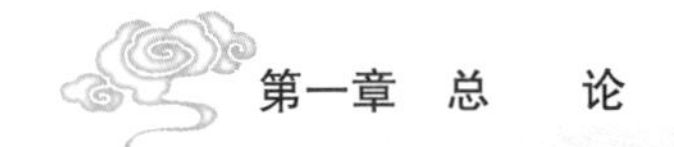

病原体一般不排出体外，没有传染性，这是与病原携带状态不同之处（表 1-1）。

表 1-1 传染病感染后五种表现形式比较

感染表现形式	病理变化	临床表现	是否排出病原体	传染性
病原体被清除	无	无	否	无
隐性感染	轻微	无	是	有
显性感染	明显	明显	是	有
病原携带状态	无	无	是	有
潜伏性感染	无	无	否	无

除病原体被清除外，上述感染的四种表现形式在不同传染病中各有侧重。一般来说，隐性感染最常见，病原携带状态次之，显性感染所占比例最小，但一旦出现，容易识别。上述感染的五种表现不是一成不变的，在一定条件下可相互转变，同一种疾病的不同阶段可有不同的表现形式。

三、感染过程中病原体的作用

病原体侵入人体后能否引起疾病，取决于病原体的致病力和机体的免疫功能。病原体的致病力包括以下四个方面。

（一）侵袭力

侵袭力是指病原体侵入机体并在体内生长、繁殖的能力。有些病原体可直接侵入人体，如钩端螺旋体和钩虫丝状蚴等；有些病原体则需经消化道或呼吸道进入机体，引起病变；病毒性病原体，常通过与细胞表面的受体结合进入细胞；有些病原体如破伤风杆菌，侵袭力较弱，需经伤口进入人体。

（二）毒力

毒力包括毒素和其他毒力因子。毒素包括外毒素与内毒素。外毒素通过与靶细胞的受体结合，进入细胞内而起作用。内毒素通过激活单核—吞噬细胞，释放细胞因子而起作用。其他毒力因子中，有些具有穿透能力（如钩虫丝状蚴），有些具有侵袭能力（如痢疾杆菌），有些具有溶组织能力（如溶组织内阿米巴原虫）。许多细菌能分泌一种抑制其他细菌生长的细菌素，以利于自身的生长和繁殖。

（三）数量

在同一种传染病中，入侵病原体的数量一般与致病力成正比。但在不同传染病中，能引起疾病的最低病原体数量差别很大，如伤寒需要 10 万个菌体，而菌痢仅需 10 个菌体即可致病。

（四）变异性

病原体可因环境或遗传等因素而产生变异。一般来说，在人工培养多次传代的环境下，可使病原体的致病力减弱，如卡介苗；而在宿主之间反复传播的病原体可使致病力增强，如肺鼠疫。病原体的抗原变异可逃避机体的特异性免疫作用而引起疾病，如流行性感冒病毒、丙型肝炎病毒和人类免疫缺陷病毒等。

四、感染过程中免疫应答的作用

机体的免疫应答对感染过程的表现和转归起着重要作用。免疫应答分为保护性免疫应答和变态反应两大类。保护性免疫应答有利于机体抵抗病原体入侵与破坏，变态反应促进病理生理过程和组织损伤。保护性免疫应答分为非特异性与特异性免疫应答。变态反应均是特异性免疫应答。

（一）非特异性免疫

非特异性免疫是机体对进入体内异物的一种清除机制，无抗原特异性，又称先天性免疫。

1. 天然屏障 包括外部屏障（如皮肤、黏膜及其分泌物）以及内部屏障（如血—脑脊液屏障和胎盘屏障等）。

2. 吞噬作用 单核—吞噬细胞系统具有非特异性吞噬功能，可清除体液中的颗粒状病原体。包括血液中游走的大单核细胞，肝、脾、淋巴结、骨髓中固定的吞噬细胞，以及各种粒细胞，尤其是中性粒细胞。

3. 体液因子 包括存在于体液中的补体、溶菌酶和各种细胞因子，如白细胞介素1～6、肿瘤坏死因子、γ干扰素、粒细胞—吞噬细胞集落刺激因子等。细胞因子主要是由单核—吞噬细胞和淋巴细胞被激活后释放的激素样肽类物质，这些因子能直接或通过免疫调节作用清除病原体。

（二）特异性免疫

特异性免疫是指通过对抗原特异性识别而产生的免疫。感染后的免疫通常是特异性免疫，且是主动免疫。包括T淋巴细胞介导的细胞免疫和B淋巴细胞介导的体液免疫。

1. 细胞免疫 主要通过T淋巴细胞来完成。抗原进入机体，刺激T淋巴细胞致敏，致敏的T淋巴细胞与相应抗原再次相遇时，发生分化、增生，并释放多种淋巴因子，通过细胞毒性作用和淋巴因子来杀伤病原体及其所寄生的细胞。许多细胞内病原体的清除，细胞免疫均起重要作用。此外，T淋巴细胞还有调节体液免疫的功能。

2. 体液免疫 致敏B淋巴细胞受抗原刺激后，转化为浆细胞，并产生能与相应抗原结合的抗体，即免疫球蛋白（Ig）。抗体主要作用于细胞外的微生物。Ig在化学结构上又分为5类，即IgG、IgA、IgM、IgD、IgE，各具不同功能。IgM在感染过程中首先出现，但持续时间不长，是近期感染的标志；IgG在临近恢复期出现，持续时间较长；IgA主要是呼吸道和消化道黏膜上的局部抗体；IgE主要作用于原虫和蠕虫。

第二节 传染病的流行过程及影响因素

传染病的流行过程是指传染病在人群中发生、发展和转归的过程。流行过程的发生需要三个基本条件，即传染源、传播途径和人群易感性。流行过程本身又受社会因素和自然因素的影响。

一、流行过程的基本条件

（一）传染源

传染源（source of infection）是指病原体在体内生长繁殖并能将其排出体外的人和动物。

1. 患者 在不同传染病中，不同类型患者其流行病学意义各异。急性期患者通过咳嗽、呕吐、腹泻等症状使病原体播散；慢性患者可长期污染环境；轻型患者人数多、症状轻而不易被发现，因此作为传染源意义更大。

2. 隐性感染者　隐性感染者无症状和体征，不易被发现，在某些传染病（如脊髓灰质炎、流行性脑脊髓膜炎）中，隐性感染者是重要传染源。

3. 病原携带者　慢性病原携带者无症状而长期排出病原体，在某些传染病（如伤寒、细菌性痢疾）中有重要的流行病学意义。

4. 感染动物　以啮齿类动物最常见，其次是家禽和家畜。这些以动物为传染源传播的疾病，称为动物源性传染病。以野生动物为传染源传播的疾病，称为自然疫源性传染病，如鼠疫、肾综合征出血热等。动物源性传染病由于动物传染源受地理、气候等自然因素影响较大，因此常存在于特定的地区，并具有严格的季节性。

（二）传播途径

病原体从传染源传播到易感者的途径称为传播途径（route of transmission）。传播途径由外界环境中各种因素组成，各种传染病有其各自的传播途径。传染病传播途径可以是单一途径，也可以是多个途径。

1. 呼吸道传播　易感者吸入含有病原体的空气、飞沫或尘埃而引起感染，如麻疹、结核病、流行性脑脊髓膜炎、SARS 等。

2. 消化道传播　病原体污染食物、水源、食具等，易感者通过进食而感染，如伤寒、细菌性痢疾等。水源污染常引起某些传染病的暴发流行。

3. 接触传播　易感者与被病原体污染的水或土壤接触导致感染，如钩端螺旋体病、血吸虫病和钩虫病等。伤口被污染有可能导致破伤风。日常生活的密切接触有可能获得感染，如传染源的分泌物或排泄物污染手、用具、玩具可传播呼吸道传染病，如麻疹、白喉、流行性感冒等。

4. 虫媒传播　见于被吸血节肢动物（按蚊、跳蚤、白蛉、人虱、恙螨等）叮咬而感染的传染病，如疟疾、斑疹伤寒、恙虫病等。

5. 血液、体液传播　某些病原体存在于患者或携带者的血液和体液中，可通过应用血制品、分娩、性交等传播。如慢性乙型和丙型肝炎、艾滋病、性病等。

6. 母婴传播　病原体可通过胎盘、分娩、哺乳等方式感染胎儿或婴儿，称为母婴传播，如乙型肝炎、艾滋病、梅毒等。

以上传播途径，母婴传播属于垂直传播，其他传播属于水平传播。

知识链接

《医疗机构隔离预防技术规范》中传播途径的分类

2009 年原卫生部发布的《医疗机构隔离预防技术规范》中将传染病传播途径主要归纳为：

1. 空气传播（airborne transmission）　带有病原微生物的微粒子（≤5μm）通过空气流动导致的疾病传播。

2. 飞沫传播（droplet transmission）　带有病原微生物的飞沫核（>5μm），在空气中短距离（1m 内）移动到易感人群的口、鼻黏膜或眼结膜等导致的传播。

3. 接触传播（contact transmission）　病原体通过手、媒介物直接或间接接触导致的传播。

（三）人群易感性

人群易感性（susceptibility of the crowd）是指人群对某种传染病容易感染的程度。

易感人群是指对某种疾病或传染病缺乏免疫力的人群。对某种传染病缺乏特异性免疫力的人称为易感者。易感者在某一特定人群中的比例决定该人群的易感性。易感人群越多，人群易感性越高，传染病越易发生。普遍推行人工主动免疫，可把人群易感性降至最低，阻止传染病发生和流行。

二、影响流行过程的因素

传染病的发生和流行，除具备传染源、传播途径和人群易感性三个基本条件外，自然因素和社会因素可直接影响和制约流行过程，其中社会因素起主导作用。

（一）自然因素

自然因素主要包括地理、气候和生态等方面，对传染病流行过程的发生、发展都有重要影响。寄生虫病和虫媒传染病对自然条件的依赖性更为明显。传染病的地区性和季节性与自然因素关系密切，如长江流域某些湖沼地区有适合于钉螺生长的地理、气候环境，这就形成了血吸虫病的地区性分布特点。自然因素还可通过降低机体的非特异性免疫力而促进传染病的发生和流行，如寒冷可减弱呼吸道抵抗力，故呼吸道传染病多发生于冬、春季节。炎热的夏季使人的胃酸分泌减少，有利于消化道传染病的发生和流行。某些自然生态环境为传染病在野生动物之间的传播创造了良好条件，如鼠疫、钩端螺旋体病等，人类进入这些地区时亦可受到感染。

（二）社会因素

社会因素（如社会制度、经济状况、生活条件、文化水平、风俗习惯、宗教信仰等）对传染病的流行过程有决定性的影响。近年来，人口流动、生活方式、饮食习惯的变化，环境污染引起的生态环境改变，均导致新发传染病或某些传染病发病率升高，如甲型 H_1N_1 流感、结核病、艾滋病、疟疾等，因此传染病的防治工作仍很严峻，我国政府高度重视突发急性传染病的预防和控制。

知识链接

《突发急性传染病预防控制战略》

2007 年 6 月 20 日原卫生部印发了关于《突发急性传染病预防控制战略》的通知。突发急性传染病是指严重影响社会稳定、对人类健康构成重大威胁，需要对其采取紧急处理措施的鼠疫以及传染性非典型肺炎（SARS）、人感染高致病性禽流感等新发生的急性传染病和不明原因疾病等。

我国对突发急性传染病防控战略的具体目标是发现和减少突发急性传染病发生的危险因素；提高对突发急性传染病暴发的早期预警能力；建立突发急性传染病监测预警体系；建立健全有效应对突发急性传染病的应急处置机制；加强应对突发急性传染病的基础准备；研究我国新发人畜共患传染病的分布、流行规律、感染情况及传播媒介，为防范突发急性传染病提供基础数据等。

第三节 传染病的特征

一、基本特征

传染病与其他疾病的主要区别，在于具有下列四个基本特征：

（一）病原体

每一种传染病都是由特定的病原体（pathogen）引起，包括微生物与寄生虫，临床上以细菌和病毒最常见。病原体的检出对传染病的诊断具有重要意义。

（二）传染性

传染性（infectivity）是传染病与其他感染性疾病的主要区别。传染性是指病原体能通过某种途径感染他人。传染病患者具有传染性的时期称为传染期，每一种传染病传染期都相对固定，可作为患者隔离期限的重要依据之一。

（三）流行病学特征

传染病的流行过程在自然因素和社会因素的影响下，表现出各种流行病学特征（epidemiologic feature）：

1. 流行性　是指传染病在一定条件下，能在人群中广泛传播、蔓延的特性，按其强度可分为散发、流行、大流行和暴发。散发系指某种传染病在某地的常年发病情况或常年一般发病率水平。当某种传染病的发病率显著高于常年发病率，则称为流行。当某种传染病在一定时间内迅速传播，波及全国，甚至超出国界或洲界时则称为大流行，如2009年的H_1N_1流感大流行。某一局部地区或集体单位短期内突然出现大批同一种传染病则称为暴发，如食物中毒、流行性感冒等。

2. 地方性和外来性　由于自然因素与社会因素的不同，某些传染病仅局限在一定的地区内发生，有地方性的特点，如血吸虫病，仅发生在长江以南地区。外来性是指国内或地区内原来不存在，而是从国外或外地传入的传染病，如霍乱、艾滋病等。

3. 季节性　不少传染病的发病率每年都有一定的季节性高峰，主要原因是气温的高低和有无昆虫媒介等，如流行性乙型脑炎，在北方地区只发生在7、8、9三个月，有明确的季节，与蚊虫的孳生活动有关。

（四）感染后免疫

人体感染病原体后，无论是显性或隐性感染，均能产生针对该病原体及其产物（如毒素）的特异性免疫。感染后免疫（postinfection immunity）属主动免疫。病原体的种类不同，感染后免疫力的强弱和持续时间的长短也不同。有些传染病感染后免疫持续时间较长，甚至可保持终生，如麻疹、脊髓灰质炎、乙型脑炎等；但有些传染病则感染后免疫力持续时间较短，如流行性感冒、细菌性痢疾和阿米巴病等，可发生再感染；而蠕虫病（如血吸虫病、丝虫病等）感染后通常不产生保护性免疫，因此往往发生重复感染，是发展为重症的主要原因。

二、临床特点

（一）病程发展的阶段性

急性传染病的发生、发展和转归，通常分为以下四个阶段：

1. 潜伏期(incubation period) 从病原体侵入人体起，到开始出现临床症状为止的时期，称为潜伏期。各种传染病的潜伏期长短不一，每一种传染病的潜伏期都有一个相对不变的范围(最短、最长)，并呈常态分布。潜伏期是确定检疫期限的重要依据。常见传染病的潜伏期、隔离期和检疫期，请参见“附录一 常见传染病的潜伏期、隔离期、检疫期”。潜伏期相当于病原体在体内定位、繁殖和转移，引起组织损伤和功能改变，导致临床症状出现之前的整个过程。

2. 前驱期(prodromal period) 从出现临床症状起至症状明显开始为止的时期称为前驱期。在前驱期内临床表现通常是非特异性的，为许多传染病所共有表现，如发热、头痛、疲乏、食欲缺乏、肌肉酸痛等，一般持续1～3天。起病急骤者，则无前驱期。传染病在此期已有传染性。

3. 症状明显期(period of apparent manifestation) 传染病经过前驱期后，不同传染病出现各自特有症状、体征的时期。某些传染病(如麻疹、水痘等)经过前驱期后，往往转入症状明显期，出现该传染病特有的症状和体征，如特征性皮疹、肝脾大、脑膜刺激征、黄疸等；有些传染病，如乙型脑炎等，大部分患者可随即进入恢复期，临床上称为顿挫型，仅小部分患者进入症状明显期。症状明显期传染性极强，易发生并发症。

4. 恢复期(convalescent period) 机体免疫力增强至一定程度，体内病理生理过程基本终止，患者症状及体征基本消失，临床上称为恢复期。在此期间体内可能还有残余病理改变或生化改变，病原体还未完全清除，患者的传染性还要持续一段时间，但食欲和体力均逐渐恢复，血清中的抗体效价亦逐渐上升至最高水平。

某些传染病患者进入恢复期后可出现复发(relapse)或再燃(recrudescence)，有的可出现后遗症。有些传染病患者进入恢复期后，已稳定退热一段时间，由于潜伏于组织内的病原体再度繁殖到一定程度，使初发病的症状再度出现，称为复发。有些患者进入恢复期后，体温尚未稳定下降至正常，又再发热，称为再燃。复发和再燃常见于伤寒、疟疾、细菌性痢疾等传染病。有些传染病患者在恢复期结束后，机体功能仍长期不能恢复，称为后遗症，多见于中枢神经系统传染病如脊髓灰质炎、脑炎、脑膜炎等。

(二)临床类型

根据传染病临床过程的长短，可分为急性型、亚急性型和慢性型；根据病情轻重，可分为轻型、中型、重型、暴发型；根据临床特征，可分为典型及非典型。

第四节 传染病的治疗

一、治疗原则

传染病治疗的目的不仅在于促进患者的康复，还在于控制传染源，防止进一步传播。传染病患者强调早期隔离，尽可能就近就地治疗。要坚持综合治疗的原则，即治疗与护理并重、隔离与消毒并重、对症治疗与病原治疗并重。

二、治疗方法

(一)一般治疗和支持治疗

一般治疗包括隔离、消毒、护理和心理治疗。患者的隔离种类因其传播途径和病原体排出方式及时间而异，并随时消毒；良好的护理包括在不同疾病过程中给予各种合理饮食，充足营养，使患者处于舒适的环境，护理人员正确及时执行各项诊疗措施，密切观察病情变化，对患者的康复具有非常重要的意义；医护人员良好的服务态度、工作作风和对患者的同情心都是心理治疗的重要组成部分，有助于提高患者战胜疾病的信心。

支持治疗是指应用各种血液和免疫制品等各项必要的措施，这些措施对调动患者机体防御和免疫功能起重要的作用。

（二）病原治疗

病原治疗亦称特异性治疗，是针对病原体的治疗措施。通过抑杀病原体，达到根治和控制传染源的目的，是治疗传染病的关键措施。常用的药物有抗生素、化学治疗制剂和血清免疫制剂。

针对细菌和真菌的药物主要为抗生素和化学制剂；治疗原虫和蠕虫感染的有效药物为化学制剂，如甲硝唑、吡喹酮和伯氨喹等；抗病毒的药物除少数外，目前疗效尚不理想。主要有广谱抗病毒药如利巴韦林，可用于病毒性呼吸道感染、肾综合征出血热及丙型肝炎的治疗；抗 RNA 病毒药物，如奥司他韦，对甲型 H_5N_1 和 H_1N_1 流感病毒均有效；抗 DNA 病毒药物，如阿昔洛韦、核苷类药物（拉米夫定、替比夫定等）抑制病毒反转录酶活性，是目前治疗乙肝病毒的常用药物。血清免疫制剂包括各种抗毒素，如白喉和破伤风抗毒素、抗狂犬病血清等。干扰素等免疫调节剂可调节宿主免疫功能，用于乙型肝炎和丙型肝炎的治疗。免疫球蛋白作为一种被动免疫制剂，通常用于严重病毒和细菌感染的治疗。

（三）对症治疗

对症治疗不但能减轻患者痛苦，而且能调整患者各系统的功能，保护重要器官，使损伤降至最低。如高热时采取的降温措施，脑水肿时采取的脱水疗法，抽搐时采取的镇静措施，昏迷时采取的心肺脑复苏措施，心力衰竭时采取的强心措施，休克时采取的改善微循环措施，严重毒血症时采用肾上腺糖皮质激素疗法等，均可帮助患者度过危险期，促进机体早日康复。

（四）康复治疗

某些传染病尤其是中枢系统传染病，如脊髓灰质炎、流行性乙型脑炎、流行性脑脊髓膜炎等可遗留一定程度的后遗症，在恢复期如果及早进行功能锻炼，采用针灸、推拿、理疗、高压氧舱等疗法，可促进机体功能的恢复。

（五）中医药治疗

传染病在中医学属温病范畴。卫、气、营、血分别代表传染病的病期，病程发展的不同阶段。依次用解表宣肺、清气泻下、清营开窍及滋阴化瘀的治则施以治疗。常用的方剂有银翘散、桑菊饮、白虎汤、安宫牛黄丸等。许多中草药具有抗菌，抗毒调节免疫功能的作用。中西医结合治疗流行性乙型脑炎、病毒性肝炎、流行性出血热、晚期血吸虫病等都取得了较好的效果。

第五节　传染病的预防

做好传染病的预防工作，对减少传染病的发生和流行，最终达到控制和消灭传染病有重要意义。针对传染病流行的三个基本环节，采取综合性措施，以防止传染病传播。

一、管理传染源

（一）对患者的管理

对传染病患者的管理应做到五早：早发现、早诊断、早报告、早隔离、早治疗。

《中华人民共和国传染病防治法》将法定传染病分为甲、乙、丙三类，目前共39种，详见表1-2。传染病报告制度是早期发现传染病的重要措施，对疑似及确诊的传染病患者，应按《中华人民共和国传染病防治法》的规定及时上报。医务人员发现甲类传染病后，要在2小时内进行报告，对于乙类和丙类传染病则要求诊断后24小时内进行报告。实行网络直报的责任报告单位，应当于诊断后24小时内填写传染病报告卡并进行网络报告；未实行网络直报的责任报告单位，应当于诊断后24小时内填写并寄送出传染病报告卡。

表1-2 传染病的分类与疫情报告

类别	种类	疾病	管理性质	报告时间	备注
甲类	2	鼠疫、霍乱	强制管理	2小时内	
乙类	26	传染性非典型肺炎、人感染高致病性禽流感、艾滋病、病毒性肝炎、脊髓灰质炎、麻疹、肾综合征出血热、狂犬病、流行性乙型脑炎、登革热、炭疽、细菌性和阿米巴性痢疾、肺结核、伤寒和副伤寒、流行性脑脊髓膜炎、百日咳、白喉、新生儿破伤风、猩红热、布鲁菌病、淋病、梅毒、钩端螺旋体病、血吸虫病、疟疾、人感染H_7N_9禽流感	严格管理	24小时内	肺炭疽、传染性非典型肺炎按甲类传染病报告和管理
丙类	11	流行性感冒、流行性腮腺炎、风疹、急性出血性结膜炎、麻风病、流行性和地方性斑疹伤寒、黑热病、包虫病、丝虫病、其他感染性腹泻病、手足口病	监测管理	24小时内	

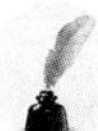

知识拓展

国家调整部分法定传染病病种管理

原国家卫计委关于调整部分法定传染病病种管理工作的通知，国卫疾控发〔2013〕28号

我国共有39种法定传染病，其中甲类2种、乙类26种、丙类11种。

将人感染H_7N_9禽流感纳入法定乙类传染病；将甲型H_1N_1流感从乙类调整为丙类，并纳入现有流行性感冒进行管理；解除对人感染高致病性禽流感采取的传染病防治法规定的甲类传染病预防、控制措施。

医务人员发现甲类传染病后，要在2小时内进行报告，对于乙类和丙类传染病则要求诊断后24小时内进行报告。

（二）对传染病接触者的管理

对传染病接触者采取的措施称为检疫。检疫期为从最后接触之日起至该病的最长潜伏期。对接触者根据具体情况采取以下措施：①医学观察：对接触者的日常活动不加限制，但每天进行必要的诊察，适用于乙类传染病；②隔离观察（留验）：是限制接触者的日常活动，在指定场所进行医学观察的措施，对集体单位的留验又称集体检疫，适用于甲类传染病；③卫生处理：包括消毒、杀虫；④紧急免疫接种或药物预防。

（三）对病原携带者的管理

在人群中及时检出病原携带者，并进行治疗、教育、调整工作岗位和随访观察。对于服务业及托幼机构的工作人员应定期检查，及时发现病原携带者。

（四）对动物传染源的管理

如属有经济价值的家禽、家畜，应尽可能加以隔离治疗，必要时宰杀后加以消毒处理；如无经济价值的则应予以捕杀。

二、切断传播途径

（一）一般卫生措施

根据不同传播途径采取不同措施。对消化道传染病，应着重做好水源、饮食、粪便的管理，搞好个人卫生和环境卫生等。对呼吸道传染病，应着重保持室内空气新鲜，保持良好通风，必要时进行空气消毒，提倡呼吸道疾病流行季节戴口罩等。对消化道、虫媒、寄生虫传染病，大力开展除四害（老鼠、蚊子、苍蝇、臭虫）卫生运动，为重要的切断传播途径的一般卫生措施。

（二）消毒

消毒是切断传播途径的重要措施。狭义的消毒是指消灭污染环境的病原体而言。广义的消毒包括消灭传播媒介在内。消毒有疫源地消毒（包括随时消毒与终末消毒）及预防性消毒两大类。消毒方法有物理消毒法和化学消毒法两种。

三、保护易感人群

（一）增强非特异性免疫力

规律而健康的生活方式、加强体育锻炼、改善营养等均可增强人群的非特异性免疫力。

（二）增强特异性免疫力

人体可通过感染、预防接种获得对该种传染病特异性免疫力，其中预防接种是预防传染病非常重要的措施。

1. 人工主动免疫　接种疫苗、菌苗及类毒素，使机体产生对病毒、细菌和毒素的特异性主动免疫，免疫力可保持数月或数年。根据规定的免疫程序对易感人群有计划地进行生物制品的预防接种称为计划免疫。实施儿童计划免疫是预防传染病的重要措施之一。我国已将多种传染病的预防接种列入了计划免疫项目。有关预防接种的具体方案详见“附录二　预防接种”。

知识链接

我国儿童计划免疫和基础免疫方案

20世纪70年代中期，我国制定了《全国计划免疫工作条例》，将普及儿童免疫纳入国家卫生计划。其主要内容为“四苗防六病”，即对7周岁及以下儿童进行卡介苗、脊髓灰质炎疫苗、百白破联合疫苗和麻疹疫苗的基础免疫以及及时加强免疫接种，使儿童获得对结核、脊髓灰质炎、百日咳、白喉、破伤风和麻疹的免疫。1992年原卫生部又将乙型肝炎疫苗纳入计划免疫范畴。2007年12月29日原卫生部印发了关于《扩大国家免疫规划实施方案》的通知，在现行全国范围内使用的乙肝疫苗、卡介苗、脊髓灰质炎疫苗、百白破疫苗、麻疹疫苗、白破疫苗6种国家免疫规划疫苗基础上，以无细胞百白破疫苗替代百白破疫苗，将甲肝疫苗、流脑疫苗、乙脑疫苗、麻腮风疫苗纳入国家免疫规划，对适龄儿童进行常规接种。

（1）预防接种的实施

1）接种的准备工作：为保证接种工作的顺利进行，接种前必须做好各种准备工作：确定本次接种对象、人数和时间，准备好必要的物资器械，做好宣传工作，取得群众的配合；接种场所应光线明亮，空气流通，冬季室内应温暖；接种用品及急救用品要摆放有序；生物制品应检查标签，包括名称、批号、有效期及生产单位，并做好登记。检查有无裂痕，药液有无异物、凝块、变色等。

2）接种对象：须根据各类生物制品所确定的接种对象进行接种。接种前对接种对象详细体检，严格掌握禁忌证。凡发热和急性传染病、高血压、肝肾疾病、孕妇及哺乳期妇女等暂缓接种。

3）接种方法：接种时严格遵照说明书的规定，掌握好接种的方法、剂量、次数和时间间隔。严格遵守消毒制度，避免交叉感染。接种最好在饭后进行，以免晕针。

（2）预防接种的反应和处理：绝大多数人接种后无反应或反应轻微，个别人发生严重反应。

1）局部反应：接种后24小时左右局部会出现红、肿、热、痛。红肿直径在2.5cm以内为弱反应，2.5～5cm为中反应，大于5cm为强反应。局部反应持续2～3天不等，无需处理。

2）全身反应：主要表现为发热、头痛、食欲不振、恶心、呕吐等。体温在37.5℃以下为弱反应，37.6～38.5℃为中等反应，38.6℃以上为强反应。发热一般持续1～2天。

处理方法：接种疫苗后要多给患儿饮水，多休息，并每4小时测量体温1次，暂时减少户外活动。一般来说，不建议使用退热药物和抗菌药，只需物理降温，体温超过38.5℃加服退热药物。

3）异常反应：只有少数人发生，反应较重。①晕厥：儿童常由于空腹、疲劳、精神紧张等原因导致。若在接种时出现头晕、恶心、心慌、面色苍白、出冷汗、手足冰凉等表现，立即使患儿平卧，头稍低，保持安静，饮少量热开水或糖水，短时间内即可恢复正常。数分钟后不恢复正常者，可针刺人中穴，一般不需用药。②过敏性休克：于注射后数分钟或半小时～2小时内可出现烦躁不安、面色苍白、四肢湿冷、呼吸困难、脉细速、血压下降等表现，此时应使患儿平卧，头稍低，注意保暖，并立即皮下或静脉注射1∶1000肾上腺素0.5～1.0ml（儿童0.01～0.03ml/kg），必要时可重复注射，有条件时给予氧气吸入。③过敏性皮疹：以荨麻疹最为多见，一般于接种后几小时至几天内出现，经服用抗组胺药物后即可痊愈。

2. 被动免疫　接种抗毒素、特异性高价免疫球蛋白、丙种球蛋白，使机体产生特异性被动免疫。常用于治疗及对接触者的紧急预防，免疫力仅持续2～3周。

（三）药物预防

有些传染病可通过服药进行预防，如流行性脑脊髓膜炎密切接触者可口服磺胺药；疟疾密切接触者可口服乙胺嘧啶进行预防。

第六节　传染病患者的护理

一、传染病护理工作的特点

传染病具有传染性，故传染病护理工作有其特殊性。

1. 严格执行消毒、隔离制度　因传染病院（科）是传染病患者集中的场所，易造成院内、外交叉感染。为了有效地控制传染病的传播，要求医护人员、患者及家属必须严格执行消毒隔离制度。为了做好这一工作，传染病院（科）的工作人员必须了解各种病原体的性质，各种传染病流行过程的三个环节，掌握各种隔离技术和消毒方法。

2. 树立正确的护理理念　传染科护士还应具有高度的责任感与同情心，树立以“人”为中心的护理理念，按照护理程序对传染病患者实施整体护理，促进患者的早日康复。

3. 密切观察病情　由于大多数传染病发病急、病情重、变化快、并发症多，因此护理人员必须熟悉传染病各时期临床特征，以高度的责任心密切观察病情变化，准确记录，配合医生采取适当的措施。

4. 注重心理护理　传染病患者由于对传染病隔离要求不理解，易产生恐惧、孤独、自卑、绝望的心理，护士应用诚恳的语言与患者解释，主动关心患者的疾苦，解决其生活中遇到的困难，使患者获得心理支持，配合治疗，战胜疾病。

5. 广泛开展健康教育　作为传染科护士应耐心向患者及家属讲解传染病流行环节、预防方法和消毒隔离措施，指导患者、家属及其工作单位做好消毒、隔离工作，做好家庭护理和自我保健。

6. 及时准确报告疫情　传染科护士是传染病的责任报告人之一，应严格执行传染病疫情报告制度。

二、传染病的隔离

隔离（isolation）是指把处在传染期的患者或病原携带者，置于特定医院、病房或其他不能传染给别人的环境中，进行集中治疗、护理，并对具有传染性的分泌物、排泄物、用具等进行必要的消毒处理，防治病原体向外扩散的医疗措施。隔离是预防和控制传染病的重要措施，一般应将传染源隔离至不再排出病原体为止。

（一）传染病科设施要求

1. 传染病科门诊的设置

(1) 在门诊入口处应设立预检分诊，对不同传染病患者进行筛查分流。在突发公

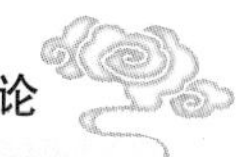

共卫生事件时可以及时排查并有效控制带有扩散传染病风险的患者的活动范围，减少其扩散范围。

（2）传染病科门诊应与普通门诊分开，并应附设挂号收费处、药房、治疗室、化验室、观察室等，以便和普通门诊患者分开。

（3）传染病科门诊内应分别设置消化道传染病、呼吸道传染病、艾滋病、发热门诊等诊室，每个传染病诊室包括候诊、诊室等均应分别自成一区，相对独立为一个隔离单位，只诊治一种传染病患者。

2. 传染病房的设置

（1）传染病房布局：传染病房内有患者生活区与医护人员工作区两部分，由较宽的内走廊与之隔开。患者生活区面向开放式外走廊，其中包括病室、专供患者使用的厕所、洗浴间。所有污染衣物、送检标本、尸体等均经外走廊送出；医护人员工作区包括卫生通过间、医护办公室、治疗室、储藏室等，供工作人员使用。每个病室均应附设缓冲间，供工作人员穿脱隔离衣、洗手、进出病室之用。每个病室与内走廊之间设置供递送药品和器材用的传递柜，柜门有里外两层，使用后要随时将柜门关闭，以减少内走廊污染。

（2）传染病房内的区域划分

1）清洁区：病区中不易受到患者血液、体液和病原微生物等物质污染及传染病患者不应进入的区域。包括医务人员的值班室、卫生间、男女更衣室、浴室以及储物间、配餐间等。

2）潜在污染区：病区中位于清洁区与污染区之间，有可能被患者血液、体液和病原微生物等物质污染的区域。包括医生办公室、治疗室、护士站、患者用后的物品、医疗器械等的处理室、内走廊等。

3）污染区：传染病患者和疑似传染病患者接受诊疗的区域，包括被其血液、体液、分泌物、排泄物污染物品暂存和处理的场所。包括病室、处置室、污物间以及患者入院、出院处理室等。

4）两通道：医务人员通道和患者通道。医务人员通道和出入口设在清洁区一端，患者通道和出入口设在污染区一端。

5）缓冲间：进行呼吸道传染病诊治的病区中，清洁区与潜在污染区之间、潜在污染区与污染区之间设立的两侧均有门的小室，为医务人员的准备间。

6）负压病区（房）：通过特殊通风装置，使病区（病房）的空气按照由清洁区向污染区流动，使病区（病房）内的压力低于室外压力。负压病区（病房）排出的空气需经处理，确保对环境无害。

（3）传染病房内设施：应有消毒设备，如消毒柜、紫外线灯、熏箱、气溶胶喷雾器等，并应有污物处理、污水净化装置，以及完善的防蚊蝇和空调设备。

（二）隔离管理制度

1. 隔离单位应有隔离标志，并限制人员的出入。2009 年原卫生部发布的《医疗机构隔离预防技术规范》中的隔离标志，黄色为空气传播的隔离，粉色为飞沫传播的隔离，蓝色为接触传播的隔离。

2. 传染病患者或可疑传染病患者应安置在单人隔离房间。

3. 受条件限制的医院，同种病原体感染的患者可安置于一室。

4. 患者不得擅自离开病区，不同病种患者不能互相接触、串门。如需去其他科室检查应由医护人员陪同，并采取相应的隔离措施，以防止病原体的扩散。

5. 使用后的医疗器械，如体温计、听诊器、叩诊锤等，应严格消毒。

6. 患者痊愈出院时应彻底卫生处理，如沐浴、更衣等。病床、被褥、家具等须经彻底清洗、消毒后备用。

7. 甲类传染病患者禁止探视，其他传染病患者可定时在指定地点隔栏探视或电视探视。危重患者家属可在医护人员指导下，穿隔离衣、戴口罩、帽子进入病室陪护或探视。

8. 工作人员进入隔离单位必须穿隔离衣、戴口罩、戴帽子。不得在病室内坐、卧、吸烟、进食等。接触患者后或被污染须消毒双手。工作人员应定期进行体检、带菌检查及预防治疗。

9. 在传染病医院，患者用过的污染物品从病房取出有严格的路线。医生、护士都要按照此路线把污染物品放到指定的“污染端”，再由负责消毒的工作人员从病房的“污染端”送到供应室的“污染端”，消毒后再从供应室的“清洁端”拿出。患者的检测标本送到实验室也有一定的路线，以免扩大污染面积。对于一些有高度传染性患者的排泄物，都要经过消毒处理再倒掉。通过对污染物品的严格处理和消毒，限制传染病的播散。

（三）隔离种类

传统的隔离种类分为 A、B 两大系统。A 系统是以类别为特点的隔离，如呼吸道隔离、消化道隔离等。B 系统是以疾病分类的隔离方法。重点介绍 A 系统隔离法。

1. 呼吸道隔离（蓝色标志） 适用于经空气和飞沫传播的各种呼吸道传染病，如流行性感冒、麻疹、水痘、流行性腮腺炎、猩红热、百日咳、流行性脑脊髓膜炎、甲型 H_1N_1 流感等。隔离要求：①相同病种患者可同住一室，床间距至少 2m。②医护人员应严格按照区域流程，在不同的区域，穿戴不同的防护用品，离开时按要求摘脱，并正确处理使用后物品。进入确诊或可疑传染病患者房间时，应戴帽子、医用防护口罩；进行可能产生喷溅的诊疗操作时，应戴防护目镜或防护面罩，穿防护服。当接触患者及其血液、体液、分泌物、排泄物等物质时应戴手套。护理下一名患者前应洗手。③患者的呼吸道分泌物应先消毒后弃去，痰杯每天消毒。④患者一般不能外出，如必须外出应戴口罩。⑤病室通风每天不少于 3 次，用紫外线进行空气消毒 2 次 / 天。地面每天擦洗 2 次。

2. 消化道隔离（棕色标志） 适用于经粪—口途径传播的消化道传染病，如伤寒、细菌性痢疾等。具体隔离要求：①最好同种患者同住一室，若条件不允许，不同种患者住一室，必须床边隔离。②接触患者或污染物时，须穿隔离衣、戴手套。接触患者或污物后及护理下一个患者前必须严格消毒双手。③室内应做好防蝇、防蟑螂工作。④患者的食具、便器要专用，用后消毒。患者的呕吐物和排泄物应先消毒，然后弃去。

3. 严密隔离（黄色标志） 适用于高度传染性和致死性的疾病，包括肺鼠疫、肺炭疽、霍乱、传染性非典型肺炎。具体隔离要求：①患者最好单间隔离、关闭门窗。无条件时同类患者可同住一室，但必须采用专门的空气处理系统和通风设备以避免空气传播。患者不得离开病室，禁止探视和陪住。②进入病室者应穿隔离衣及隔离鞋，戴口罩、帽子，接触患者及污物时戴手套。离开病室时应消毒双手，脱去隔离衣、隔

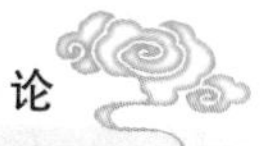

离鞋。③室内物品固定使用，患者所用物品须消毒后方可带出室外。其分泌物、排泄物、污染物品和敷料应严格消毒后处理。④患者出院或死亡后，病室及一切用具均须严格执行终末消毒。⑤病室空气和地面每天消毒。

4. 虫媒隔离　适用于以昆虫作为媒介的传染病，如流行性乙型脑炎、疟疾等。具体隔离要求：①病室应有防蚊设备，经常检查纱门、纱窗是否完好，并应喷洒灭蚊药物；②由虱子传播的疾病，患者入院时要做好灭虱工作。

5. 接触隔离（橙色标志）　适用于病原体直接或间接接触皮肤或黏膜而引起的传染病，如狂犬病、破伤风等。具体隔离要求：①接触患者应穿隔离衣、戴帽子、戴口罩、戴手套，接触患者或污染物品后及护理下一个患者前须洗手；②已被污染的用具和敷料应严密消毒或焚烧；③患者出院或死亡，病室应进行终末消毒。

6. 血液—体液隔离（红色标志）　适用于由血液、体液及血制品传播的传染病，如乙型肝炎、丙型肝炎、梅毒、艾滋病等。具体隔离要求：①同种患者同居一室。②医护人员接触患者或患者的血液、体液、分泌物、排泄物等物质时，应戴手套；离开隔离病室前，接触患者或污染物品后应摘除手套，洗手和（或）手消毒。手上有伤口时应戴双层手套。进入隔离病室，从事可能污染工作服的操作时，应穿隔离衣（或一次性防护服），必要时戴护目镜、防护面罩；离开病室前，脱下隔离衣，按要求悬挂，每天更换清洗与消毒，或使用一次性隔离衣，用后按医疗废物管理要求进行处置。③医疗器械应进行严格消毒，有条件时可使用一次性用品。④被患者的血液或体液污染的物品，应销毁或装入污物袋中，并做好标志，送出病房。

2009 年原卫生部发布的《医院隔离技术规范》规定了不同传播疾病的隔离与预防，不同传播途径疾病的隔离与预防在标准预防的基础上，医院应根据疾病的传播途径（接触传播、飞沫传播、空气传播和其他途径的传播），结合本院的实际情况，制定相应的隔离与预防措施。一种疾病可能有多重传播途径时，应在标准预防的基础上，采取相应传播途径的隔离与预防。隔离病室应有隔离标志，并限制人员的出入，黄色为空气传播的隔离，粉色为飞沫传播的隔离，蓝色为接触传播的隔离。

1. 接触传播的隔离与预防　接触经接触传播的疾病如肠道感染、多重耐药菌感染、皮肤感染的患者，在标准预防的基础上，还应采用接触传播的隔离与预防。

（1）患者的隔离：应限制患者的活动范围；应减少转运，如需要转运时，应采取有效措施，减少对其他患者、医务人员和环境表面的污染。

（2）医务人员的防护：接触患者的血液、体液、分泌物、排泄物等物质时，应戴手套；离开隔离病室前，接触污染物品后应摘除手套，洗手和（或）手消毒。手上有伤口时应戴双层手套；进入隔离病室，从事可能污染工作服的操作时，应穿隔离衣；离开病室前，脱下隔离衣，按要求悬挂，每天更换清洗与消毒；或使用一次性隔离衣，用后按医疗废物管理要求进行处置。接触甲类传染病应按要求穿脱防护服，离开病室前，脱去防护服，防护服按医院废物管理要求进行处置。

2. 空气传播的隔离与预防　接触经空气传播的疾病，如肺结核、水痘等，在标准预防的基础上，还应采用空气传播的隔离与预防。

（1）患者的隔离：①无条件收治时，应尽快转送至有条件收治呼吸道传染病的医疗机构进行收治，并注意转运过程中医务人员的防护。②当患者病情容许时，应戴外科口罩，定期更换，并限制其活动范围。③应严格空气消毒。

（2）医务人员的防护：①应严格按照区域流程，在不同的区域，穿戴不同的防护用品，离开时按要求摘脱，并正确处理使用后物品。②进入确诊或可疑传染病患者房间时，应戴帽子、医用防护口罩；进行可能产生喷溅的诊疗操作时，应戴护目镜或防护面罩，穿防护服，当接触患者及其血液、体液、分泌物、排泄物等物质时应戴手套。

3. 飞沫传播的隔离与预防　接触经飞沫传播的疾病，如百日咳、白喉、流行性感冒、病毒性腮腺炎、流行性脑脊髓膜炎等，在标准预防的基础上，还应采用飞沫传播的隔离预防。

（1）患者的隔离：应减少转运，当需要转运时，医务人员应注意防护。①患者病情容许时，应戴外科口罩，并定期更换。应限制患者的活动范围。②患者之间、患者与探视者之间相隔距离在1m以上，探视者应戴外科口罩。③加强通风，或进行空气的消毒。

（2）医务人员的防护：①应严格按照区域流程，在不同的区域，穿戴不同的防护用品，离开时按要求摘脱，并正确处理使用后物品。②与患者近距离（1m以内）接触，应戴帽子、医用防护口罩；进行可能产生喷溅的诊疗操作时，应戴护目镜或防护面罩，穿防护服；当接触患者及其血液、体液、分泌物、排泄物等物质时应戴手套。

三、传染病的消毒

消毒（disinfection）是指用物理、化学或生物学的方法，消除或杀灭体外环境中的病原微生物的一系列方法，其目的是切断传播途径，控制传染病的传播。

（一）消毒的种类

1. 疫源地消毒　指对有传染源存在或曾经存在的地点所进行的消毒。目的是杀灭由传染源排到外界环境中的病原体。疫源地消毒又分为：

（1）随时消毒：随时对传染源的分泌物、排泄物、污染物品及场所进行消毒。

（2）终末消毒：是指传染源离开疫源地后所进行的最后一次彻底的消毒。如患者出院、转科或死亡，对其所住病室和用物等的消毒。

2. 预防性消毒　是指在未发现传染源的情况下，对可能受到病原体污染的场所、物品和人体所进行的消毒，以预防传染病的发生，如病室的日常卫生处理、餐具消毒、手术室及医务人员收的消毒、粪便垃圾的无害化处理等。

（二）消毒方法

1. 物理消毒法

（1）热消毒：如煮沸、高压蒸汽灭菌、焚烧等方法，通过高温使微生物蛋白质及酶发生变性或凝固，新陈代谢发生障碍而死亡。

（2）辐射消毒法：如日晒法、紫外线、红外线、微波消毒、γ射线和高能电子束等。紫外线有广谱杀菌作用，但穿透力差，对乙型病毒性肝炎无效。γ射线可在常温下对不耐热物品灭菌，有广谱杀菌作用，但设备昂贵，对人及物品有一定的损害。

2. 化学消毒法　某些化学消毒剂可作用于病原体蛋白、酶系统或核酸系统，使之氧化、变性、凝固、裂解，从而影响病原体的生理功能，甚至结构破坏而被杀灭。

（1）氧化消毒剂：如过氧乙酸、过氧化氢等，主要靠其强大的氧化能力来灭菌，但有较强的腐蚀性和刺激性。

（2）含氯消毒剂：具有强大的杀菌作用，杀菌谱广、作用快，并且毒性低、价格低廉，但对金属制品有腐蚀作用。

(3) 醛类消毒剂：常用的有戊二醛，具有广谱、高效、快速的杀菌作用，适用于精密仪器、内镜的消毒。

(4) 碘类、醇类消毒剂：如2.5%碘酊、0.5%碘伏、75%乙醇、安尔碘等，具有广谱和快速的杀菌作用，可供皮肤、食具和医疗器械的消毒。

(5) 杂环类气体消毒剂：主要有环氧乙烷、环氧丙烷等，为一种广谱、高效消毒剂，常用于医疗器械、精密仪器及皮毛类消毒。

四、传染病患者的护理评估

护理评估是整个护理程序的基础，是护理程序中的首要步骤。护理人员用询问和体检等方法收集患者主客观资料，了解其生理、心理、社会等方面情况，进行系统整理，做出全面、正确的评估。

传染病患者的护理评估内容包括下列四个方面：

（一）流行病学资料

流行病学资料在传染病的诊断中占重要位置。根据每个传染病的流行特征重点询问年龄、性别、职业、居住地区、发病季节、接触史、预防接种史等情况。包括：①传染病的地区分布：了解患者居住和旅居地区。某些传染病的分布局限在一定的地区，如血吸虫病。有些传染病有一些特定的动物为传染源和传播媒介，在一定的条件下才传给人或家畜。②传染病的时间分布：不少传染病的发生有较强的季节性和周期性，如流行性乙型脑炎好发于夏秋季节。③传染病的人群分布：许多传染病的发生与年龄、性别和职业有密切关系，如猩红热多发于1～5岁儿童，林业工人易感染虫媒传染病等。④了解传染病的接触史、预防接种史。

（二）临床资料

详细询问病史和认真细致的护理体检，是获得全面而准确的临床资料的重要方法。询问发病的时间，有无明显诱因，主要症状及伴随症状，诊疗经过等。了解患者的饮食、睡眠、排泄等一般情况。进行全面细致的护理体检，特别注意热型和重要诊断意义的体征，如麻疹的口腔黏膜斑，伤寒的玫瑰疹等。

（三）辅助检查资料

辅助检查对传染病的诊断有重要意义。辅助检查包括一般实验室检查（如血液、粪便、尿常规和血生化检查）、病原体检查（如直接检查病原体、培养分离病原体、特异性抗原检测、特异性核酸检测）、免疫学检查（如特异性抗体检测）和其他检查（如内镜、活体组织病理检查、超声波、CT、X线、心电图、脑电图、同位素扫描等）。

（四）心理—社会状况

1. 心理状况　评估患者发病后的心理反应，有无焦虑、抑郁、沮丧、悲伤、恐惧等不良情绪；有无因严重不良情绪产生食欲缺乏、睡眠障碍、心慌、头痛、呼吸困难等表现；了解患者对隔离的认识，有无被约束、被抛弃的感觉；了解患病后对患者工作、学习、日常生活、家庭生活的影响。

2. 社会支持系统　评估家庭对患者的关心程度，被隔离的患者有无亲人和朋友的探视；所在社区能否提供医疗保健服务，条件是否完善；患者有无医疗保险和社会保障。

五、传染病常见症状和体征的护理

（一）发热

大多数传染病，都可引起发热，如流行性感冒、结核病、水痘、疟疾等。以口腔温度为准，发热的程度可分为：①低热：体温为37.5～37.9℃；②中度发热：体温为38～38.9℃；③高热：体温为39～40.9℃；④超高热：体温为41℃以上。

传染病的发热过程可分为三个阶段：

①体温上升期：是指患者在病程中体温上升的时期。体温可骤然上升至39℃以上，通常伴有寒战，见于疟疾、登革热等；亦可缓慢上升，呈梯形曲线，见于伤寒、副伤寒等。

②极期：是指体温上升至一定高度，然后持续数天至数周。

③体温下降期：是指升高的体温缓慢或快速下降的时期。有些传染病，如伤寒、副伤寒、结核病等需经数天后体温才能降至正常水平；有些传染病如疟疾、败血症等则可于数十分钟内降至正常水平，同时常伴有大量出汗。

热型是传染病重要特征之一，具有鉴别诊断意义。常见热型有：

①稽留热：体温升高达39℃以上且24小时体温相差不超过1℃，见于伤寒、斑疹伤寒等的极期。

②弛张热：24小时体温相差超过1℃，但最低点未达正常水平，见于伤寒缓解期、肾综合征出血热等。

③间歇热：24小时内体温波动于高热与正常体温之间，见于疟疾、败血症等。

④回归热：高热持续数日后自行消退，但数日后高热又重复出现，见于回归热、布鲁菌病等。若在病情中多次重复出现并持续数月之久时称为波状热。

⑤不规则热：是指发热患者的体温曲线无一定规律的热型，见于流行性感冒、败血症等。

1. 护理评估

（1）病史：①发病的季节、地区、接触史等流行病学特点；②起病缓急、发热程度、持续时间、热型；③伴随症状：如有无皮疹、腹泻、黄疸、食欲缺乏、恶心、呕吐、头痛、意识障碍、体重减轻等；④原因及诱因：可能的疾病，有无受凉、劳累等诱因；⑤诊疗经过：所用药物及效果等。

（2）身体评估：评估患者的生命体征、意识状态。观察皮肤的颜色和弹性，有无皮疹、伤口、焦痂等，全身浅表淋巴结及肝脾有无肿大，其他重要脏器如心、肺、肾、神经系统检查有无异常等。

（3）实验室及其他检查：血、尿、便常规及细菌学、血清学、脑脊液、肝功能检查，必要时做胸部X线及B超检查等。

2. 护理诊断及合作性问题

体温过高 与病原体感染后释放内、外源性致热原作用于体温中枢有关。

3. 护理目标

（1）体温得到有效控制，逐渐恢复正常。

（2）患者及家属了解发热的相关知识。

4. 护理措施

（1）一般护理：病室应安静，空气新鲜，保持适宜的温湿度，一般室温维持在18～

20℃，湿度 50%～60% 较宜。患者注意休息，高热时绝对卧床休息。可给予高热量、高蛋白、高维生素、易消化的流质或半流质饮食，注意补充足够的水分，必要时静脉输液以补充体液。加强口腔护理，协助患者在饭后、睡前漱口，病情危重者给予口腔护理，避免口腔内感染。加强皮肤护理，患者大量出汗后应给予温水擦拭，更换内衣、被褥，保持皮肤清洁、干燥，预防皮肤感染。

（2）采取有效的降温措施：体温 39℃以上应给予降温。可采用物理降温方法，如高热、烦躁、四肢灼热的患者可用温水擦浴或乙醇擦浴，但全身发疹或有出血倾向患者忌用，以避免影响透疹和导致出血。中枢神经系统传染病可用冰袋、冰帽冷敷头部或大动脉处，但避免长时间持续冷敷同一部位，以防冻伤。中毒性细菌性痢疾患者还可给予冰水灌肠等。对持续高热物理降温效果不明显者可按医嘱给予药物降温，但应注意用量不宜过大，以免大量出汗引起虚脱。

高热伴惊厥者，可应用亚冬眠疗法。先肌内或缓慢静脉注射冬眠药物（氯丙嗪和异丙嗪），待患者安静后再在头部及大血管处放置冰袋，使患者体温维持在 37～38℃，以后酌情每 2～4 小时肌注半量冬眠药物。亚冬眠疗法维持时间依病情而定。此疗法可使新陈代谢水平降低，耗氧量减少，使中枢神经系统处于保护性抑制状态，减轻脑细胞损害。护理人工冬眠患者时应注意观察生命体征，随时吸痰以保持呼吸道通畅，并应加强皮肤护理，防止冻伤。

（3）病情观察：应注意观察生命体征、意识状态、24 小时出入量、发热引起的身心变化、实施降温措施后的效果等。

5. 护理评价

（1）体温降至正常。

（2）患者及家属能说出降温措施。

（二）发疹

许多传染病在发热的同时伴有发疹，称为发疹性传染病。发疹包括皮疹（外疹）和黏膜疹（内疹）两大类。出疹时间、部位和先后次序对诊断和鉴别诊断有重要价值。如水痘、风疹多于病程第 1 天出疹，猩红热多于第 2 天，麻疹多于第 3 天，斑疹伤寒多于第 5 天，伤寒多于第 6 天出疹等。水痘的皮疹主要分布于躯干；麻疹的皮疹先出现于耳后、面部，然后向躯干、四肢蔓延，同时有黏膜疹（Koplik spot，科氏斑）。

皮疹的形态可分为四大类：

①斑丘疹：斑疹呈红色不凸出皮肤，可见于斑疹伤寒、猩红热等。丘疹呈红色凸出皮肤，可见于麻疹、恙虫病。玫瑰疹属于丘疹，呈粉红色，可见于伤寒、沙门菌感染等。斑丘疹是指斑疹和丘疹同时存在，多见于麻疹、风疹、柯萨奇病毒感染、伤寒、猩红热等。

②出血疹：亦称瘀点，多见于肾综合征出血热、登革热、斑疹伤寒、流行性脑脊髓膜炎、败血症等。出血疹可相互融合形成瘀斑。

③疱疹：多见于水痘、天花、单纯疱疹、带状疱疹等病毒性传染病，亦可见于立克次体病、金黄色葡萄球菌败血症等。若疱疹液呈脓性则称为脓疱疹。

④荨麻疹：多见于血清病、病毒性肝炎和丝虫病等。

有些疾病，如登革热、流行性脑脊髓膜炎等，可同时出现斑丘疹和出血疹。焦痂发生于昆虫传播媒介叮咬处，可见于恙虫病、蜱媒立克次体病等。

1. 护理评估

（1）病史：①询问出疹情况，皮疹出现的时间、部位、顺序、形态、持续时间、发展情况；②伴随症状：询问有无发热、瘙痒、食欲缺乏、恶心、呕吐等伴随症状；③原因及诱因：询问引起皮疹的疾病，有无食物或药物过敏史等；④处理经过：应用方法及效果等；⑤传染病接触史及预防接种史。

（2）身体评估：评估生命体征、意识状态。重点评估皮疹的部位、形态，有无溃疡、合并感染等。观察出疹的进展和消退情况，皮疹消退后是否有脱屑、结痂、色素沉着等。全身浅表淋巴结及肝脾有无肿大，心、肺、神经系统检查有无异常等。

（3）实验室及其他检查：血常规、粪便常规及病原学、血清学等。

2. 护理诊断及合作性问题

皮肤完整性受损　与病原体和（或）代谢产物造成皮肤、黏膜损伤或毛细血管炎症有关。

3. 护理目标

（1）患者皮疹消退，未合并感染。

（2）患者及家属能说出发疹的相关知识。

（3）患者及家属会实施有效的皮肤护理措施。

4. 护理措施

（1）一般护理：病室保持整洁，定时通风和空气消毒。皮疹较重、伴有发热等症状者应卧床休息。避免进食辛辣刺激性食物，多饮水。

（2）皮肤、黏膜护理：①注意保持皮肤清洁，每天用温水清洗皮肤，禁用肥皂水、乙醇擦洗。衣着宽松，内衣裤应勤换洗。床褥应保持清洁、松软、平整、干燥。②有皮肤瘙痒者，避免抓破皮肤，防止感染。修剪指甲，幼儿自制能力差，可将手包起来，皮肤剧痒者可涂止痒剂如炉甘石洗剂等。③皮肤结痂后让其自行脱落，不要强行撕扯，翘起的痂皮可用消毒剪刀剪去。疹退后若皮肤干燥可涂以润肤露保护皮肤。④对大面积瘀斑、坏死的皮肤，局部用海绵垫、气垫圈加以保护，防止大、小便浸渍。翻身时动作轻柔，避免拖、拉、拽等动作，以免皮肤擦伤。⑤若皮疹发生破溃后应注意及时处理，小面积者可涂以甲紫或抗生素软膏，大面积者可用消毒纱布包扎，防止继发感染。如有感染者应定时换药，必要时敷以中药以促进组织再生。医务人员操作前应洗手，并注意病室空气定时消毒。⑥伴有口腔黏膜疹者，加强口腔护理，每天用温水或复方硼砂含漱液漱口3～4次，以保持口腔清洁、黏膜湿润。

（3）病情观察：注意观察生命体征，出疹的进展和消退情况，皮疹消退后是否有脱屑、结痂、色素沉着等。

5. 护理评价　患者皮疹完全消退，无继发感染。

（三）焦虑

1. 护理评估

（1）病史：①评估焦虑的原因：是否由于惧怕传染，对隔离认识不足，担心疾病预后不良，忧虑患病对工作、学习、生活的影响等；②评估焦虑的程度：根据焦虑表现评估焦虑等级；③评估焦虑对日常活动的影响：如对饮食、睡眠及个人生活能力的影响；④评估患者对焦虑的应对能力，能否用恰当的方法应对。

（2）身体评估：注意有无心率、血压、呼吸等生命体征的改变，观察患者的面色、注意力、定向力等改变。

2. 护理诊断及合作性问题

焦虑　与住院隔离和(或)不了解疾病的预后有关。

3. 护理目标

(1) 患者的焦虑消失。

(2) 患者会应用有效的应对机制来控制焦虑。

4. 护理措施

(1) 环境:提供安全、舒适的环境,减少对患者的不良刺激。

(2) 与患者进行有效的沟通:沟通时要尊重患者,态度和蔼,耐心倾听患者叙述,鼓励其述说。帮助患者分析产生焦虑的原因,针对焦虑原因进行指导,如向患者介绍住院环境,生活制度,消毒、隔离的目的、方法,隔离时间,解除隔离的标准。护理人员对患者要热情,千万不可流露出怕传染的厌恶情绪。对于抢救的患者,护士应保持镇静,守候在患者身边,密切观察病情变化,及时采取相应的措施。态度认真、技术熟练、有条不紊,这些都会使患者产生可信赖感、安全感,从而消除焦虑、紧张不安心理。对于慢性传染病患者,应向其介绍疾病发展过程、预后、治疗过程中的注意事项、复发因素等。护士应对患者表示理解与同情,并根据每个患者的不同情况指导其应对措施。

(3) 指导患者使用放松术:如进行深而慢的呼吸,气功,按摩,听轻松而愉快的音乐等,均有助于减轻焦虑。

5. 护理评价

(1) 焦虑减轻,舒适感增加。

(2) 患者已学会应用有效的应对方法来控制焦虑。

第七节　传染病医护人员的职业防护

传染病医护人员的职业防护对保证自身安全和预防传染病的播散十分重要。如果医护人员职业防护意识薄弱,一旦被感染,不仅威胁到医护人员自身的健康,而且在院内还可成为新的传染源,造成医护人员之间、医患之间的相互交叉感染。

医护人员在诊疗过程中的职业危险越来越受到关注。据美国职业安全管理局(OSAA)统计显示,卫生行业及相关部门人员在工作期间,感染人类免疫缺陷病毒(HIV)、乙型肝炎病毒(HBV)及丙型肝炎病毒(HCV)等的人数有上升趋势,锐器伤害后感染是最主要原因。一场突如其来的SARS疫情让人类措手不及,灾难带走了几千人的生命,其中1/3是医护人员,很多是医术精湛的医生、兢兢业业的白衣天使。这场灾难暴露出我国医院职业防护意识薄弱、医护人员职业防护技术的落后,它为我们敲响了医护人员职业防护的警钟!

一、医护人员的职业防护方法

(一) 提高自我防范意识,牢记标准预防

作为一名传染科护士,应该提高自我防范意识,了解传染病护理工作的特殊性,掌握各种传染病的流行特点,认识职业感染的途径及职业感染的危害性,普及职业危

害预防的措施，了解预防接种、标准预防的重要性。学会防护用物的选择，正确处理污染锐器、血标本、医疗垃圾等。

知识链接

标准预防

1985年，由于HIV/AIDS的出现，为保护医护人员免受HIV以及其他血源性感染，制定了有关指南，当时称为普遍预防。1996年，美国疾病控制中心将普遍预防概念进行了扩展，增加了空气和飞沫传播的疾病防护措施，修订为标准预防。标准预防是基于所有患者的血液、体液和分泌物均被视为含有感染因子（如HIV、HBV、HCV）的原则，医务人员在接触病原物质时，无论自身皮肤和黏膜是否完整，都必须采取一组防护措施。

标准预防的基本特点：既要防止血源性疾病的传播，也要防止非血源性疾病的传播；强调双向防护，既要防止疾病从患者传至医护人员，又要防止疾病从医护人员传至患者；标准预防是所有感染性疾病传播途径预防的基础。

标准预防措施包括手卫生，根据预期可能的暴露选用手套、隔离衣、口罩、护目镜或防护面屏，以及安全注射；也包括穿戴合适的防护用品处理患者环境中污染的物品与医疗器械。

1．加强洗手和手消毒　在医院感染传播途径中，医务人员的手是造成医院内感染的重要原因。规范洗手及手消毒方法，加强手部卫生的监管力度，是切断病原微生物传播和防止感染最简单、最有效、最方便、最经济的方法，也是对患者和医务人员双向保护的有效手段。手部卫生应加强以下监督管理：①严格按照洗手指征的要求进行规范洗手和手消毒；②使用正确的洗手（六步洗手法）和手消毒方法，并保证足够的洗手时间；③确保消毒剂的有效使用浓度；④定期进行手的细菌学检测；⑤定期与不定期监控各护理单元护理人员手卫生的依从性，对存在的问题提出改进意见。洗手及手的消毒指征、方法及注意事项详见“实训二　洗手和手消毒”。

知识链接

全球洗手日

10月15日是全球洗手日，也是每年一度的全球宣传日，旨在提高人们对洗手重要性的认识和理解，力求让更多的人清楚使用肥皂洗手是预防疾病和挽救生命最简易、最有效和最廉价的方法。2017年全球洗手日的主题是“我们的双手，我们的未来”。

2．安全注射，针刺伤的防护

（1）针刺伤的防范：针刺伤已成为严重危害护士健康的问题，也成为血源性疾病传播的主要途径。目前已证实有20多种病原体可经针刺伤传播，其中最常见的危害是乙肝、丙肝、艾滋病等。有调查发现，护士、医生、医技人员及后勤人员中，由于护士接触锐器机会多，被刺伤的人数最多，其中被针头刺伤后感染HIV的概率为0.3%，HBV为6%～30%，HCV为1.8%。护士在护理工作中应安全处理使用过的针头，严格遵守《医疗废物管理条例》中的规定。做到不用手去弄弯或弄直针头，针头使用后应立即丢弃到专门的锐器盒内。改掉操作后回套针帽的习惯，养成良好的操作行为。护理人员在工作中不慎被血液、体液污染的针刺伤时，应立即从近心端向远心端挤压受伤部位，挤出部分血液，在反复挤压的同时用流水冲洗伤口，碘酊、酒精擦拭消毒，待干燥后贴上无菌敷料，并立即进行相关病毒血清检查和采取有关的治疗措施。

知识链接

美国职业安全和健康管理委员会（OSHA）安全操作指南

1. 针头/利器收集箱应不易刺破、防漏、可密封，并贴有明显标签或表明接触危险性的彩色编码（可降低50%针刺伤）。
2. 容器应放在安全伸手可及的地方。
3. 带安全装置的针头能自动盖鞘。
4. 用过的针头应立即丢入利器盒。
5. 利器盒应放置到位，便于丢弃。
6. 不要毁损、弯曲或双手套回针帽。
7. 用后不能立即处理的，应使用单手回套法。
8. 利器盒达到3/4应封口。
9. 相关工作完成后，再摘手套。
10. 摘掉手套后或接触体液后立即洗手。

（2）常见职业暴露后处理：医务人员发生职业暴露后，应当立即实施以下局部处理措施：①用肥皂液和流动水清洗污染的皮肤，用生理盐水冲洗黏膜。②如有伤口，应立即用力捏住伤口周围部位，由近心端向离心端方向挤出伤口的血液，不可来回挤压，再用肥皂液和流动水进行冲洗。③受伤部位的伤口冲洗后，应当用消毒液，如：75%酒精或者0.5%碘伏消毒，并包扎伤口；被暴露的黏膜，应当反复用生理盐水冲洗干净。

医务人员发生职业暴露后，立即局部处理后，还要加强预防用药和随访：①受HBV污染的针刺伤后，尽早检测暴露者HBsAg、抗-HBs定量、ALT等血清学指标。根据暴露者自身抗原抗体水平，选择注射乙肝免疫球蛋白或按照程序注射乙肝疫苗，并于暴露第3个月、6个月复查。②被可疑HCV感染的血液体液污染后，在暴露后尽快做HCV抗体检查，当时，第四个月，第六个月随访抗-HCV、ALT。③被可疑HIV感染的血液体液污染后，应立即抽血检测暴露者自身抗-HIV。确认感染HIV阳性者或暴露后HIV携带情况不明且拒绝采血时，应及时向HIV职业暴露安全药品储备点报告，并进行风险评估，确立用药的必要性和方案，在医师指导下运用抗病毒制剂或3种药物联合化疗，最好在24小时内服药，暴露4、6、12周，6个月、12个月定期检测HIV抗体。

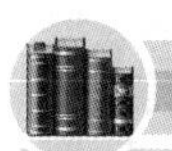

课堂互动

某产科助产士接生，结束时发现手套破损，手指有伤口，接触了大量的羊水和患者血液，患者为HBsAg阳性，该护士上岗前体检乙肝抗体、抗原均为阴性。事件发生后助产士非常紧张和担心，打电话咨询，如何处置？

戴医用外科口罩

摘医用外科口罩

戴医用防护口罩

摘医用防护口罩

戴护目镜

摘护目镜

穿隔离衣

脱隔离衣

3. 根据预期可能的暴露，使用各种防护用品　医护人员为了自我防护，应正确使用下列防护用品。

（1）口罩：应根据不同的操作要求选用不同种类的口罩。一般医疗活动，可佩戴纱布口罩或医用外科口罩。纱布口罩应保持清洁，定期更换、清洁与消毒。手术室工作或护理免疫功能低下患者、进行体腔穿刺等操作时应戴医用外科口罩。接触经空气、飞沫传播的呼吸道感染患者时，应戴医用防护口罩。医用防护口罩的效力能维持6～8小时，遇污染或潮湿，应及时更换。戴医用防护口罩或全面型呼吸防护器应进行面部密合性试验。

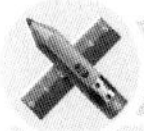

技能要点

口罩使用指南

1. 检查治疗中，医护人员必须戴口罩。
2. 当口罩潮湿或污染，立即更换一只新的口罩。
3. 一只口罩使用不超过4小时。
4. 治疗过程中不能用手触摸口罩。
5. 离开诊室前，必须脱下口罩，不可悬挂于颈上。
6. 先戴口罩，洗手后戴手套；先脱手套，洗手后再摘口罩。
7. 使用后的口罩属于“医疗废物”。

（2）防护镜、防护面罩：下列情况应使用护目镜或防护面罩。在进行诊疗、护理操作，可能发生患者血液、体液、分泌物等喷溅时，近距离接触经飞沫传播的传染病患者时，为呼吸道传染病患者进行气管切开、气管插管等近距离操作，可能发生患者血液、体液、分泌物喷溅时，应使用全面型防护面罩。佩戴前应检查有无破损，佩戴装置有无松懈。用后应清洁与消毒。医护人员应正确戴护目镜（或防护面罩）和摘护目镜（或防护面罩）。

（3）帽子：帽子应遮住全部的头发，布制帽子应保持清洁，每次或每天更换与清洁，进入污染区和洁净环境前、进行无菌操作时应戴帽子。手术室或隔离单位应每次更换。帽子被患者血液、体液污染时，应立即更换。布制帽子应保持清洁，定期更换与清洗消毒；一次性帽子应一次性使用。

（4）隔离衣或防护服：应根据诊疗操作的需要，选用合适的隔离衣或防护服。

下列情况应穿隔离衣：可能受到患者血液、体液、分泌物、排泄物污染时；对患者实行保护性隔离时，如护理大面积烧伤患者、骨髓移植患者以及大创面换药时；对感染性疾病患者如传染病患者、多重耐药菌感染患者等实施隔离时。

医务人员应正确穿脱隔离衣或一次性隔离衣。

下列情况应穿防护服：临床医务人员在接触甲类或按甲类传染病管理的传染病患者时；接触经空气传播或飞沫传播的传染病患者，可能受到患者血液、体液、分泌物、排泄物喷溅时。

医务人员应正确穿脱防护服。

医务人员接触多个同类传染病患者时，防护服可连续应用。接触疑似患者，防护服应在每个患者之间进行更换。防护服被患者血液、体液、污物污染时，应及时更换。

穿一次性隔离衣

脱一次性隔离衣

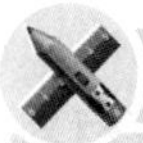

技能要点

隔离衣使用

1. 防水，否则应在外面加穿防水围裙。
2. 应注意保证能遮盖全部的衣服和外露的皮肤。
3. 保持隔离衣里面及领部清洁，穿隔离衣时勿接触面部等。
4. 污染时应立即更换。
5. 使用后应放置在指定的容器内。
6. 不能重复使用一次性隔离衣。

穿防护服

（5）手套：戴手套是预防经“手”感染的另一个有效方法。应根据操作的需要，选择合适的手套。接触患者的血液、体液、分泌物、排泄物、呕吐物及污染物品时，应戴清洁手套。进行手术等无菌操作、接触患者破损皮肤、黏膜时，应戴无菌手套。需注意：①医护人员手上有伤口时必须戴手套；②诊疗护理不同的患者之间应更换手套；③操作中，手套破损后应立即更换；④操作完成后脱去手套，脱手套后应按规定程序与方法洗手，戴手套不能替代洗手，必要时进行手消毒；⑤戴无菌手套时，应防止手套污染。

脱防护服

医护人员应正确穿脱无菌手套。

戴无菌手套

（6）防水围裙：根据材质，防水围裙分为重复使用的塑胶围裙及一次性使用的防水围裙。可能有患者的血液、体液、分泌物及其他污染物质喷溅、进行复用医疗器械的清洗时，应穿防水围裙。一次性防水围裙应一次性使用，受到明显污染时应及时更换；重复使用的塑胶围裙，用后应及时清洗与消毒；遇有破损或渗透时，应及时更换。

脱无菌手套

（7）鞋套：鞋套应具有良好的防水性能，并一次性应用。下列情况应穿鞋套：在区域隔离预防，从潜在污染区进入污染区时；负压病房的隔离预防，从缓冲区进入病房时。鞋套应在规定区域内穿，离开该区域时应及时脱掉鞋套。发现破损应及时更换。

课堂互动

一患者因外伤，被120急救车送到某医院抢救。当时患者血肉模糊，鲜血喷到了当班急诊科医生的身上、脸上和眼睛里；另一名医生为患者清理缝合伤口时，手指被扎破；手术中医生的大衣、口罩都被患者喷出的鲜血染湿了。经过6小时抢救，患者脱离险境。而3天后的检查结果是患者HIV抗体反应呈强阳性！

请问：

1. 抢救他的医生能不能排除感染艾滋病的可能？
2. 抢救的医生当时应该采取哪些防护措施？

4. 处理污染物、标本和废物时的防护

（1）锐物处理：戴手套处理用过的针头或其他锐器，及时放入专门的容器中，以免他人在清理器械或物品时被刺伤。

(2) 血标本处理：化验标本应放在带盖的试管内，再放到密闭的容器内戴手套送检，在送检过程中防止标本溢出。

(3) 血渍清理：处理地面、墙壁、家具上的血渍时，先戴手套，用一次性吸湿材料去除污染，再更换手套，配制 1000mg/L 含氯消毒液擦拭消毒 30 分钟，擦后立即彻底洗手。

(4) 医疗废物的处理：所有废弃的医疗用品，如各种废弃的标本、污染敷料及一次性的锐利器械等均应放在有标记的专门容器内，送往规定地点进行焚烧处理。

技能要点

安全处置废弃物

1. 减少对锐器的处理。
2. 在诊疗区放置锐器处理装置。
3. 不要携带锐器在工作区行走。
4. 不要人工分拣锐器。
5. 运输废弃物的人必须戴厚质乳胶手套。
6. 处理液体废弃物必须戴防护眼镜。

（二）不同传播途径传染病医务人员的防护

1. 接触传播医务人员的防护　接触经接触传播疾病如肠道感染、多重耐药菌感染、皮肤感染等的患者，在标准预防的基础上，还应采用接触传播的隔离与预防。

(1) 接触隔离患者的血液、体液、分泌物、排泄物等物质时，应戴手套；离开隔离病室前，接触污染物品后应摘除手套，洗手和（或）手消毒。手上有伤口时应戴双层手套。

(2) 进入隔离病室，从事可能污染工作服的操作时，应穿隔离衣；离开病室前，脱下隔离衣，按要求悬挂，每天更换、清洗与消毒；或使用一次性隔离衣，用后按医疗废物管理要求进行处置。接触甲类传染病应按要求穿脱防护服，离开病室前，脱去防护服，防护服按《医疗废物管理条例》要求进行处置。

2. 呼吸道传播医务人员的防护　接触经空气或飞沫传播的疾病，如肺结核、水痘、百日咳、白喉、流行性感冒、病毒性腮腺炎、流行性脑脊髓膜炎等，在标准预防的基础上，还应采用呼吸道传播的隔离与预防。

(1) 应严格按照区域流程，在不同的区域，穿戴不同的防护用品，离开时按要求摘脱，并正确处理使用后物品。

(2) 进入确诊或可疑传染病患者房间时，应戴帽子、医用防护口罩；进行可能产生喷溅的诊疗操作时，应戴防护镜或防护面罩，穿防护服或隔离衣；当接触患者及其血液、体液、分泌物、排泄物等物质时应戴手套。

(3) 各种防护用品使用应符合要求。

3. 特殊呼吸道传染病——急性传染性非典型肺炎、人禽流感医务人员职业防护　医务人员应经过专门的培训，掌握正确的防护技术，方可进入隔离病区工作。应严格按防护规定着装。不同区域应穿不同服装，而且颜色应有区别或有明显标志。隔离区工作的医务人员应每天监测体温2次，体温超过37.5℃及时就诊。医务人员应严格执行区域划分的流程，按程序做好个人防护，方可进入病区，下班前应沐浴、更衣后，方可离开隔离区。空气、物体表面的消毒，应遵循《消毒技术规范》。

（三）增强医护人员的免疫力

1. 增强非特异性免疫力　医务人员要增强体质，注意劳逸结合，避免过度劳累，提高抵抗疾病的能力。

2. 疫苗接种　有些传染病可通过暴露前的疫苗接种来预防，如乙型肝炎表面抗原阴性的医务人员均应接种乙肝疫苗预防。接种方法为上臂三角肌肌内注射，每次5μg（基因工程疫苗），共注射3次，时间为0、1、6个月，完成注射后半年抽血检测有无产生保护性抗体。

二、医护人员分级防护原则

医护人员的职业防护分为三级，每级防护原则如下。

（一）一级防护

1. 适用于门（急）诊医护人员。

2. 应穿工作服、工作裤、工作靴，戴工作帽、外科口罩或医用防护口罩。必要时穿隔离衣、戴乳胶手套。

3. 每次接触患者后应立即洗手和消毒。

4. 严格遵守标准预防的原则。在标准预防的基础上根据疾病的传播途径采取防护措施。

（二）二级防护

1. 适用于进入隔离病区或观察室的医务人员，还包括接触患者、采集标本、处理其分泌物、排泄物、使用物品和死亡患者尸体的工作人员、转运患者的医护人员和司机等。

2. 进入隔离病区和留观室时，必须戴医用防护口罩，每4小时更换一次或潮湿时更换，并戴手套、帽子、鞋套、穿隔离衣。

3. 每次接触患者后应立即洗手和消毒。

4. 对患者实施近距离操作时要戴防护眼镜。

（三）三级防护

1. 主要针对与患者密切接触或对患者实施特殊治疗的医护人员，如为患者实施吸痰、气管切开和气管插管的医务人员。

2. 除应采取二级防护外，还应戴全面型呼吸防护器。

3. 医务人员防护用品穿脱程序

（1）穿戴防护用品应遵循的程序

1）清洁区进入潜在污染区：洗手→戴帽子→戴医用防护口罩→穿工作衣裤→换工作鞋后→进入潜在污染区。手部皮肤破损的戴乳胶手套。

2）潜在污染区进入污染区：穿隔离衣或防护服→戴护目镜／防护面罩→戴手套→穿鞋套→进入污染区。

3）为患者进行吸痰、气管切开、气管插管等操作，可能被患者的分泌物及体内物质喷溅或飞溅的诊疗护理工作前，应戴面罩或全面型呼吸防护器。

（2）脱防护用品应遵循的程序

1）医务人员离开污染区进入潜在污染区前：摘手套→消毒双手→摘护目镜/防护面罩→脱隔离衣或防护服→脱鞋套→洗手和（或）手消毒→进入潜在污染区，洗手或手消毒。用后物品分别放置于专用污物容器内。

2）从潜在污染区进入清洁区前：洗手和（或）手消毒→脱工作服→摘医用防护口罩→摘帽子→洗手和（或）手消毒后，进入清洁区。

3）离开清洁区：沐浴、更衣→离开清洁区。

（3）穿脱防护用品的注意事项

1）医用防护口罩的效能持续应用6～8小时，遇污染或潮湿，应及时更换。

2）离开隔离区前应对佩戴的眼镜进行消毒。

3）医务人员接触多个同类传染病患者时，防护服可连续应用。

4）接触疑似患者，防护服应在每个患者之间进行更换。

5）防护服被患者血液、体液、污物污染时，应及时更换。

6）戴医用防护口罩或全面型呼吸防护器应进行面部密合性试验。

（王美芝　宋　丹　李文卿）

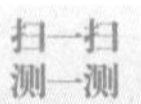

复习思考题

1. 医护人员在传染科工作如何做好职业防护？

2. 如何护理传染病发热的患者？

3. 传染病发疹的患者如何护理？

4. 经呼吸道传播和经血液、体液传播的传染病患者如何进行隔离，分别有哪些具体要求？

第二章

病毒性传染病患者的护理

第一节　病毒性肝炎患者的护理

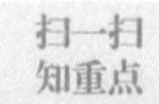

学习要点

重要概念：病毒性肝炎、肝性脑病、麻疹黏膜斑、艾滋病、肾综合征出血热、瑞氏综合征、流行性腮腺炎、麻疹、狂犬病；

重要知识点：常见病毒性传染病如病毒性肝炎、艾滋病等的传播途径及预防、临床特征、护理要点；

技能要点：各种病毒性传染病的护理评估、病情观察、传染病预防的宣传教育、医护人员发生职业暴露后的紧急处理、狂犬病暴露后处理。

病毒性肝炎（viral hepatitis）是由多种肝炎病毒引起的以肝脏损害为主的一组全身性传染病。目前按病原学分类已确定的有甲型肝炎（hepatitis A）、乙型肝炎（hepatitis B）、丙型肝炎（hepatitis C）、丁型肝炎（hepatitis D）、戊型肝炎（hepatitis E）。各型病毒性肝炎临床表现相似，以疲乏、食欲减退、厌油、肝功能异常为主要表现，部分病例出现黄疸，但无症状感染亦常见。甲型和戊型主要表现为急性感染，经粪—口途径传播；乙型、丙型、丁型多呈慢性感染，少数可发展为肝硬化或肝细胞癌，主要经血液、体液等胃肠外途径传播。

【病原学】

目前已证实甲、乙、丙、丁、戊五型肝炎病毒为各型病毒性肝炎的病原体。庚型肝炎病毒（hepatitis G virus）、输血传播病毒（transfusion transmitted virus，TTV）和 Sen 病毒（sen virus，SENV）是否引起肝炎尚未定论。不排除还有未发现的肝炎病毒存在。巨细胞病毒、EB 病毒、单纯疱疹病毒、风疹病毒、黄热病毒、严重急性呼吸综合征（SARS）冠状病毒等感染也可引起肝脏炎症，但这些病毒引起的肝炎是全身感染的一部分，不包括在“病毒性肝炎”范畴内。

（一）甲型肝炎病毒

甲型肝炎病毒（hepatitis A virus，HAV）属于微小 RNA 病毒科中的嗜肝 RNA 病毒属，该属只有 HAV 一个种。HAV 呈球形，直径 27～32nm（纳米），无包膜。HAV 只

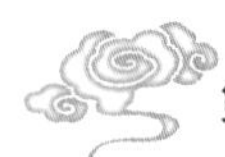

有一个血清型，因此只有一个抗原抗体系统。HAV 外界抵抗力较强，耐酸碱，室温下可存活 1 周，干粪中 25℃能生存 30 天，在贝壳类动物、污水、淡水、海水、泥土中能存活数月。能耐受 60℃ 30 分钟，80℃ 5 分钟或 100℃ 1 分钟才能完全灭活，在 −70～−20℃数年后仍有感染力，在甘油内 −80℃可长期保存。对有机溶剂较为耐受，在 4℃ 20% 乙醚中放置 24 小时仍稳定。对甲醛、氯等消毒剂及紫外线等敏感。

（二）乙型肝炎病毒

1. 形态及生物学特性　乙型肝炎病毒（hepatitis B virus，HBV）是嗜肝 DNA 病毒科。在电镜下观察，HBV 感染者的血清中存在 3 种形式的病毒颗粒：大球形颗粒（Dane 颗粒）、小球形颗粒、丝状或核状颗粒。

HBV 的抵抗力很强，对热、低温、干燥、紫外线及一般浓度的消毒剂均能耐受。在 37℃可存活 7 天，在血清中 30～32℃可保存 6 个月，−20℃可保存 15 年。100℃ 10 分钟、65℃ 10 小时或高压蒸汽可被灭活。对 0.2% 苯扎溴铵、0.5% 过氧乙酸敏感。

2. 基因组结构和编码蛋白　HBV 基因组结构独特而精密，由不完全的环状双链 DNA 组成，长链（负链）约含 3200 个碱基，短链（正链）的长度可变，相当于长链的 50%～80%。长链中有 4 个开放读码框，分别是 S 区、C 区、P 区和 X 区。

HBV 基因组易突变，大部分突变为沉默突变，无生物学意义。有意义的突变主要有：S 基因突变、前 C 区及 C 区启动子变异和 P 区突变。各类基因的变异可导致影响乙型肝炎疫苗的预防效果、影响血清学指标的检测、肝炎慢性化、抗病毒药物耐药、重型肝炎和肝细胞癌的发生等。

3. HBV 的抗原抗体系统

（1）HBsAg 和抗 -HBs：成人感染 HBV 后最早 1～2 周，最迟 11～12 周，血清中首先出现 HBsAg。急性自限性 HBV 感染时，血中 HBsAg 大多持续 1～6 周，最长可达 20 周。慢性患者和无症状携带者则可持续多年，甚至终生。HBsAg 本身只有抗原性，无传染性。抗 -HBs 是一种保护性抗体，在急性感染后期，HBsAg 阴转后一段时间开始出现，在 6～12 个月内逐步上升至高峰，可持续多年，但滴度会逐渐下降；约半数病例抗 -HBs 在 HBsAg 阴转后数月才可检出；小部分病例 HBsAg 阴转后始终不产生抗 -HBs。抗 -HBs 阳性表示对 HBV 有免疫力，见于乙型肝炎恢复期、既往感染或乙肝疫苗接种后。

（2）pre-S1（前 S1 蛋白）与抗 pre-S1：pre-S1 在感染早期紧接着 HBsAg 出现于血液中，在急性期很快转阴提示病毒清除和病情好转。pre-S1 阳性是 HBV 存在和复制的标志，如果 pre-S1 持续阳性提示感染慢性化。抗 pre-S1 被认为是一种保护性抗体，在 HBV 感染早期即可出现。

（3）pre-S2（前 S2 蛋白）与抗 pre-S2：pre-S2 可作为判断 HBV 复制的一项指标。抗 pre-S2 在急性肝炎恢复期出现，并发挥其保护性抗体作用，抗 pre-S2 亦可作为乙肝疫苗免疫效果的观察指标。pre-S1、pre-S2 与抗 pre-S1、抗 pre-S2 还未作为一项常规诊断指标应用于临床。

（4）HBcAg 和抗 -HBc：核心抗原存在于受感染的肝细胞核中，血液中游离的 HBcAg 极少，故临床上一般很少常规检测 HBcAg，而检测其抗体。抗 -HBc IgM 是 HBV 感染后较早出现的抗体，绝大多数出现在发病第 1 周，多数在 6 个月内消失，抗 -HBc IgM 阳性提示急性期或慢性肝炎急性发作。抗 HBc IgG 出现较迟，但可持续多年甚至终生。

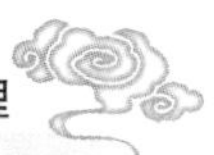

（5）HBeAg 和抗 -HBe：HBeAg 一般仅见于 HBsAg 阳性血清。急性 HBV 感染时 HBeAg 的出现时间略晚于 HBsAg。HBeAg 的存在表示患者处于高感染低应答期。抗 -HBe 出现于 HBeAg 阴转后。如果 HBeAg 消失而抗 -HBe 产生称为 e 抗原血清学转换。抗 -HBe 阳转后，病毒复制多处于静止状态，传染性低。但如果 HBV DNA 仍持续阳性，则说明 HBV 发生了变异，仍有病毒复制，肝炎活动。

（三）丙型肝炎病毒

丙型肝炎病毒（hepatitis C virus，HCV）属于黄病毒科丙型肝炎病毒属。该病毒对有机溶剂敏感，如 10% 氯仿可杀灭 HCV。紫外线、煮沸等亦可使 HCV 灭活。血清加热至 60℃10 小时或 1∶1000 甲醛 37℃ 6 小时处理后，可使 HCV 丧失活性。

HCV 的抗原抗体系统：① HCVAg 与抗 -HCV：血清中 HCVAg 含量很低，检出率不高。抗 -HCV 不是保护性抗体，是 HCV 感染的标志。抗 -HCV 又分 IgM 型和 IgG 型。抗 -HCV IgM 在发病后即可检测到，一般持续 1～3 个月。如果抗 -HCV IgM 持续阳性，提示病毒持续复制，易转为慢性。② HCV RNA：感染 HCV 第 1 周即可从肝组织和血液中用 RT-PCR 法检测出 HCV RNA，HCV RNA 阳性是病毒感染和复制的直接标志。

（四）丁型肝炎病毒

丁型肝炎病毒（hepatitis D virus，HDV）是一种缺陷病毒，必须在 HBV 或其他嗜肝 DNA 病毒的辅助下才能复制、表达抗原，引起肝损害。HDV 可与 HBV 同时感染人体，但大多数是在 HBV 感染的基础上引起重叠感染。当 HBV 感染结束时，HDV 感染亦随之结束。

HDV 的抗原抗体系统：HDVAg 是 HDV 唯一的抗原成分，因此 HDV 仅有一个血清型。HDVAg 最早出现，然后分别是抗 -HDV IgM 和抗 -HDV IgG 出现，一般三者不会同时存在。抗 -HDV 不是保护性抗体。血清或肝组织中 HDV RNA 是诊断 HDV 感染最直接的依据。

（五）戊型肝炎病毒

戊型肝炎病毒（hepatitis E virus，HEV），为无包膜球形 RNA 病毒。在碱性环境下稳定，对热、氯仿、氯化铯均敏感。

HEV 的抗原抗体系统：血液中检测不到 HEVAg，可检出抗 -HEV。抗 -HEV IgM 在发病初期产生，多数在 3 个月内阴转。抗 -HEV IgM 阳性是近期感染 HEV 的标志。抗 -HEV IgG 多数于发病后 6～12 个月阴转，但亦有持续几年甚至十多年者。

【流行病学】

（一）传染源

1．甲型、戊型肝炎　甲型肝炎无病毒携带状态，传染源为急性患者和隐性感染者，后者远较前者多见。患者一般在起病前 2 周至血清丙氨酸氨基转移酶（ALT）高峰期后 1 周传染性最强，少数患者可延长至起病后 30 天。甲型肝炎患者当血清抗 HAV 出现时，粪便排毒基本停止。抗 HEV 多在短期内消失，少数可持续 1 年以上。

2．乙型、丙型、丁型肝炎　传染源主要是急性和慢性（包括肝炎肝硬化）患者和病毒携带者。慢性患者和病毒携带者作为传染源的意义更大。乙型肝炎患者其传染性与体液中 HBV DNA 含量成正比关系。

（二）传播途径

1. 甲型、戊型肝炎　以粪—口传播为主，粪便污染饮用水源、食物、蔬菜、玩具等可引起流行。水源或食物污染可致暴发流行。日常生活接触常为散发性发病。

2. 乙型、丙型、丁型肝炎　常因含病毒的血液和体液经破损的皮肤黏膜进入易感者体内导致感染。主要有以下传播途径：

（1）母婴传播：母婴传播包括宫内感染、围生期传播、分娩后传播。宫内感染可能因妊娠期胎盘轻微剥离而导致。围生期和分娩过程是主要传播方式，婴儿因破损的皮肤或黏膜接触血液、羊水或阴道分泌物而感染。分娩后传播主要是由于母婴之间密切接触。在我国母婴传播是特别重要的传播途径，人群中 HBsAg 阳性的病毒携带者中 30% 是由该传播途径引起的。

（2）血液、体液传播：含有病毒的微量血液进入人体即可造成感染，如输血和血制品、注射、手术、针刺、共用剃刀和牙刷、血液透析、器官移植等均可引起传播。目前经血液和注射器传播仍占重要地位。现已证实唾液、汗液、精液、阴道分泌物、乳汁等均含有病毒，密切的生活接触和性接触亦能导致传播。

（3）其他传播途径：虽然经破损的消化道、呼吸道黏膜或昆虫叮咬在理论上有可能，但实际意义未必重要。

（三）人群易感性

人类对各型肝炎普遍易感。甲型肝炎以幼儿和学龄前儿童、青少年发病较多，但遇暴发流行时各年龄组均可发病。乙型肝炎抗 -HBs 阴性者均为易感人群。婴幼儿是获得 HBV 感染的最危险时期。新生儿通常因不具有来自母体的先天性抗 -HBs 而普遍易感。其高危人群包括 HBsAg 阳性母亲的新生儿、HBsAg 阳性者的家属、反复输血及血制品者、血液透析者、多个性伴侣者、静脉药瘾者、接触血液的医务工作者等。感染后或疫苗接种后出现抗 -HBs 者有免疫力。人类对丙型肝炎普遍易感，抗 -HCV 并非保护性抗体，感染后对不同株无保护性免疫。戊型肝炎隐性感染多见，显性感染主要见于成年。

（四）流行病学特征

我国是病毒性肝炎的高发区。甲型肝炎人群流行率（血清中抗 -HAV 阳性）约 80%。全世界 HBsAg 携带者约 3.5 亿，我国约占 1 亿左右。全球 HCV 感染者约 1.7 亿，我国约 3000 万。丁型肝炎人群流行率约 1%，戊型肝炎约 20%。

甲型肝炎的流行与居住条件、卫生习惯及教育程度密切相关，农村高于城市，发展中国家高于发达国家。随着社会发展和卫生条件的改善，甲肝感染年龄有后移的趋向，感染后可产生持久免疫。

乙肝的流行病学特征主要有：①有地区差异：按流行的严重程度分为低、中、高度三种流行地区。我国属于高度流行地区。②有性别差异：男性高于女性，男女比例为 1.4∶1。③无明显季节性。④以散发为主。⑤有家庭聚集现象：此现象与母婴传播及日常生活接触传播有关。⑥婴幼儿感染多见。

丙型、丁型肝炎均以散发为主。

戊型肝炎有明显季节性，冬、春季为高峰，流行多发生于雨季或洪水后，均由于粪便污染水源所致；原有慢性 HBV 感染者或晚期孕妇感染 HEV 后病死率高。

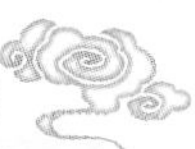

【发病机制与病理改变】

（一）发病机制

各型病毒性肝炎的发病机制尚未完全明了。目前认为，各型肝炎病毒经各种途径侵入人体，经过短暂的病毒血症，即侵入肝脏和其他脏器进行复制，以肝细胞内复制程度最高，病变也最显著。由于肝炎病毒的直接作用和通过激活机体的免疫反应导致肝细胞损伤，其中以后者为主。根据机体免疫反应的不同，感染病毒后的临床表现和转归亦各异。

（二）病理改变

基本病理改变：病毒性肝炎以肝损害为主，肝外器官可有一定损害。各型肝炎的基本改变为弥漫性肝细胞变性、坏死，同时伴有不同程度的炎症浸润、间质增生和肝细胞再生。各型肝炎的病理改变特点如下：

1. 急性肝炎（acute hepatitis）　常见肝脏肿大，镜下可见肝细胞气球样变和嗜酸性变、形成点灶状坏死与再生、汇管区炎性细胞浸润，坏死区肝细胞增生，网状支架和胆小管结构正常。黄疸型病变较非黄疸型重，有明显的肝内胆汁淤积。急性肝炎如出现碎屑状坏死，提示极可能转为慢性。甲型和戊型肝炎，在汇管区可见较多的浆细胞；乙型肝炎汇管区炎症不明显；丙型肝炎有滤泡样淋巴细胞聚积和较明显的脂肪变性。

2. 慢性肝炎（chronic hepatitis）　主要病理改变为肝细胞坏死，可有肝小叶及汇管区胶原及纤维组织增生。

3. 重型肝炎（severe hepatitis）　①急性重型肝炎以肝脏缩小、大量肝细胞坏死、残余肝组织淤胆为特征；②亚急性重型肝炎在急性重型肝炎基础上可见肝细胞再生，胶原及纤维组织增生，形成再生结节，同时胆小管亦增生，淤胆明显。肉眼肝脏表面见大小不等的小结节；③慢性重型肝炎在慢性肝炎或肝硬化基础上出现亚大块或大块坏死，大部分病例可见桥接及碎屑状坏死。

4. 肝炎肝硬化（cirrhosis）　肝炎肝硬化包括活动性肝硬化和静止性肝硬化。①活动性肝硬化：肝硬化伴有明显炎症，假小叶边界不清；②静止性肝硬化：肝硬化结节内炎症轻，假小叶边界清楚。

5. 淤胆型肝炎（cholestatic hepatitis）　除有轻度急性肝炎变化外，还有毛细胆管内胆栓形成，肝细胞内胆色素滞留，肝细胞内出现小点状色素颗粒。汇管区水肿和小胆管扩张，中性粒细胞浸润。

6. 慢性无症状携带者（chronic asymptomatic carrier）　约 10% 携带者肝组织正常；部分表现为轻微病变，以肝细胞变性为主，伴轻微炎细胞浸润；部分则表现为慢性肝炎甚至肝硬化病理改变。

【临床表现】

不同类型肝炎潜伏期不同，甲型肝炎 2～6 周，平均 4 周；乙型肝炎 1～6 个月，平均 3 个月；丙型肝炎 2 周～6 个月，平均 40 天；丁型肝炎 4～20 周；戊型肝炎 2～9 周，平均 6 周。

（一）急性肝炎

根据有无黄疸分为急性黄疸型和急性无黄疸型肝炎，各型病毒均可引起。甲、戊型肝炎不转为慢性，成年急性乙型肝炎约 10% 转为慢性，丙型肝炎超过 50% 转为慢

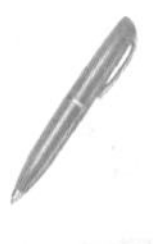

性，丁型约70%转为慢性。

1. 急性黄疸型肝炎　典型临床经过分为3期，总病程2～4个月。

（1）黄疸前期：甲型、戊型肝炎起病急，80%患者有畏寒、发热，体温在38～39℃。乙型、丙型、丁型肝炎起病多相对较缓，仅少数有发热。本期常见症状为全身乏力、食欲减退、厌油、恶心、呕吐、上腹饱胀不适、肝区疼痛、尿色加深等，肝功能改变主要为丙氨酸氨基转移酶（ALT）、天门冬氨酸转移酶（AST）升高。本期平均持续5～7天。

（2）黄疸期：小便颜色加深，可见皮肤、巩膜出现不同程度黄疸，1～3周内黄疸达高峰。有些患者可有一过性大便颜色变浅、皮肤瘙痒、心动过缓等梗阻性黄疸表现。肝大，质软，边缘锐利，有压痛及叩击痛。部分病例有轻度脾大。肝功能检查ALT和胆红素增高，尿胆红素阳性。本期持续2～6周。

（3）恢复期：黄疸逐渐消退，症状逐渐消失，肝、脾回缩，肝功能逐渐恢复正常。此期持续1～2个月，总病程为2～4个月。

2. 急性无黄疸型肝炎　除无黄疸外，其他临床表现与黄疸型相似。无黄疸型发病率远高于黄疸型。无黄疸型通常起病较缓慢，症状一般较轻，主要表现为全身乏力、食欲减退、恶心、腹胀、肝区痛、肝大、有轻压痛及叩击痛等。恢复较快，病程大多在3个月内。有少数病例因无明显症状而易被忽视。

急性丙型肝炎的临床表现一般较轻，多无明显症状或症状较轻，少数病例有低热，血清ALT轻、中度升高。2/3以上为无黄疸型，即使是急性黄疸型病例，黄疸亦属轻度。

急性丁型肝炎可与HBV感染同时发生（同时感染，coinfection）或继发于HBV感染中（重叠感染，superinfection），其临床表现部分取决于HBV感染状态。同时感染者其临床表现与急性乙型肝炎相似，大多数表现为黄疸型，预后良好，极少数可发展为重型。重叠感染者病情常较重，ALT升高可达数月之久，部分可进展为重型肝炎，此种类型大多会向慢性化发展。

戊型肝炎与甲型肝炎相似，但黄疸前期较长，平均10天。症状较重，自觉症状至黄疸出现后4～5天方可缓解，病程较长。晚期妊娠妇女患戊型肝炎时，容易发生肝衰竭；老年患者通常病程较长、病情较重，病死率较高；HBV慢性感染者重叠戊型肝炎时病情常较重，死亡率增高。一般认为戊型肝炎无慢性化过程也无慢性携带状态，但临床观察、流行病学调查和肝组织检查均发现，3%～10%的急性戊型肝炎患者可有病程超过6个月的迁延现象。

（二）慢性肝炎

急性肝炎病程超过半年，或原有乙型、丙型、丁型肝炎急性发作再次出现肝炎症状、体征和肝功能异常者。发病日期不明，或虽无肝炎病史，但根据组织病理学或根据症状、体征、化验及B超检查综合分析符合慢性肝炎表现者。依据病情轻重可分为轻、中、重3度，根据HBeAg阳性与否可分为HBeAg阳性或阴性慢性乙型肝炎，分型有助于判断预后或指导抗病毒治疗。

1. 轻度　病程较轻，反复出现乏力、厌油、食欲减退、头晕、尿黄、肝区不适、睡眠欠佳等症状，肝脏轻度肿大并有轻触痛，可有轻度脾大。部分患者无症状、体征。肝功能指标仅1～2项轻度异常。

2. 中度　症状、体征、实验室检查居于轻度和重度之间。

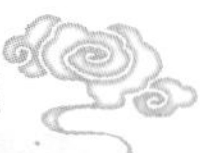

3. 重度 有明显或持续的肝炎症状，如乏力、食欲缺乏、腹胀、尿黄、便溏等明显肝炎症状，伴肝病面容、肝掌、蜘蛛痣、脾大，明显肝功能异常如丙氨酸氨基转移酶(ALT)或天冬氨酸氨基转移酶(AST)反复或持续升高、白蛋白明显降低、丙种球蛋白明显升高。

(三)重型肝炎(肝衰竭)

这是病毒性肝炎最严重的一种类型，各型肝炎病毒均可引起，预后差，病死率高，约占全部肝炎的0.2%~0.5%。重型肝炎的病因和诱因复杂，包括重叠感染(如乙型肝炎重叠戊型肝炎)、HBV前C区突变、机体免疫力降低、妊娠、劳累、精神刺激、饮酒、应用肝损害的药物、合并细菌感染或其他疾病如甲状腺功能亢进症、糖尿病等。表现为一系列肝衰竭症候群：极度乏力，严重消化道症状，神经、精神症状(嗜睡、性格改变、烦躁不安、昏迷等)，有明显出血倾向，凝血酶原时间显著延长及凝血酶原活动度(PTA)<40%。黄疸进行性加深，胆红素每天上升≥17.1μmol/L或大于正常值10倍。可出现中毒性鼓肠、肝臭、肝肾综合征等。可见扑翼样震颤和病理反射，肝浊音界进行性缩小，胆酶分离，血氨升高等。

1. 分类 根据病理组织学特征和病情发展速度，重型肝炎(肝衰竭)可分为以下4类：

(1) 急性重型肝炎(急性肝衰竭，acute liver failure，ALF)：亦称暴发型肝炎(fulminant hepatitis)。发病多有诱因。特征是起病急，发病2周内即迅速出现以Ⅱ度以上肝性脑病为特征的肝衰竭症候群。本病死亡率极高，病程不超过3周。

(2) 亚急性重型肝炎(亚急性肝衰竭，subacute liver failure，SALF)：亦称亚急性肝坏死。起病较急，以急性黄疸型肝炎起病，发病15天至26周内出现肝衰竭症候群。首先出现Ⅱ度以上肝性脑病者称脑病型；首先出现腹水及其相关综合征(包括胸水等)者称为腹水型。其晚期可有难治性并发症，如脑水肿、消化道大出血、严重感染、电解质紊乱及酸碱平衡失调等；白细胞升高，血红蛋白下降，低血糖，低胆固醇，低胆碱酯酶。一旦出现肝肾综合征，预后极差。本型病程较长，常超过3周至数月，容易转化为慢性肝炎或肝硬化。

(3) 慢加急性(亚急性)重型肝炎：亦称慢加急性(亚急性)肝衰竭(acute-on-chronic liver failure，ACLF)，是在慢性肝病基础上出现的急性或亚急性肝功能失代偿。

(4) 慢性重型肝炎(慢性肝衰竭，chronic liver failure，CLF)：是在肝硬化基础上表现为肝功能进行性减退导致的以腹水和门静脉高压、凝血功能障碍和肝性脑病等为主要表现的慢性肝功能失代偿。

2. 分期 根据临床表现的严重程度，亚急性重型肝炎和慢加急性重型肝炎可分为早期、中期和晚期。

(1) 早期：①极度乏力，并有明显厌食、呕吐和腹胀等严重的消化道症状；②黄疸进行性加深(血清总胆红素≥171μmol/L或每天上升≥17.1μmol/L)；③有出血倾向，凝血酶原活动度≤40%；④未出现肝性脑病或明显腹水。

(2) 中期：肝衰竭早期基础上，病情进一步发展，出现以下两条之一者：①出现Ⅱ度以下肝性脑病和(或)明显腹水；②出血倾向(出血点或瘀斑)，且20%<PTA≤30%。

(3) 晚期：在肝衰竭中期表现基础上，病情进一步加重，出现以下三条之一者：①有难治性并发症，如肝肾综合征、上消化道出血、严重感染和难以纠正的电解质紊乱等；

②出现Ⅲ度以上肝性脑病；③有严重出血倾向（注射部位瘀斑等），PTA≤20%。

肝炎的临床分期有利于有效的治疗。但实际上整个发病过程是连贯发展的，具有明显的时相性，如疾病进展期表现为病情迅猛，及时有效的治疗对降低病死率有极大的帮助。进入疾病相对稳定期，进行有效的调理及防治并发症对疾病的康复有较大的意义。

（四）淤胆型肝炎

淤胆型肝炎（cholestatic hepatitis）是以肝内淤胆为主要表现的一种特殊临床类型，亦称毛细胆管型肝炎。急性淤胆型肝炎起病类似急性黄疸型肝炎，但症状较轻，大多数患者可恢复。在慢性肝炎或肝硬化基础上发生上述表现者，为慢性於胆型肝炎。有梗阻性黄疸的临床表现有皮肤瘙痒，粪便颜色变浅，肝大。肝功能检查血清总胆红素明显升高，以直接胆红素为主，γ- 谷氨酰转肽酶（γ-GT 或 GGT），碱性磷酸酶（ALP 或 AKP），总胆汁酸（TBA），胆固醇（CHO）等升高。黄疸深，消化道症状轻，ALT、AST 升高不明显，PT 无明显延长，PTA＞60%。

（五）肝炎肝硬化

1. 根据肝脏炎症情况分为活动性和静止性肝硬化两种类型。

（1）活动性肝硬化：有慢性肝炎活动的表现，乏力及消化道症状明显，ALT 升高，黄疸，白蛋白下降。腹水、肝缩小，质地变硬，伴有腹壁、食管静脉曲张，脾脏进行性增大，门静脉、脾静脉增宽等门脉高压症表现。

（2）静止性肝硬化：无肝脏炎症活动的表现，症状轻，可有上述体征。

2. 根据肝组织病理和临床表现分为代偿性肝硬化和失代偿性肝硬化。

（1）代偿性肝硬化：指早期肝硬化，属 Child-Pugh A 级。ALB≥35g/L，TBil＜35μmol/L，PTA＞60%，可有门脉高压症，但无腹水、肝性脑病和上消化道出血。

（2）失代偿性肝硬化：指中晚期肝硬化，属 Child-Pugh B、C 级。有明显肝功能异常及失代偿征象，如 ALB＜35g/L，A/G＜1.0，TBil＞35μmol/L，PTA＜60%，可有腹水、肝性脑病或门静脉高压引起的食管、胃底静脉曲张或破裂出血。

未达到肝硬化诊断标准，但肝纤维化较明显者，称为肝炎肝纤维化。主要根据组织病理学作出诊断，瞬时弹性波扫描（Fibroscan）及血清学透明质酸（hyaluronic avid，HA）、Ⅲ型前胶原肽（procollagen Ⅲ peptide，P Ⅲ P）、Ⅳ型胶原（collagen Ⅳ，C-Ⅳ）、层连蛋白（laminin，LN）等可供参考。

【并发症】

肝内并发症多发生于 HBV 或 HCV 感染，主要有肝硬化、肝细胞癌、脂肪肝。肝外并发症包括胆道炎症、胰腺炎、糖尿病、甲状腺功能亢进症、再生障碍性贫血、溶血性贫血、心肌炎、肾小球肾炎、肾小管性酸中毒等。不同病原所致重型肝炎均可发生严重并发症，主要有：

1. 肝性脑病（hepatic encephalopathy，HE）　肝功能不全所引起的神经精神症候群，可发生于重型肝炎和肝硬化。常见诱因有上消化道出血、高蛋白饮食、感染、大量排钾利尿、大量放腹水、镇静剂的使用等。

肝性脑病根据临床症状、体征及脑电波异常程度可分为 4 度：Ⅰ度，轻型肝性脑病，以精神症状为主，有性格行为轻度改变，定向力、计算力等异常；Ⅱ度，中型肝性脑病，以精神症状为主，扑翼样震颤可引出，肌张力增强，腱反射亢进，嗜睡，脑电图

有异常θ波，性格、行为异常，属于昏迷前期；Ⅲ度，重度肝性脑病，昏睡状态，对刺激尚有反应，脑电图见异常θ波和三相慢波，属于昏迷期；Ⅳ度，深昏迷状态，对刺激无反应，腱反射消失。如未达到Ⅰ度，但智力下降，反应变慢，操作能力下降者，属于亚临床型肝性脑病。

2. 上消化道出血　病因主要有：凝血因子、血小板减少；胃黏膜广泛糜烂和溃疡；门脉高压。上消化道出血可诱发肝性脑病、腹水、感染、肝肾综合征。

3. 肝肾综合征（hepatorenal syndrome）　往往是严重肝病的终末期表现。主要表现为少尿或无尿、氮质血症、电解质平衡失调。出血、放腹水、大量利尿、严重感染多为其诱因。

4. 感染　重型肝炎易发生难以控制的感染，以胆道、腹膜、肺感染多见，以革兰阴性杆菌为主，细菌主要来源于肠道，且肠道中微生态失衡与内源性感染的出现密切相关，应用广谱抗生素后也可合并真菌感染。

【实验室及其他检查】

（一）血常规

急性肝炎初期白细胞总数正常或偏高，黄疸期白细胞总数正常或稍低，淋巴细胞相对增多，偶可见异型淋巴细胞。重型肝炎时白细胞总数可升高，红细胞及血红蛋白可下降。肝硬化伴脾功能亢进者可有血小板、红细胞、白细胞减少的“三少”现象。

（二）尿液检查

尿胆红素和尿胆原的检测有助于黄疸的鉴别诊断。肝细胞性黄疸时两者均阳性，溶血性黄疸以尿胆原为主，梗阻性黄疸以尿胆红素为主。

（三）肝功能检查

1. 血清酶检测　丙氨酸氨基转移酶（ALT），在肝细胞损伤时释放入血，为最常用的反映肝细胞功能的指标。ALT 对肝病诊断的特异性比天冬氨酸转移酶（AST）高。重型肝炎可出现 ALT 快速下降，而胆红素不断升高，称为酶—胆分离，提示肝细胞大量坏死。天冬氨酸转移酶（AST）在肝病时也升高，提示线粒体损伤，病情易持久且较严重，通常与肝病的严重程度呈正相关。血清胆碱酯酶（CHE）活性降低提示肝细胞已有较明显损伤，其值愈低，提示病情愈严重。γ-谷氨酰转肽酶（γ-GT）、乳酸脱氢酶（LDH）及碱性磷酸酶（ALP 或 AKP）均有参考价值。

2. 血清蛋白　血清总蛋白减少，白蛋白降低，γ球蛋白升高，白球比值（A/G）下降或倒置，反映肝功能显著下降，常有助于慢性肝炎中度以上、肝硬化及重型肝炎的诊断。

3. 胆红素　急性或慢性黄疸型肝炎时血清总胆红素升高，活动性肝硬化时亦可升高且消退缓慢，重型肝炎常超过 171μmol/L。胆红素含量是反映肝细胞损伤严重程度的重要指标。直接胆红素在总胆红素中的比例可反映淤胆的程度。

4. 凝血酶原时间（PT）、凝血酶原活动度（PTA）、INR（国际标准化比率）　PT 延长、PTA 下降与肝损害严重程度密切相关。PTA<40% 是诊断重型肝炎或肝衰竭的重要依据，亦是判断其预后的敏感指标。INR 是根据 PT 与 ISI（国际敏感度指数）的比值计算而得出。健康成年人 INR 大约为 1.0，INR 值越大表示凝血功能越差。

5. 血氨　肝衰竭时清除血氨的能力减退或丧失，而导致血氨升高，常见于重型肝炎、肝性脑病患者。血氨升高常见于重型肝炎，提示肝性脑病。

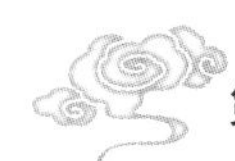

6. 血糖　超过 40% 的肝炎患者有血糖的降低。临床上要注意低血糖昏迷与肝性脑病的鉴别。

7. 血浆胆固醇　肝细胞严重损伤时，胆固醇在肝细胞内合成减少，故血浆胆固醇明显下降，血浆胆固醇越低，提示预后越险恶。梗阻性黄疸时血浆胆固醇升高。

8. 胆汁酸　肝炎活动时血清中胆汁酸含量升高。

9. 补体　肝细胞严重损害时，补体合成减少。

（四）甲胎蛋白

甲胎蛋白（AFP）含量的检测是筛选和早期诊断 HCC 的常规方法。肝炎活动和肝细胞修复时 AFP 也有不同程度的升高，要注意动态观察。

（五）肝纤维化指标

HA（透明质酸酶）、P Ⅲ P（Ⅲ型前胶原氨基端肽）、CL-Ⅳ（Ⅳ型胶原）、LN（板层素或层粘连蛋白）PH（脯氨酰羟化酶）等，对肝纤维化的诊断有一定的参考价值，但缺乏特异性。

（六）病原学检查

1. 甲型病毒性肝炎

（1）抗 -HAV IgM：是 HAV 新近感染的证据，是早期诊断甲型肝炎最简便可靠的血清学标志。发病后数日即可检出，3～6 个月转阴。

（2）抗 -HAV IgG：出现稍晚，于 2～3 个月达高峰，持续多年或终身。属于保护性抗体，具有免疫力的标志。

2. 乙型病毒性肝炎

（1）HBsAg 和抗 -HBs：HBsAg 在 HBV 感染两周后即可阳性。HBsAg 阳性表示现症 HBV 感染，HBsAg 阴性不能排除 HBV 感染。抗 -HBs 是保护性抗体，阳性表示对 HBV 有免疫力，小部分病例始终不出现抗 -HBs。HBsAg 和抗 -HBs 同时阳性见于乙型肝炎恢复期；另一种情形是 S 基因发生变异，原型抗 -HBs 不能将其清除；或抗 -HBs 阳性者感染了免疫逃避株等。

（2）HBcAg 和抗 -HBc：血清中 HBcAg 主要存在于 HBV 完整颗粒的核心，游离的极少，常规方法不能检出。HBcAg 与 HBV DNA 呈正相关，HBcAg 阳性表示 HBV 处于复制状态，有传染性。抗 -HBc IgM 是 HBV 感染后较早出现的抗体，绝大多数出现在发病第 1 周，多数在 6 个月内消失，高滴度抗 -HBc IgM 阳性提示急性期或慢性肝炎急性发作。抗 -HBc IgG 在血清中可长期存在，高滴度的抗 -HBc IgG 表示现症感染，常与 HBsAg 并存；低滴度的抗 -HBc IgG 表示过去感染，常与抗 -HBs 并存。单一抗 -HBc IgG 阳性者可以是过去感染，因其可长期存在；亦可以是低水平感染，特别是高滴度者。

（3）HBeAg 和抗 -HBe：急性 HBV 感染时 HBeAg 的出现时间略晚于 HBsAg。HBeAg 与 HBV DNA 有良好的相关性，因此，HBeAg 阳性是病毒复制活跃和传染性较强的标志。HBeAg 消失而抗 -HBe 产生称为血清转换。抗 -HBe 阳转后，病毒复制多处于静止状态，传染性降低。长期抗 -HBe 阳性并不代表病毒复制停止或作为无传染性标志。有研究显示，抗 -HBe 阳性血清中 20%～50% 仍可检测到 HBV DNA，可能与前 C 区基因变异有关，导致不能形成 HBeAg。

（4）乙型肝炎病毒脱氧核糖核酸（HBV DNA）：是病毒复制和传染性的直接标志。

HBV DNA 定性方法检测对临床诊断有帮助，但易因实验污染出现假阳性。定量方法对于判断病毒复制程度，传染性大小，抗病毒药物疗效等有重要意义。HBV DNA 是 HBV 感染最直接、最特异和最灵敏的指标。HBV DNA 检测方面，还有前 C 区变异、基因分型及基因耐药变异位点等检测。前 C 区变异可能与重型肝炎发生有关，基因分型对预后判断及抗病毒药物疗效等有重要意义，而基因耐药位点检测对核苷类似物抗病毒治疗有重要意义。

(5) 组织中 HBV 标志物的检测：肝组织中 HBsAg、HBcAg 和 HBV DNA 的存在及分布，对血清中 HBV 标志物阴性患者的诊断有较大的意义。但由于需要肝组织活检，方法繁琐等，其应用受到一定限制。

3. 丙型病毒性肝炎

(1) 抗 -HCV IgM 和抗 -HCV IgG：抗 -HCV 为非保护性抗体，其阳性为 HCV 感染的标志。抗 -HCV IgM 见于丙型肝炎的急性期，提示 HCV 现症感染。抗 -HCV IgG 提示现症感染或既往感染。

(2) HCV RNA：在血液中含量很少，可用巢式（nested）PCR 以提高检出率。HCV RNA 阳性是病毒感染和复制的直接标志。HCV RNA 定量测定有助于了解病毒复制程度、抗病毒治疗的选择及疗效评估等。

(3) HCV 基因分型：HCV RNA 基因分型方法较多。HCV RNA 基因分型结果有助于判定治疗的难易程度及制订抗病毒治疗的个体化方案。

(4) 组织中 HCV 标志物的检测：基本同 HBV，可检测 HCV 抗原及 HCV RNA。

4. 丁型病毒性肝炎

(1) HDVAg、抗 -HDV IgM 和抗 -HDV IgG：HDVAg 阳性是诊断急性 HDV 感染的直接证据。抗 -HDV IgM 是现症感染的标志。抗 -HDV IgG 不是保护性抗体，高滴度的抗 -HDV IgG 提示感染持续存在，低滴度提示感染静止或终止。

(2) HDV RNA：检测阳性是诊断 HDV 感染最直接的依据。

5. 戊型病毒性肝炎

(1) 抗 -HEV IgM 和抗 -HEV IgG：抗 -HEV IgM 是近期感染的标志，多数在 3 个月内阴转。抗 -HEV IgG 急性期滴度较高，恢复期明显下降，若抗 -HEV IgG 滴度较高，或由阴性转为阳性，或由低滴度转为高滴度，或由高滴度降至低滴度甚至阴转，均可诊断为 HEV 感染。少数戊型肝炎患者始终不产生抗 -HDV IgM 和抗 -HDV IgG，两者均阴性时不能排除戊型肝炎。

(2) HEV RNA：在粪便和血液标本中检测到 HEV RNA 是诊断 HEV 感染的直接证据。

【治疗要点】

病毒性肝炎的治疗应根据不同病原、不同临床类型及组织学损害区别对待。各型肝炎的治疗原则均以充足休息、合理营养为主，辅以适当药物，避免饮酒、过度劳累和损害肝脏的药物。

（一）急性肝炎

急性肝炎一般为自限性，多可完全康复。以一般治疗及对症治疗为主，急性期进行隔离，强调早期休息，症状明显及有黄疸者应卧床休息，恢复期可逐步增加活动量，但避免过度劳累。饮食宜清淡易消化，少量多餐，应适当补充维生素，热量不足可由静脉补充葡萄糖。避免饮酒和使用对肝脏有害的药物。辅以药物对症治疗和恢复肝功能，但药物不宜太多，以免增加肝脏负担。

急性肝炎一般不采用抗病毒治疗，但急性丙型肝炎例外，因急性丙型肝炎易转为慢性，早期应用抗病毒药物可降低转慢率。可采用普通干扰素或长效干扰素，同时加用利巴韦林治疗。

（二）慢性肝炎

一般采用综合治疗，除了适当休息、合理饮食、保持心理平衡，还应根据患者的具体情况改善和恢复肝功能，调节机体免疫功能，抗病毒及抗纤维化治疗等，亦可采用中医中药辨证论治。

1. 一般治疗　适当休息，症状明显或病情较重应强调卧床休息，增加肝脏血流量，有助恢复。病情轻者适当活动以不觉疲乏为度。合理饮食，适当的高蛋白、高热量、高维生素的易消化食物有利于肝脏的修复，不必强调高营养，防止脂肪肝，避免饮酒。调节心理，使患者有正确的疾病观，对肝炎的治疗有耐心和信心。

2. 药物治疗

（1）改善和恢复肝功能：①维生素类、还原型谷胱甘肽、葡醛内酯（肝泰乐）等；②降酶药：五味子类（联苯酸酯等）、山豆根类（苦参碱等）、甘草提取物（甘草酸、甘草苷等）、垂盆草、齐墩果酸等有降转氨酶作用；③退黄药物：茵栀黄、门冬氨酸钾镁、前列腺素 E1、腺苷蛋氨酸、丹参、低分子右旋糖酐、山莨菪碱、苯巴比妥、皮质激素等。

（2）免疫调节：如胸腺肽或胸腺素、转移因子、特异性免疫核糖核酸等。某些中药提取物如猪苓多糖、香菇多糖、云芝多糖等亦有免疫调节作用。

（3）抗纤维化：主要有丹参、冬虫夏草、核仁提取物、γ 干扰素等。

（4）抗病毒治疗：目的是抑制病毒复制，减少传染性；改善肝功能；减轻肝组织病变；提高生活质量；减少或延缓肝硬化、肝衰竭和 HCC 的发生，延长存活时间。符合适应证者应尽可能抗病毒治疗。目前常用的抗病毒药物有干扰素和核苷类药物。

1）干扰素：干扰素用于慢性乙型肝炎和丙型肝炎的抗病毒治疗。干扰素治疗慢性乙型肝炎的适应证：HBV DNA≥10^5 拷贝 /ml（HBeAg 阴性者，HBV DNA≥10^4 拷贝 /ml）；ALT≥2× 正常上限（ULN），如用干扰素治疗，ALT 应≤10×ULN，血 TBil≤2×ULN；如 ALT＜2×ULN 正常值上限，但组织病理学 Knodell HAI≥4，或中度（G2～3）及以上炎症坏死和（或）中度（S2）以上纤维化病变。丙型肝炎只要血清 HCV RNA 阳性，无论 LAT 升高与否均应给予干扰素抗病毒治疗。

抗病毒治疗疗效判断：①完全应答：HBV DNA 或 HCV RNA 阴转，ALT 正常，HBeAg 血清转换；②部分应答：介于完全应答和无应答之间；③无应答：HBV DNA 或 HCV RNA、ALT、HBeAg 均无应答者。

禁忌证：有下列情况之一者不宜用干扰素治疗：血清胆红素＞正常值上限 2 倍；失代偿性肝硬化；有自身免疫性疾病；有重要器官病变及神经精神异常等。

推荐方案（成人）：普通干扰素推荐剂量每次 5MU，每周 3 次，皮下或肌内注射，疗程半年，根据病情可延长至 1 年。长效干扰素每周 1 次，疗程 1 年。干扰素治疗要加强用药的监测和随访。

2）核苷类药物：目前该类药物仅用于乙型肝炎的治疗，大致可分为 2 类，即核苷类似物和核苷酸类似物。前者主要有拉米夫定、恩替卡韦和替比夫定、克拉夫定、恩

曲他滨等，后者包括阿德福韦酯、特诺福韦等。目前已批准临床应用和正在进行临床试验的核苷（酸）类药物有拉米夫定、阿德福韦酯、恩替卡韦和替比夫定等。核苷（酸）类似物主要作用是抑制病毒复制。治疗疗程根据患者情况而定，对 HBeAg 阳性慢性乙型肝炎患者 HBeAg 血清转换后持续用药 1 年以上；HBeAg 阴性慢性乙型肝炎患者至少 2 年以上；肝硬化患者需长期使用抗病毒治疗。

应用核苷类似物治疗时也要加强监测和随访。主要监测指标为生化学指标、病毒学标志、血常规等，有条件者治疗前后可各行一次肝穿刺检查。如随访中有病情变化，应缩短检测间隔时间。

无论治疗前 HBeAg 阳性或者阴性患者，治疗 24 周时 HBV DNA 仍可检测到，或 HBV DNA 下降≤2 个 log 值以内者，应加用其无交叉耐药的药物治疗。对肝硬化或肝功能失代偿患者，不可轻易停药。

3）其他抗病毒药物：苦参素（氧化苦参碱）是从中药苦豆子中提取，已制成静脉和肌内注射制剂及口服制剂。临床研究表明，本药具有改善肝脏生化学指标及一定的抗 HBV 作用，但其抗 HBV 的确切疗效尚需进行严格的多中心随机对照和临床试验加以验证。

（三）重型肝炎

重型肝炎（肝衰竭）因病情发展快，病死率高（50%～70%），应积极抢救。其治疗原则是以支持、对症、抗病毒等内科综合治疗为基础，早期免疫控制，中、后期以预防并发症、免疫调节、促进肝细胞再生为主，并辅以人工肝支持系统疗法，争取适当时期行肝移植。

（四）淤胆型肝炎

早期治疗同急性黄疸肝炎，黄疸持续不退时，可适量加用激素治疗，2 周后逐步减量。

（五）肝炎肝硬化

治疗基本同慢性肝炎和重型肝炎的治疗。有脾功能亢进或门脉高压者可选用手术或介入治疗。

（六）慢性乙型和丙型肝炎病毒携带者

可照常工作，但应定期检查，随访观察，并动员其做肝穿刺活检以便进一步确诊和相应治疗。

【预防】

（一）管理传染源

肝炎患者和病毒携带者是本病的传染源，急性患者应隔离治疗至病毒消失。慢性患者和携带者可根据病毒复制指标评估传染性大小。符合抗病毒治疗情况者尽可能抗病毒治疗。现症感染者不能从事食品加工、饮食服务和托幼保育工作。对献血员进行严格筛选，不合格者不得献血。

（二）切断传播途径

1．甲型和戊型肝炎 搞好环境卫生和个人卫生，加强粪便、水源管理，做好食品卫生、食具消毒等工作，防止“病从口入”。

2．乙型、丙型、丁型肝炎 ①加强血源管理，保证血液、血制品及生物制品的安全生产与供应。②应大力推广安全注射（包括针刺的针具），对牙科器械、内镜等医疗

器具应严格消毒。各服务行业的理发、刮脸、修脚、穿刺和纹身等用具也应严格消毒。注意个人卫生，不共用剃须刀和牙具等。③医务人员应按照医院感染管理中标准预防（standard precautions）的原则，在接触患者的血液、体液及分泌物时，均应戴手套。④进行正确的性教育，若性伴侣为 HBsAg 阳性者，应接种乙型肝炎疫苗；对有多个性伴侣者应定期检查，加强管理，建议其在性交时用安全套。⑤对 HBsAg 阳性的孕妇，应避免羊膜腔穿刺，缩短分娩时间，保证胎盘的完整性，尽量减少新生儿暴露于母血的机会。

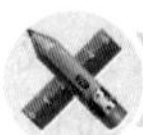

技能要点

意外暴露后乙型肝炎的预防

暴露者应立即采取以下措施：

1. 血清学检测　应立即检测 HBV DNA、HBsAg、抗 -HBs、HBeAg、抗 -HBe、ALT 和 AST，并在 3 和 6 个月内复查。

2. 主动和被动免疫　如已接种过乙型肝炎疫苗，且已知抗 -HBs≥10mIU/ml 者，可不进行特殊处理。如未接种过乙型肝炎疫苗，或虽接种过乙型肝炎疫苗，但抗 -HBs<10mIU/ml 或抗 -HBs 水平不详，应立即注射 HBIG 200～400IU，并同时于不同部位接种乙型肝炎疫苗 20μg，于 1 个月和 6 个月分别接种第 2 针和第 3 针乙肝疫苗 20μg。

（三）保护易感人群

1. 甲型肝炎　①主动免疫：HAV IgG 阴性者均可接种甲型肝炎减毒活疫苗或纯化灭活疫苗，前者免疫期可达 5 年以上，后者免疫期可达 20 年以上，国外均使用纯化灭活疫苗。接种程序为减毒活疫苗 1 针，灭活疫苗 2 针（0、6 个月），上臂三角肌处皮下注射，每次 1.0ml，以获得主动免疫；②被动免疫：对近期有甲型肝炎患者密切接触的易感者，可用人丙种球蛋白进行预防注射以获得被动免疫，时间越早越好，免疫期 2～3 个月。

2. 乙型肝炎

（1）主动免疫：接种乙型肝炎疫苗是我国预防和控制乙型肝炎流行的最关键措施。易感者均可接种，新生儿应进行普种。现普遍采用 0、1、6 个月的接种程序，每次注射 10～20μg（基因工程疫苗）。接种对象为与 HBV 感染者密切接触者、医务工作者、同性恋者、药瘾者等高危人群，从事托幼保育、食品加工、饮食服务等职业人群亦是主要接种对象。疫苗接种后抗 -HBs 阳转率可达 90% 以上，有抗体应答者的保护效果一般至少可持续 12 年。随时间的推移，部分人抗 -HBs 水平会逐渐下降，如果小于 10mIU/ml，可给予加强免疫。

知识链接

乙肝妈妈也可生育健康娃娃

母婴传播的方式有宫内胎盘传播、围生（产）期传播和产后传播。分娩时接触 HBsAg 阳性母亲的体液和血液的围生（产）期传播是母婴传播的主要方式，因此预防和阻断围生（产）期传

播是生下健康宝宝的关键。新生儿单用乙肝疫苗阻断母婴传播的保护率为87.8%，目前专家们建议的新生儿生后应用乙肝疫苗和乙肝免疫球蛋白联合免疫的双重阻断，可以使HBsAg阳性母亲放心地生育宝宝，其阻断母婴传播的保护率高达95%～97%。

联合免疫的具体方法：新生儿出生后24小时内尽早（最好在出生后12小时内）注射乙型肝炎免疫球蛋白（HBIG），剂量100～200IU，同时在不同部位接种乙肝疫苗10μg，在1个月和6个月时分别接种第2针和第3针，保护率可达95%以上。

（2）被动免疫：乙型肝炎免疫球蛋白（HBIG），从人血液中制备，目前国产HBIG为每支100IU。主要用于新生儿及暴露于HBV的易感者，应及早注射，保护期3个月，必要时可在此期限后重复注射。

3. 戊型肝炎　“重组戊型肝炎疫苗”于2012年研制成功。在Ⅲ期临床试验中，以肌内注射方式，接种35μg/0.5ml该疫苗，采用0、1、6个月接种方案，在注射完第3针疫苗后的13个月内，保护率达到100%。

目前对于丙型、丁型肝炎尚缺乏特异性免疫预防措施。

【护理诊断及合作性问题】

1. 活动无耐力　与肝细胞受损、能量代谢障碍有关。

2. 营养失调　低于机体需要量，与患者摄入不足和呕吐有关。

3. 知识缺乏　缺乏肝炎的传播途径、治疗、护理和预防等相关知识。

4. 紧张、恐惧、悲观和失望　与病程长、长期服药和社会歧视有关。

5. 有皮肤完整性受损的危险　与肝细胞受损影响胆盐排泄，胆盐沉积于皮肤致皮肤瘙痒有关。

6. 有感染的危险　与重型肝炎患者免疫功能低下有关。

7. 潜在并发症　肝性脑病、出血、感染、肝肾综合征等。

【护理措施】

（一）一般护理

1. 休息　全身症状明显时应强调卧床休息，特别是急性肝炎早期和重型肝炎应绝对卧床休息。因安静卧床可增加肝脏血流量，降低代谢率，有利于肝脏病变的恢复。随着症状的减轻可逐步增加活动量，以患者不感觉疲乏为度。肝功能正常1～3个月后可恢复日常活动及工作，但应避免过劳和重体力劳动。

2. 饮食　合理饮食也是治疗病毒性肝炎的一项重要措施。急性肝炎患者应给予清淡、易消化、可口的食物，如米粥、菜汤、清肉汤、豆浆、蒸鸡蛋、鲜果汁等。热量以能维持身体需要为度，多食新鲜蔬菜、水果。肝炎患者应禁饮酒，因乙醇能严重损害肝脏，使肝炎加重或使病程迁延。如患者消化道症状较重，恶心、呕吐症状严重时，可遵医嘱给予止吐药物，以缓解消化道症状，增加患者食欲。

慢性肝炎特别是有肝硬化倾向时，可给予高蛋白饮食，蛋白质每天（1.5～2.0）g/kg，以优质蛋白为主，但有肝性脑病先兆需限制蛋白质摄入。保证足够热量，碳水化合物300～400g/d；脂肪50～60g/d。有腹水者应该给予低盐饮食，腹水严重者限制摄入液量在1000ml/d左右。

重型肝炎患者应给予低脂、低盐、高糖、高维生素、易消化流质或半流质饮食，限

制蛋白质摄入量，每天蛋白质应少于 0.5g/kg。为改善患者食欲，应经常更换食物品种，注意食物色、香、味俱全，少量多餐。进食不足者应输入 10%～15% 葡萄糖，加适量胰岛素，总液量以 1500ml/d 为宜，不宜过多。

3．皮肤护理　保持皮肤清洁，减少胆盐对皮肤的刺激，嘱患者用温水轻擦皮肤，忌用碱性肥皂擦洗；保持床单清洁，床铺平整；经常更换内衣，内裤，减少刺激，增加舒适感；昏迷和腹水患者，应经常更换体位，对骨突受压部位及水肿部位进行按摩，局部垫软枕，防止压疮发生。

（二）病情观察

病毒性肝炎临床表现复杂多样，在护理肝炎患者时应密切观察病情变化，尤其重症肝炎，重点观察生命体征、神志、黄疸、出血、消化道等症状。注意肝浊音界变化，是否有肝浊音界进行性缩小。及早发现并发症早期征兆，如有无性格、行为的改变及定向力异常等肝性脑病先兆；注意有无出血倾向如鼻出血、牙龈出血、注射部位出血、消化道出血等；准确记录出入量，测量腹围，观察腹水患者的腹水消退情况，如果尿量减少时，要立即通知医生，谨防肝肾综合征的发生。

（三）并发症护理

1．肝肾综合征　肝肾综合征是肝功能严重受损的表现。对出现少尿或无尿的患者应严格记录出入量，根据“量出而入”原则控制入液量，以免导致稀释性低钠血症而诱发肝性脑病。控制蛋白质的摄入和禁止含钾饮食。禁用肾毒性的药物，如氨基糖苷类药物。注意利尿剂的利尿效果，对大量利尿、大量及多次放腹水、严重感染的患者应加强观察，以免诱发肝衰竭。

2．肝性脑病　密切观察患者的精神症状，如有无违拗、哭泣、喊叫、当众便溺等，如有以上表现，护士不要轻易训斥患者。定期检查患者的定向力、计算力，及时发现肝性脑病早期表现。昏迷患者按昏迷常规进行护理。

3．出血　观察有无牙龈出血、鼻出血、皮肤瘀斑、呕血、便血及注射部位出血等，并密切观察生命体征，注意出血程度。告知患者不要用手指挖鼻或用牙签剔牙，不用硬毛牙刷刷牙，刷牙后有出血者可用棉棒擦洗或用水漱口。注射后局部至少压迫 10～15 分钟，以避免出血。若发生出血时，根据不同出血部位给予相应护理。

4．继发感染　注意观察体温、血象及各个器官感染的表现，常见的感染部位是口腔、肺部、腹腔、肠道等，可出现相应的症状和体征。保持病室空气流通，减少探视，做好病室消毒，对地面、家具和空气每天消毒 2～3 次，防止交叉感染。做好口腔护理，定时翻身拍背，及时清除呼吸道分泌物，防止口腔及肺部感染。注意饮食卫生及餐具的清洁和消毒，防止肠道感染。继发感染时做好发热时的相应护理。患者的衣服、被褥保持清洁，防止皮肤感染，发生感染时及时遵医嘱应用抗菌药物。

（四）用药护理

急性肝炎的患者应遵医嘱应用药物，切忌滥用药物，禁用损害肝脏的药物。慢性肝炎抗病毒治疗者，应注意所用药物的给药方法、剂量，并密切观察各种药物的不良反应。向患者解释干扰素治疗的目的、注意事项和不良反应：①注射干扰素 2～4 小时可出现发热、头痛、全身乏力等“类流感综合征”，随着治疗次数增加，反应会逐渐减轻，注意多饮水，卧床休息；②干扰素有骨髓抑制作用，嘱患者定期复查血象；③干扰素使用过程中还可能出现恶心、呕吐、食欲缺乏、ALT 升高、脱发、甲状腺功能减退

等，一般不需停药；④使用干扰素时，注意观察患者的神经精神状态，尤其对有明显抑郁症的患者，应立即停药并密切监护；⑤大剂量皮下注射会出现局部疼痛红斑，一般2～3天可自行消失。用药时可适当增加溶剂量，并缓慢推注，可减轻局部不良反应；⑥孕妇禁用干扰素，用药期间及治疗结束后至少6个月应避孕。

患者使用核苷类抗病毒药物时，一定要遵医嘱停药，防止停药反跳，并注意观察骨髓抑制等不良反应。用药时及停药后均应加强随访观察，每3～6个月复查HBV DNA、HBeAg、ALT、AST等。

【健康指导】

1. 讲解病毒性肝炎的病因及疾病传播知识。

2. 介绍隔离的目的及隔离方法。指导患者在家中实行分餐制，注意对食具、用具、衣被、排泄物的消毒。

3. 向患者讲解充足的休息、营养、预防并发症是治疗本病的主要方法，应当服从医务人员的指导。

4. 向患者讲解有关抗病毒药物的用药方法及注意事项，告知患者一定要定期随访，最好3～6个月随访一次，检测肝功能、病毒标志物及B型超声等影像学检查。

5. HBsAg携带者，除不得献血外，可照常工作和学习，但应注意个人卫生，防止分泌物污染周围环境而传染他人。

6. 介绍各型病毒性肝炎的预后及慢性化因素，一般甲型、戊型肝炎不会发展为慢性肝炎，而其余各型肝炎部分患者可反复发作，发展为慢性肝炎、肝硬化，甚至肝癌。反复发作的主要诱因为过度劳累、暴饮暴食、酗酒、不合理用药、感染、不良情绪等，应帮助患者分析复发原因，并尽量避免。

第二节　流行性感冒患者的护理

案例分析

患儿，男，8岁，发热2天伴咳嗽、流涕、咽痛1天入院。2天前患儿因淋雨后出现寒战，体温高达39.8℃，伴剧烈头痛、全身乏力及肌肉酸痛。次日开始流少量清涕，咽干喉痒、轻微咽痛。病后精神萎靡、食欲缺乏、恶心，大便每天2～3次，稀便。患儿所在幼儿园有大量类似患儿。查体：T：39.5℃，P：126次/分，R：32次/分，呼吸急促，无发绀。咽部轻度充血，扁桃体无肿大。双肺呼吸音略粗，未闻及干、湿啰音。血常规：WBC 3.0×10^9/L，中性粒细胞30%，淋巴细胞60%。

请问：

1. 该患者的诊断是什么？

2. 该患儿高热时如何护理？

流行性感冒（influenza）简称流感，是由流感病毒引起的一种急性呼吸道传染病。临床表现以高热、头痛、乏力及全身中毒症状突出，而上呼吸道症状较轻为特征。本病潜伏期短、传染性极强、传播速度快。主要通过飞沫传播。病原体有甲、乙、丙三型流感病毒，特别是甲型流感病毒易发生变异，可引起反复流行或大流行。

【病原学】

流感病毒属于正黏病毒科，呈球形或丝状，直径 80～120nm，丝状流感病毒的长度可达 400nm。病毒有包膜、基质蛋白和核心组成，核心包含病毒单股负链 RNA，具有特异性。基质蛋白构成病毒的外壳骨架，起到保护病毒核心并维系病毒空间结构的作用。病毒包囊中主要有两种重要的糖蛋白，即血凝素（hemagglutinin，HA）和神经氨酸酶（neuraminidase，NA）。NA 的作用主要是协助释放病毒颗粒，促其黏附于呼吸道上皮细胞，此外还能促进病毒颗粒的播散。HA 在病毒进入宿主细胞的过程中起到重要的作用。

根据流感病毒感染的对象可分为人、猪、马及禽流感病毒。其中人流感病毒根据其核蛋白和基质蛋白 M_1 的抗原性分为甲、乙、丙三型（即 A、B、C 三型），三型间无交叉免疫。甲型根据 H 和 N 的抗原性不同分为若干亚型，H 分为 16 个亚型（H_1～H_{16}），N 有 9 个亚型（N_1～N_9）。人类流感主要与 H_1、H_2、H_3 和 N_1、N_2 亚型有关。流感病毒不耐热，100℃1 分钟、56℃ 30 分钟可灭活。对紫外线及常用消毒剂（如 1% 甲醛、过氧乙酸、含氯消毒剂等）均敏感。但对干燥及寒冷有相当耐受力，真空干燥或 −20℃以下仍可存活。

流感病毒的最大特点是易于发生抗原变异，由于不断发生抗原变异导致流感反复流行。其中甲型流感病毒变异最频繁、传染性强，常引起流感大流行。20 世纪发生的 4 次世界大流行，均由甲型流感病毒引起，乙型及丙型流感病毒的抗原性非常稳定。

【流行病学】

1. 传染源　流感患者及隐性感染者为主要传染源，发病后 1～7 天有传染性，病初 2～3 天传染性最强。

2. 传播途径　主要是通过呼吸道飞沫传播。接触污染的手或日常用具等也可间接传播。

3. 人群易感性　人群对流感普遍易感。病后虽然有一定的免疫力，但维持时间短且各型和亚型之间无交叉免疫力。病毒变异后，人群无免疫力，人群重新感染而反复发病。

4. 流行特征　流感病毒具有较强传染性，突然发生、迅速传播，极易引起流行和大流行，甲型流感一般每隔 10～15 年就会发生 1 次。因抗原变异而产生一个新的亚型，人类对其缺乏免疫力，故引发世界性大流行，一般多发生于冬春季。乙型流感可引起局部流行，而丙型流感多为散发。

【发病机制与病理改变】

1. 发病机制　流感病毒通常依靠 HA 与呼吸道表面纤毛柱状上皮细胞的特殊受体结合而进入细胞，在细胞内进行复制。在 NA 的协助下，新的病毒颗粒被不断释放并播散，继续感染其他细胞，被感染的宿主细胞则发生变性、坏死、溶解和脱落，产生炎症反应，从而出现发热、头痛、肌痛等全身症状。

2. 病理改变　流感病毒性肺炎的病理特征为肺充血，黏膜下层局部炎性反应，细胞间质水肿，周围巨噬细胞浸润，肺泡细胞出血、脱落，重者可见支气管黏膜坏死、肺水肿以及毛细血管血栓形成。

【临床表现】

潜伏期一般为 1～3 天，最短者仅数小时。

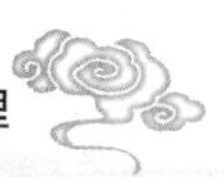

1. 单纯型流感（典型流感）　突起畏寒、发热，伴有全身酸痛、头痛、乏力及食欲下降等中毒症状。可伴或不伴上呼吸道卡他症状如流涕、鼻塞、咽痛和干咳等局部症状。体征较轻，查体可见结膜充血，肺部听诊可闻及干啰音。病程4～7天，但咳嗽和乏力可持续数周。

2. 轻型流感　轻型流感急性起病，轻或中度发热，全身和呼吸道症状轻，2～3天内即愈。

3. 肺炎型流感　肺炎型流感多见于老年人、婴幼儿、慢性病患者及免疫力低下者。病初类似典型流感，1天后病情迅速加重，表现为高热持续不退、咳嗽、咳痰、呼吸困难及发绀，可伴有心、肝、肾衰竭。病程可延长3～4周。体检双肺遍及干湿啰音，但无肺实变体征。白细胞计数下降，中性粒细胞减少。痰细菌培养阴性，抗生素治疗无效。多于5～10天内发生呼吸衰竭或循环衰竭，预后较差。

4. 特殊类型　患者除流感的症状、体征，还伴有其他肺外表现。特殊类型主要有以下几种：胃肠型，出现腹泻、腹痛、呕吐等消化道症状；脑膜炎型，表现为意识障碍、脑膜刺激征等神经系统症状；若病变累及心肌、心包，分别为心肌炎型和心包炎型。此外还有以横纹肌溶解为主要表现的肌炎型，仅见于儿童。

【并发症】

1. 呼吸系统并发症　包括急性鼻窦炎、急性化脓性扁桃体炎、细菌性肺炎和细菌性气管炎等。后两者多发生在原有慢性心肺疾病的患者，表现为持续、剧烈咳嗽、咯血性或脓性痰、呼吸困难、发绀、双肺干湿啰音。血常规检查白细胞总数及中性粒细胞升高，X线检查可发现多种肺部阴影。常见病原菌为肺炎链球菌、葡萄球菌和流感嗜血杆菌。

2. 肺外并发症　可发生瑞氏综合征（Reye’s syndrome）、中毒性休克、中毒性心肌炎等。

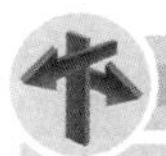

知识链接

瑞氏综合征（Reye’s syndrome）

瑞氏综合征又称脑病—肝脂肪变综合征，是由脏器脂肪浸润所引起的以脑水肿和肝功能障碍为特征的一组综合征。多见于儿童，病因不明，瑞氏综合征可能与服用阿司匹林有关。表现为急性呼吸道感染热退后数日出现剧烈头痛、呕吐、继之嗜睡、昏迷和惊厥等神经系统症状，伴有肝大，肝功能轻度损害。

【实验室及其他检查】

1. 血常规　白细胞总数下降，中性粒细胞减少显著，淋巴细胞相对增多，大单核细胞也可增加，此血象往往持续10～15天。若继发细菌感染时，白细胞及中性粒细胞增多。

2. 病毒分离　为确诊的主要依据。在发病3天内取患者的含漱液或鼻咽部、气管分泌物，接种于鸡胚或组织培养进行病毒分离。

3. 血清学检查　取急性期和两周后双份血清，进行血凝抑制试验或补体结合试验，血清抗体效价4倍或以上增长，则为阳性。

4. 免疫荧光法检测抗原　起病3天内鼻黏膜压片染色找包涵体，荧光抗体检测抗原可呈阳性。

【治疗要点】

1. 一般治疗及对症治疗　卧床休息，多饮水，给予营养丰富、易消化的食物。密切观察和监测并发症。高热者使用解热镇痛药，但儿童避免使用含阿司匹林成分的药物，以免诱发瑞氏综合征。必要时给予止咳、祛痰药。对继发细菌感染者，选用敏感抗生素控制感染。

2. 抗病毒治疗　金刚烷胺可阻断病毒吸附于宿主，抑制病毒复制，但只对甲型流感病毒有效，主要不良反应是头晕、失眠、共济失调等神经精神症状；奥司他韦能特异性抑制甲、乙型流感神经氨酸酶，从而抑制病毒的释放，应及早服用。推荐用量成人每次75mg，每天2次，连用5天。儿童15kg者推荐剂量为30mg，15～23kg者为45mg，24～40kg者为60mg，大于40kg者可用75mg，1岁以下儿童不推荐使用。

3. 中医药治疗　在辨证施治原则指导下治疗。轻症患者：①风热犯卫证，治以疏风清热法，选用银花、连翘、桑叶、菊花、炒杏仁、浙贝母、荆芥、牛蒡子、芦根、薄荷（后下）、生甘草等方药。②风寒束表证，治以辛温解表法，选用炙麻黄、炒杏仁、桂枝、葛根、炙甘草、羌活、苏叶等方药。③热毒袭肺证，治以清肺解毒法，选用炙麻黄、杏仁、生石膏（先煎）、知母、芦根、牛蒡子、浙贝母、金银花、青蒿、薄荷、瓜蒌、生甘草等方药。

重症患者，包括肺炎型、脑膜炎型、心肌炎型、心包炎型，临床辨证分为热毒壅肺证和正虚邪陷证，分别治以清热泻肺，解毒散瘀法和扶正固脱法。

【预防】

流感的传染性较强，且极易引起流行，应及早发现疫情，尽早采用恰当的预防措施，以防止疫情进一步扩散。

知识拓展

流感监测系统

世界卫生组织在全球有完善的流感监测系统，在80个国家建立了110个流感监测点收集流感的相关资料，其中在我国建立了7个。3个区域性监测中心观察所在区域的流感活动，根据监测病毒的变化，组织专家来预测下一个冬季流感流行的病毒株，为生产流感疫苗提供科学依据，制造商据此来生产包含相关病毒株的疫苗。

1. 管理传染源　早期发现疫情，及早对流感患者进行呼吸道隔离和早期治疗。隔离时间为1周或至主要症状消失。

2. 切断传播途径　病室注意通风换气，必要时对公共场所进行空气消毒；照料和护理患者时应戴口罩、洗手，防止交叉感染；患者的食具、用具及衣服等应煮沸消毒或日光曝晒，患者呼吸道分泌物等应消毒处理；流行期间避免集会或集体娱乐活动，老幼病残易感者少去公共场所。

3. 保护易感人群

(1) 主动免疫：应用与病毒流行株一致的灭活流感疫苗接种，可获得60%～90%

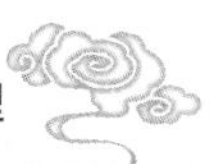

的保护效果。我国目前使用的全病毒灭活疫苗、裂解疫苗和亚单位疫苗均有很好的免疫原性，但应严格按照适应证使用。

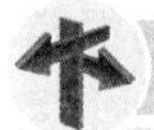

知识链接

流感疫苗的接种时间和适宜人群

由于流感多发生在每年冬、春季节，接种疫苗2周后才能产生保护作用，所以接种疫苗的最好时间为9～12月。因为流感病毒很易发生变异，所以应该每年接种一次流感疫苗。

流感疫苗的适宜人群包括：≥60岁老年人，抵抗力较弱的人群，医院的医护人员，幼儿园、小学、中学、大学的青少年，公交、商业、银行等公共服务人员，在人员相对集中且通风条件欠佳环境中工作的人员。

（2）药物预防：在流感传播中，可使用抗病毒药物对短期接触者进行预防。常用金刚烷胺100mg，每天2次，连服10～14天，仅对甲型流感有预防作用。但由于该药具有中枢神经系统的副作用，老年及有血管硬化者慎用，孕妇及癫痫史者应禁用。奥司他韦可用于甲型、乙型流感的预防，成人预防用药推荐剂量为75mg，每天1次，连用7天。

【护理诊断及合作性问题】

1. 体温过高　与病毒感染有关。

2. 疼痛　多数为头痛，与病毒感染有关。

3. 气体交换受损　与病毒性肺炎或并发细菌性肺炎有关。

【护理措施】

（一）一般护理

1. 环境与休息　协助患者采取舒适体位，高热者卧床休息。保持环境安静，室温在16～18℃，湿度60%左右，房间通风良好，并定时进行空气消毒。

2. 饮食　嘱患者多饮水，食易消化、营养丰富、富含维生素的清淡流质或半流质食物，忌食辛辣刺激性强的食物。

（二）病情观察

1. 监测体温　密切观察发热的程度及持续时间，发热可高达39～40℃，单纯型流感发热3～4天内退热，肺炎型流感可持续发热3～4周。

2. 及早发现并发症　观察患者上呼吸道症状及全身中毒症状。流感患者如原有慢性心肺疾病者，应密切观察发热的程度、持续时间，有无剧烈咳嗽、咳血性或脓性痰、呼吸困难、发绀、双肺干湿啰音等，警惕细菌性肺炎和细菌性气管炎的发生。监测生命体征，及早发现中毒性休克；注意患者有无面色苍白、心慌气短、乏力多汗等心肌炎的表现。儿童注意患儿有无精神、神经系统症状，谨防瑞氏综合征的发生。

（三）对症护理

1. 高热　嘱患者卧床休息，多饮开水，4小时测体温一次。体温39℃以上者采取头部冷敷、乙醇擦浴等物理降温措施，或遵医嘱酌情使用退热剂，如复方阿司匹林等（儿童禁用），退热时应注意防止患者出汗过多而虚脱。患者进食和饮水较少者，应遵医嘱给予静脉补液，以维持体液平衡。

2. 咳痰　及时清除呼吸道分泌物，定时帮助患者翻身、拍背、鼓励有效咳嗽，如痰液黏稠者，多饮水，或遵医嘱给予超声雾化吸入以稀释痰液。

【健康指导】

向患者介绍流感的诱因、传播途径、临床特征和隔离方法等。指导患者室内经常开窗通风，保持空气新鲜，或每天消毒。嘱患者秋冬季节根据气候变化加减衣被，尽量避免去人群密集的公共场所，避免感染流感病毒。告知患者加强户外体育锻炼，提高抵抗力，给予营养丰富、清淡、易消化饮食，多饮水。

附：人禽流感患者的护理

人禽流感（human avian influenza）是由甲型流感病毒某些感染禽类亚型中的一些毒株导致的人类急性呼吸道传染病。人禽流感的主要表现为高热、咳嗽和呼吸急促。到目前为止，已证实感染人的禽流感病毒亚型为 H_5N_1、H_9N_2、H_7N_7，其中 H_5N_1 对禽类具有高致病性，感染人类，可出现毒血症、感染性休克、多脏器功能衰竭以及瑞氏综合征等多种并发症而致人死亡。

【病原学】

感染禽类的甲型流感病毒称为禽流感病毒，禽流感病毒属正黏病毒科甲型流感病毒，其基因组为分节段单股负链RNA。依据其外膜血凝素（HA）和神经氨酸酶（NA）蛋白抗原性的不同，目前可分为16个H亚型（H_1～H_{16}）和9个N亚型（N_1～N_9）。禽甲型流感病毒除感染禽外，还可感染人、猪、马、水貂和海洋哺乳动物。其中 H_5 和 H_7 亚型（以 H_5N_1、H_7N_7 为代表）能引起严重的禽类疾病，称为高致病性禽流感。目前感染人类的禽流感病毒亚型主要为 H_5N_1、H_9N_2、H_7N_7，其中感染 H_5N_1 亚型的患者病情重，死亡率高。禽流感病毒对乙醚、氯仿等有机溶剂均敏感。常用消毒剂容易将其灭活，如氧化剂、漂白粉和碘剂等。禽流感病毒对热比较敏感，65℃加热30分钟或煮沸（100℃）2分钟以上可灭活，但对低温抵抗力较强，病毒在较低温度粪便中可存活1周，在4℃水中可存活1个月。对酸性环境有一定抵抗力，在pH 4.0的条件下也具有一定的存活能力。裸露的病毒在阳光直射下40～48小时即可灭活，如果用紫外线直接照射，可迅速破坏其活性。

知识拓展

人感染 H_7N_9 禽流感

人感染 H_7N_9 禽流感是由 H_7N_9 禽流感病毒引起的急性呼吸道感染性疾病，其中重症肺炎病例常可合并急性呼吸窘迫综合征、感染性休克，甚至多器官功能衰竭。

H_7N_9 禽流感病毒为新型重配病毒，编码HA的基因来源于 H_7N_3，编码NA的基因来源于 H_7N_9，其6个内部基因来自于 H_9N_2 禽流感病毒。

人感染 H_7N_9 禽流感传播途径：可经呼吸道传播或密切接触感染禽类的分泌物或排泄物而获得感染；或通过接触病毒污染的环境传播至人；不排除有限的非持续的人传人。

患者一般表现为流感样症状，如发热，咳嗽，少痰，可伴有头痛、肌肉酸痛和全身不适。重症患者病情发展迅速，表现为重症肺炎，体温大多持续在39℃以上，出现呼吸困难，可伴有咯血痰；可快速进展出现急性呼吸窘迫综合征、纵隔气肿、脓毒症、休克、意识障碍及急性肾损伤等。

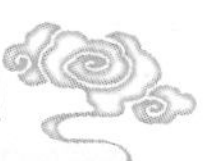

【流行病学】

1. 传染源　感染禽流感病毒或携带禽流感病毒的鸡、鸭、鹅是主要传染源。其他禽类、野禽或猪也可能成为传染源。患者是否成为人禽流感的传染源尚待进一步确定。

2. 传播途径　主要为呼吸道和消化道传播。通过密切接触感染的禽类及其分泌物、排泄物、被污染的水而感染。也可通过眼结膜和破损的皮肤引起感染。迄今尚无人与人之间传播的直接证据。

3. 人群易感性　人群普遍易感。12 岁以下的儿童发病率高，病情较重。与不明原因病死家禽或感染、疑似感染禽流感家禽密切接触人员为高危人员。

4. 流行特征　禽流感病毒感染一年四季均可发生，但以冬春季节多发。人的禽流感病毒感染与鸡的禽流感流行地区一致，通常呈散发。但由于 H_5N_1 亚型流感病毒对禽类具有高致病性，自 1959 年以来，已多次引起暴发流行。

【发病机制与病理改变】

人禽流感发病机制与普通流感的发病机制基本相同。病理改变为支气管黏膜严重坏死；肺泡内大量淋巴细胞浸润，可见散在出血灶和肺不张；肺透明膜形成。

【临床表现】

潜伏期一般在 7 天以内，一般 2～4 天。感染 H_9N_2，患者一般仅有轻微的上呼吸道感染症状。感染 H_7N_7 亚型的患者表现为结膜炎。感染 H_5N_1 亚型病情严重，起病急，早期与普通流感相似，主要表现为发热，可伴有流涕、咳嗽、咽痛、头痛、肌肉酸痛和全身不适。发热一般在 39℃以上，热程 1～7 天，一般 3～4 天。常在发病 1～5 天后出现呼吸急促及明显的肺炎表现。重症患者可出现高热不退，病情进展迅速，发病 1 周内出现呼吸窘迫，肺部实变体征，随即发展为呼吸衰竭，大多数病例即使接受辅助通气治疗，仍然死亡。还可出现肺炎、肺出血、全血细胞减少、肾衰竭、败血症、感染性休克及瑞氏综合征等多种并发症。

【实验室及其他检查】

1. 血常规　外周血白细胞总数一般正常或降低，重症患者多有白细胞总数及淋巴细胞减少。

2. 病毒抗原及基因检测　取患者呼吸道标本采用免疫荧光法（或酶联免疫法）检测甲型流感病毒核蛋白抗原（NP）及禽流感病毒 H 亚型抗原。还可用 RT-PCR 法检测相应核酸。

3. 病毒分离　从患者呼吸道标本中（如鼻咽分泌物、口腔含漱液、气管吸出物或呼吸道上皮细胞）分离出禽流感病毒，可确诊。

4. 血清学检查　发病初期和恢复期双份血清禽流感病毒抗体滴度 4 倍或以上升高，有助于回顾性诊断。

5. X 线　胸片可见肺内斑片状、弥漫性或多灶性浸润，但缺乏特异性。重病患者肺内病变进展迅速，呈大片毛玻璃状或肺实变影像，少数可伴有胸腔积液。

【治疗要点】

1. 一般治疗　卧床休息，给予易消化、营养丰富、富含维生素的食物，多饮水。

2. 对症治疗　可应用解热药、缓解鼻黏膜充血药、止咳祛痰药等。儿童忌用阿司匹林等水杨酸类药物降温，避免引起瑞氏综合征。

3. 抗病毒治疗　应在发病48小时内试用抗流感病毒药物。目前尚无特效抗病毒药物。利巴韦林，对各型流感均有一定疗效；金刚烷胺和甲基金刚烷胺对禽流感病毒有抑制作用，后者副作用较轻，更适合临床应用；奥司他韦能特异性抑制甲、乙型流感神经氨酸酶，从而抑制病毒的释放。另外，还可应用中草药，如金银花、连翘、黄芪等，可以提高机体的免疫力，并且能够杀灭病毒和细菌，效果较好。

4. 重症患者的治疗　①营养支持；②加强血氧监测和呼吸支持；③防治继发细菌感染；④防治其他并发症，如短期给予肾上腺皮质激素改善毒血症状及呼吸窘迫。

5. 中医药治疗　根据不同病情辨证论治，如毒邪犯肺应清热解毒，宣肺透邪；如毒犯肺胃应清热解毒，祛湿和胃；如毒邪壅肺应清热泻肺，活血化瘀；如内闭外脱则应扶正固脱。可辨证选择连花清瘟胶囊、双黄连口服液、鱼腥草注射剂、藿香正气丸（或胶囊）、生脉注射液等中药制剂。

【预防】

1. 监测及控制传染源　加强禽类疾病的监测，一旦发现禽流感疫情，立即封锁疫区（疫点周围半径3km范围划分为疫区），捕杀疫区内所有家禽，并对疫区5km范围内的易感禽类强制性疫苗紧急免疫接种。此外，应加强对密切接触禽类人员的检疫。人禽流感患者，按甲类传染病隔离，隔离至体温正常，临床症状消失持续7天以上。

2. 切断传播途径　发现禽流感疫情后，彻底消毒禽类养殖场、市售禽类摊档以及屠宰场，销毁或深埋死禽及禽类废弃物；彻底消毒患者排泄物、用于患者的医疗用品及诊室；医护人员做好个人防护。检测患者标本或禽流感病毒分离严格按照生物安全标准执行。保持病室内空气清新流通；做好手卫生，杜绝院内感染。

3. 保护易感人群　目前尚无H_5N_1疫苗。对密切接触者试用抗流感病毒药物或按中医药辨证施治。

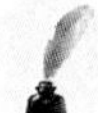

知识拓展

做好自我防护，预防人感染H_7N_9禽流感

目前有证据提示活禽市场暴露是人感染H_7N_9禽流感发病的危险因素，携带病毒的家禽及其排泄物、分泌物可能是人感染H_7N_9禽流感病毒的传染源。公众在日常生活中应尽量避免直接接触活禽类、鸟类或其粪便，若曾接触，须尽快用肥皂及水洗手；不要购买活禽自行宰杀，不购买无检疫证明的鲜、活、冻禽畜及其产品；生禽、畜肉和鸡蛋等一定要烧熟煮透，加工处理生禽畜肉和蛋类后要彻底洗手；应注意饮食卫生，食品加工过程中要做到生熟分开；培养健康的生活方式，加强体育锻炼；若有发热及呼吸道症状，应戴上口罩，尽快就诊，切记要告诉医生发病前的禽类接触史等，并在医生指导下正规治疗和用药。

【护理诊断及合作性问题】

同本节“流行性感冒患者的护理”的护理诊断及合作性问题。

【护理措施】

（一）一般护理

1. 环境与休息　保持环境安静，室温在16～18℃，湿度60%左右。房间应通风良好，并定时用0.1%过氧乙酸溶液或500mg/L含氯消毒剂溶液喷雾消毒。协助患者

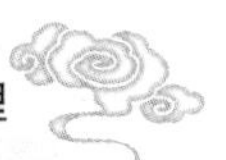

采取舒适体位，嘱卧床休息。

2. 饮食　给予易消化、营养丰富、富含维生素的食物，多饮水。

（二）病情观察

监测体温，密切观察发热的程度及持续时间，观察患者的上呼吸道症状及全身中毒症状的发展及转归情况。观察患者的意识、瞳孔、生命体征变化，密切注意患者的尿量及肾功能变化，记录24小时出入量。定期监测血象、肝功能及出凝血时间，注意患者有无皮肤黏膜瘀点、瘀斑或出血不止的现象，谨防弥散性血管内凝血（DIC）。及早发现急性呼吸窘迫综合征（ARDS）、肺出血、全血细胞减少、多脏器功能衰竭、败血症、休克及瑞氏综合征等并发症。

（三）对症护理

1. 高热　参见本章第二节流行性感冒患者的护理中的“高热”护理。

2. 呼吸困难　及时清除呼吸道分泌物，保持呼吸道通畅。帮助患者定时翻身，拍背，昏迷者吸痰，痰液黏稠者可给予超声雾化吸入。明显气急者应协助患者取半卧位，并给予吸氧。如并发急性呼吸窘迫综合征（ARDS）使用机械通气，做好机械通气的护理。

【健康指导】

指导患者室内经常开窗通风或空气消毒，保持空气新鲜。患者使用过的餐具及用物严格消毒。注意饮食卫生，不喝生水，不吃未熟的肉类及蛋类等食品。用正确的方法勤洗手，养成良好的个人卫生习惯。加强户外体育锻炼，提高机体的抗病能力。

第三节　麻疹患者的护理

案例分析

患儿，女，4岁。以“发热5天，出疹3天”为主诉入院。患儿5天前出现发热、咳嗽、畏光、流泪，体温39℃以上。3天前开始出现皮疹。最初见于耳后，逐渐延及全身。护理体检：T: 39.6℃，患儿精神差，全身皮肤可见散在淡红色斑丘疹，压之退色，大小不等，疹间皮肤正常。双侧睑结膜明显充血，咽部充血，双侧扁桃体轻度肿大，口腔黏膜见Koplik斑。左肺可闻及湿性啰音。心界不大，心率142次/分，律齐，各瓣膜听诊区未闻及病理性杂音。腹软，无压痛、无跳痛及肌紧张，肝脾未及。

请问：

1. 该患儿的诊断及依据是什么？

2. 如何护理该患儿？

麻疹（measles）是由麻疹病毒引起的一种急性呼吸道传染病，临床上以发热、咳嗽、流涕等卡他症状和眼结膜炎为主要表现。特征性表现为口腔麻疹黏膜斑（Koplik spots）及皮肤斑丘疹。本病好发于儿童，传染性极强，但愈后大多获得终生免疫。

【病原学】

麻疹病毒属副黏液病毒科、麻疹病毒属，仅有一个血清型，抗原性稳定。其在外界生活力不强，在空气飞沫中保持传染性不超过2小时。对日光和一般消毒剂很敏感，

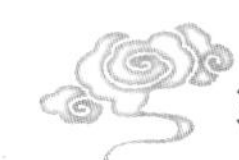

日光照射或在流通空气中20～30分钟即失去致病力。该病毒不耐热，55℃时15分钟即被破坏，但耐寒、耐干燥。

【流行病学】

1. 传染源　麻疹患者是唯一的传染源，自发病前2天（潜伏期末）至出疹后5天眼结膜、鼻、口咽和气管等分泌物中均含有病毒，具有传染性。如合并肺炎，传染期可延长至出疹后10天。恢复期患者分泌物中无病毒。

2. 传播途径　经呼吸道飞沫传播为主要途径。主要通过打喷嚏、咳嗽和说话等排出的病毒经口、咽、鼻或眼结膜侵入易感者。密切接触者亦可经过污染病毒的手传播。通过患者衣物、玩具、用品等间接传播者较少见。

3. 人群易感性　本病传染性极强，人群普遍易感。易感者接触后90%以上发病。6个月以内的婴儿很少患病。以6个月至5岁的小儿发病率最高，男女无差异。病后获得持久免疫力。

4. 流行特征　麻疹一年四季均可发病，以冬、春季多见。近年来随着麻疹减毒活疫苗的广泛接种，麻疹的流行在世界范围内已得到较好的控制，但在流动人口较多及未普种疫苗的地区易发生局部麻疹暴发流行。

【发病机制与病理改变】

1. 发病机制　当易感者接触麻疹患者鼻、口咽等处分泌物或吸入含有病毒的飞沫后，麻疹病毒在局部黏膜短期繁殖，同时有少量病毒侵入血液（初次病毒血症）。此后病毒在远处器官的单核—吞噬细胞系统中复制活跃，大约在感染后第5～7天，大量进入血液（第二次病毒血症），引起全身广泛性损伤，此期为临床前驱期，传染性最强。皮疹出现后，病毒复制即减少，第3～4天后，血清内IgM抗体几乎100%阳性，临床症状也开始明显改善。由于此时全身及局部免疫反应尚受抑制，部分患者可继发肺炎、心肌炎、喉炎等。

2. 病理改变　麻疹的病理特征是感染部位数个细胞融合而成多核细胞，可见于皮肤、眼结膜、呼吸道、胃肠道黏膜、全身淋巴组织、肝、脾等处。颊黏膜下层的微小分泌腺发炎，其病变内有浆液性渗出及内皮细胞增殖形成Koplik斑。真皮毛细血管内皮细胞增生、血浆渗出、红细胞增多等因素导致患者出现淡红色的麻疹斑丘疹，消退后，表皮细胞坏死、角化形成脱屑，而皮疹处的红细胞裂解使皮肤留有棕色色素沉着。

【临床表现】

潜伏期一般为6～21天，平均10天左右，曾接受过免疫者可延长至3～4周。潜伏期末可有低热、精神差等全身不适症状。

（一）典型麻疹

典型麻疹临床经过可分为3期：

1. 前驱期（出疹前期）　从发热至出疹，一般3～4天。出现类似上呼吸道感染的症状。

（1）发热：多为首发症状，中度以上发热，随着体温的升高可出现全身中毒症状，如全身不适、食欲减退、精神不振、呕吐、腹泻等。

（2）急性卡他症状：在发热的同时出现咳嗽、流涕、流泪、咽部充血等症状。

（3）眼部症状：患者表现为结膜炎、眼睑水肿、眼泪增多、畏光，下眼睑边缘可有一条明显充血横线（Stimson线），对诊断麻疹有帮助。

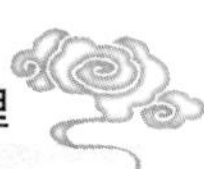

(4) 麻疹黏膜斑(Koplik spots):在起病2～3天,约90%以上患者在口腔出现麻疹黏膜斑,是麻疹前驱期的特征性体征,对麻疹的早期诊断具有特殊意义。麻疹黏膜斑大多位于两侧颊黏膜近第二臼齿处,直径为0.5～1.0mm灰白色小点,周围有红晕,初起仅数个,1～2天迅速增多并融合,一般在2～3天后很快消失。

2. 出疹期　从病程的第3～4天开始,持续1周左右。此时患者体温持续升高,同时呼吸道感染症状明显加重,特征性表现开始出疹。皮疹始于耳后、发际,渐及面、颈部,然后自上而下蔓延至胸、背、腹及四肢,最后到达手掌和足底,标志皮疹已出齐。皮疹初为淡红色斑丘疹,大小不等,直径2～5mm,高出皮肤,压之退色,疹间皮肤正常。出疹高峰时皮疹可融合成片,皮疹颜色由淡红色、鲜红色到暗红色,部分病例可有出血性皮疹,压之不退色。病情随出疹达高峰,全身毒血症状加重,体温可高达40℃,患者可有谵妄、嗜睡,甚至抽搐。咳嗽加重,咽红,结膜红肿、畏光。可有全身浅表淋巴结和肝脾轻度肿大。肺部有湿啰音,X线检查可见肺纹理增多。

3. 恢复期　皮疹达高峰后,持续1～2天后迅速好转。体温开始下降,全身症状明显减轻。皮疹按出疹先后顺序依次消退,消退时有糠麸样脱屑,留有浅褐色色素沉着,1～2周完全消失。

(二)非典型麻疹

1. 轻症麻疹　多见于机体有一定免疫力者,症状较轻,麻疹黏膜斑不明显,皮疹稀疏,无并发症,病程1周左右。

2. 重症麻疹　见于体弱或有严重感染者,病死率高。有以下3种类型:①中毒性麻疹:起病即高热,持续在40～41℃,早期出现大片紫蓝色融合性皮疹,伴气促、心率加快、发绀,常有谵妄、昏迷、抽搐。②休克性麻疹:出现循环衰竭或心力衰竭,有高热,面色苍白,肢端发绀、四肢厥冷、心音变弱、心率快、血压下降等。患儿皮疹色暗淡、稀少,出疹不透或皮疹刚出又突然隐退。③出血性麻疹:皮疹为出血性,压之不退色,同时可有内脏出血。

3. 异型麻疹　为接种灭活疫苗后引起。表现为高热、头痛、肌痛,无口腔黏膜斑。皮疹从四肢远端开始延及躯干、面部,呈多形性,常伴水肿及肺炎。国内不用麻疹灭活疫苗,故此类型少见。

【并发症】

(一)喉炎

麻疹病毒本身可导致整个呼吸道炎症。由于3岁以下小儿喉腔狭小、黏膜层血管丰富、结缔组织松弛,如继发细菌或病毒感染,可造成呼吸道阻塞。临床表现为声音嘶哑、犬吠样咳嗽、吸气性呼吸困难及三凹征,严重者可窒息死亡。

(二)肺炎

肺炎为麻疹最常见的并发症,占麻疹患儿死因的90%以上,多见于5岁以下小儿。由麻疹病毒引起的肺炎多不严重,主要为继发肺部感染,病原体有金黄色葡萄球菌、肺炎链球菌、流感杆菌、腺病毒等,也可为多种细菌混合感染。表现为高热持续、咳嗽、脓性痰、气急、发绀、肺部啰音等。

(三)心肌炎

多见于2岁以下重型麻疹或并发肺炎和营养不良者,表现为气促、烦躁、面色苍白、心率快、短期内肝大等急性心力衰竭症状。

（四）神经系统并发症

1. 脑炎　发病率为1‰～2‰，多在出疹后2～5天再次发热，外周血白细胞增多，出现意识障碍、惊厥等症状。病死率为10%～25%，存活者中20%～50%留有运动、智力或精神上的后遗症。

2. 亚急性硬化性全脑炎　为麻疹病毒所致远期并发症，属亚急性进行性脑炎，罕见，发病率为(1～4)/100万。患者多有典型麻疹病史，潜伏期2～17年，(平均约7年)。表现为大脑功能渐进性衰退，如智力减退、性格改变、肌阵挛、视听障碍，最终因昏迷、强直性瘫痪死亡。脑脊液检查麻疹抗体持续强阳性。

【实验室及其他检查】

1. 血常规　出疹期白细胞、中性粒细胞计数下降，淋巴细胞相对增多。若白细胞增多，尤其是中性粒细胞增加，常提示继发细菌感染。

2. 病原学检查　早期从鼻咽部、眼等分泌物中分离到麻疹病毒均可肯定诊断。

3. 血清抗体检测　皮疹出现1～2天内用酶联免疫检测法从血中检出特异性IgM抗体，对本病也有早期诊断价值。

【治疗要点】

对麻疹病毒目前尚无特异抗病毒药物，主要为对症治疗，加强护理，预防并发症。

（一）对症治疗

高热者（T＞40℃）酌情应用少量解热剂，需避免急骤退热致虚脱；烦躁不安或惊厥者可给予苯巴比妥等镇静剂；咳嗽严重用止咳祛痰药或行超声雾化吸入；体弱病重者可早期注射丙种球蛋白；必要时给予吸氧，保证水电解质及酸碱平衡等。

（二）中医药治疗

麻疹属于中医“温热病”范畴，根据不同病期辨证论治。高热期应祛邪外出，宜辛凉透发，可服银翘散；在出疹期宜清热解毒透疹，可服桑菊饮；恢复期养阴生津，调理脾胃，可服沙参麦冬汤。

（三）并发症治疗

1. 肺炎　治疗同一般肺炎，主要为抗菌治疗，根据痰培养药敏试验选用抗菌药物。

2. 喉炎　可用超声雾化吸入，重症可口服泼尼松或地塞米松静脉滴注，出现喉梗阻者，应及早行气管插管或切开。

3. 心肌炎　有心力衰竭时及早强心利尿，必要时用能量合剂(辅酶A、三磷腺苷、细胞色素C)及维生素C静脉滴注。

4. 脑炎　参考流行性乙型脑炎处理。

【预防】

麻疹的传染性极强，但处理得当，完全可以预防。

1. 管理传染源　麻疹患者应及早进行呼吸道隔离，一般隔离至出疹后5天，合并肺炎者延长至10天，接触麻疹的易感者应隔离观察3周。曾经被动免疫者，隔离观察延长至4周。

2. 切断传播途径　病室注意通风换气，紫外线消毒；减少不必要的探视，医护人员离开病室后应洗手、更换外衣，或在户外活动30分钟后方可接触其他患儿及易感者。患者用过的衣被、玩具等应曝晒2小时以上或消毒。流行期要做好宣传工作，易感儿尽量少去公共场所。

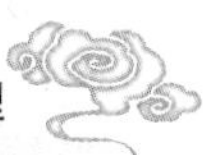

3. 保护易感人群

（1）主动免疫：麻疹减毒活疫苗的应用是预防麻疹最有效的办法。我国现行麻疹疫苗预防接种程序为8月龄初种，7岁时复种。每次皮下注射0.2ml，各年龄组剂量相同。由于注射疫苗后的潜伏期比自然感染潜伏期短，故易感者接触患者后，2天内接种活疫苗，仍可预防麻疹发生。对8周内接受过血制品或其他被动免疫制剂者，应推迟接种。有发热、传染病者应暂缓接种。对孕妇、过敏体质、免疫功能低下或活动性肺结核者，均禁忌接种。

（2）被动免疫：有密切接触史的体弱、患病、年幼的易感儿应采用被动免疫。肌内注射人血丙种球蛋白或胎盘球蛋白，接触后5天内注射者可防止发病，6天后注射者可减轻症状，免疫有效期为3～8周，之后仍应积极采取主动免疫。

【护理诊断及合作性问题】

1. 体温过高　与病毒血症、继发感染有关。

2. 皮肤完整性受损　与麻疹病毒感染所致皮疹有关。

3. 营养失调　低于机体需要量，与食欲下降，高热消耗增加有关。

4. 潜在并发症　喉炎、肺炎、心肌炎、脑炎。

【护理措施】

（一）一般护理

1. 环境与休息　保持室温18～22℃，湿度50%～60%，经常开窗通风，但要避免患儿直接吹风以防受凉。房内安静，减少不必要的人员探视。患儿需卧床休息至皮疹消退、体温恢复正常。

2. 饮食　给予患儿清淡易消化的饮食，如牛奶、豆浆、蒸蛋糕等，常更换食物品种并做到少量多餐，以增加食欲利于消化。多饮热水及热汤，促进血液循环，加速体内毒素的排出，利于解热、透疹。进入恢复期后，应给予高蛋白、高维生素的食物。

（二）病情观察

1. 监测体温　观察发热的程度、持续时间及热型。轻症仅为中度发热，重症体温可超过40℃，多数患儿体温呈逐渐升高，也有骤热者。

2. 观察皮疹　注意观察出疹时间、顺序，皮疹的颜色、形态，是否出齐及皮疹消退的情况。

3. 及早发现并发症　若咳嗽加重、气喘、呼吸困难、面色发绀应高度警惕并发肺炎；出现声音嘶哑、吸气性呼吸困难，甚至出现犬吠样咳嗽，应考虑喉炎的可能；心肌炎则表现为面色苍白、心慌气短、乏力多汗；脑炎表现为嗜睡或烦躁、头痛、剧烈呕吐甚至惊厥昏迷。

（三）对症护理

1. 高热　处理麻疹高热时需兼顾透疹，若患儿没有并发症，发热不超过39℃，不宜退热，尤其忌冷敷及乙醇擦浴，以免体温骤降引起末梢循环障碍影响出疹。超过40℃以上者，可采取小剂量退热剂，亦可温水擦浴。注意药物降温应使体温维持在38℃左右，不可降至过低，避免急骤退热而致虚脱。高热时患儿衣被应适宜，忌捂汗，出汗后需及时擦干，更换衣被。

2. 皮肤护理　保持床单位整洁、干燥。在保温的情况下，每天用温水擦浴（忌用肥皂）1次。腹泻患儿注意臀部清洁。脱屑可引起皮肤瘙痒，要勤剪患儿指甲，以防其抓伤皮肤引起继发感染。如遇出疹不畅，可用鲜芫荽煎服或外用。

3. 五官的护理　可用生理盐水或2%硼酸溶液含漱2～3次/天，口唇干裂者局部涂润唇膏；保持室内光线柔和，避免强光刺激眼睛，发现眼结膜炎时，每天用生理盐水或硼酸溶液冲洗2～3次，冲洗后滴入眼药水；防止呕吐物或眼泪等流入耳道，引起中耳炎；麻疹患者鼻腔分泌物较多，易形成鼻痂堵塞鼻腔，影响呼吸，发现有鼻痂应用温水轻轻擦拭，避免强行抠出损伤黏膜。

【健康指导】

做好麻疹的预防宣传，让家长了解给孩子接种麻疹疫苗的重要性。向患者及其家属介绍麻疹的传染途径、临床表现、并发症等。轻型和典型麻疹可在家中隔离、治疗和护理，告知患者及家属隔离的方法，合理的饮食，适当的休息，高热降温措施及出疹的皮肤护理等。如出现皮疹透发不好或持续高热、咳嗽加重、鼻翼煽动、发绀等情况应高度重视，及时到医院就诊。

附：风疹患者的护理

风疹（rubella）是由风疹病毒引起的一种急性呼吸道传染病，临床上以发热、全身皮疹、耳后及枕部淋巴结肿大为特征。由于其皮疹来去迅速如风，因此得名。本病全身症状轻，病程短。孕妇在孕早期感染风疹后，病毒可通过胎盘传染胎儿而致各种先天缺陷，称为先天性风疹综合征。

【病原学】

风疹病毒属披膜病毒科，直径50～70nm，核心为单股正链RNA，病毒外有包膜，由脂蛋白等组成。仅有一个血清型，抗原性稳定。其对外界环境抵抗力较弱，能被紫外线及乙醚等多种消毒剂杀灭。不耐热，室温中可很快灭活，但能耐寒和干燥。

【流行病学】

1. 传染源　患者为本病唯一传染源，从出疹前5天到出疹后2天，其鼻咽部分泌物、血、尿及粪便中均含大量病毒，具有传染性。

2. 传播途径　主要通过空气、飞沫经呼吸道传播。

3. 人群易感性　人群普遍易感，感染后获得持久免疫力。多感染1～5岁儿童，成人也可发病，6个月以下婴儿因从母体获得被动免疫而很少感染。

4. 流行特征　风疹一年四季均可发病，以冬春季节多见。本病曾在世界上引起多次大流行，自广泛使用风疹疫苗后，流行已很少见，但在未能用风疹疫苗的多数发展中国家，风疹仍在广泛流行。

【发病机制】

风疹病毒主要侵犯上呼吸道黏膜，引起上呼吸道炎症。继之侵入耳后、枕部、颈部等浅表淋巴结，发展为病毒血症，表现为发热、皮疹、浅表淋巴结肿大。若孕妇在妊娠早期3个月内感染风疹病毒，可经胎盘发生宫内感染，病毒在胎儿体内不断繁殖，通过抑制细胞有丝分裂、细胞溶解、胎盘绒毛炎等引起胎儿各种先天畸形。

【临床表现】

（一）获得性风疹

潜伏期14～21天，平均18天。

1. 前驱期　1～2天，有低热及咽痛、轻咳和流涕等呼吸道症状，耳后、后颈部及

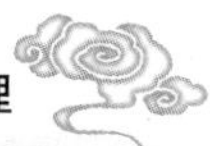

枕部可出现淋巴结肿大，伴轻度触痛。

2. 出疹期　耳后、枕部及颈后淋巴结肿大更为显著，触痛加重，脾轻度肿大。皮疹于发热1～2天后出现，首见于面部，渐及全身，背部、躯干较多，四肢较少，手掌、足底无疹。皮疹形态呈充血性斑丘疹，直径2～3mm，也可呈大片皮肤发红或针尖状猩红热样皮疹。皮疹2～3天后消退，不留色素沉着。发热即出疹，热退疹也退，这是风疹的特点。患者全身症状消失，淋巴结及脾逐渐缩小。

（二）先天性风疹综合征

为胎儿经胎盘感染，发生在妊娠前4个月内。可发生宫内死亡、流产，但较多见的是多种先天畸形或多种脏器损害表现。先天畸形以白内障、视网膜病变、心脏及大血管畸形、小头畸形、智力障碍为多见。亦可出现新生儿肝炎、贫血、紫癜、脑膜炎及脑炎等。

【并发症】

本病症状轻，病程短，偶可并发中耳炎、肺炎、心肌炎、脑炎、关节炎和内脏出血等。

1. 脑炎　主要见于小儿。一般发生于出疹后1～7天，有头痛、呕吐、复视、颈部强直等，多数患儿可自愈，少数可留后遗症。

2. 心肌炎　患者主诉胸闷、心悸、头晕等，心电图及心肌酶谱均有改变，多于1～2周内恢复。

3. 关节炎　主要见于成年人，特别是妇女。出疹期间指关节、腕关节、膝关节等红、肿、痛，类似风湿性关节炎，多数能在2～30天内自行消失。

【实验室及其他检查】

1. 血常规　白细胞减少，淋巴细胞增多。

2. 病毒分离　获得性风疹患者取鼻咽部分泌物，先天性风疹患者取尿、脑脊液、血液等从细胞培养中可分离出风疹病毒，再用免疫荧光法鉴定。

3. 血清抗体测定　采用血凝抑制试验或补体结合试验检测患者血清中抗风疹病毒抗体IgM，如滴度显著升高或前后两次检测效价升高4倍以上，有助于临床诊断。

【治疗要点】

本病目前尚无特效疗法，主要给予对症和支持治疗，早期可给予干扰素、利巴韦林治疗。风疹虽对孕妇无多大影响，但可对胎儿造成严重损害，一旦感染，可考虑终止妊娠。

【预防】

1. 管理传染源　患者应隔离至出疹后5天。但本病症状轻微，隐性感染者多，易被忽略，不易做到全部隔离。一般接触者可不进行检疫，但妊娠早期的妇女在风疹流行期间应尽量避免接触风疹患者。

2. 切断传播途径　病室注意通风换气，紫外线消毒，减少不必要的探视。

3. 保护易感人群

（1）主动免疫：一般用于11个月以上的人群，注射疫苗后，95%接种者免疫有效期可达21年以上。对育龄妇女可给予风疹减毒活疫苗，以预防先天性风疹综合征。风疹减毒活疫苗能通过胎盘感染胎儿，故孕妇不宜接种。

（2）被动免疫：妊娠前3个月的孕妇与风疹患者若有接触史，可于接触5天内注射丙种免疫球蛋白。

【护理诊断及合作性问题】

1. 皮肤完整性受损　与风疹病毒感染所致皮疹有关。

2. 疼痛　与风疹病毒感染所致淋巴结肿大有关。

3. 潜在并发症　中耳炎、肺炎、心肌炎、脑炎。

【护理措施】

参见本节麻疹患者的“护理措施”。

【健康指导】

向患者及其家属介绍风疹的传播途径、临床表现、护理措施。由于本病症状较轻，多数患者可在家中隔离、治疗、护理。

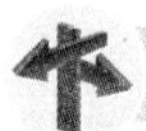

知识链接

风疹患儿家庭护理要点

1. 环境与休息　环境安静，并注意保持空气清新，温度、湿度适宜。患儿在发热期间需要多卧床休息。做好呼吸道隔离，尽量避免带患儿到人多的公共场所。

2. 饮食　多喝水，饮食宜清淡，以流质或半流质食物为主，少量多餐，且需挑选一些易于消化和吸收的食物。

3. 皮肤护理　出皮疹后如果患儿感到皮肤瘙痒时，家长需注意不要让孩子抓伤皮肤，必要时可涂用1%的氧化锌油膏。

4. 用药　风疹是由病毒感染引起的疾病，不必服用抗生素，可酌情服用具有清热解毒作用的中成药，咳嗽时可用止咳药。

5. 病情观察　注意观察患儿的生命体征，皮疹出现和消退情况，如患儿高热持续不退，精神萎靡，面色苍白，应及早去医院，请医生诊治，以防止病毒性心肌炎等并发症的发生。

第四节　水痘和带状疱疹患者的护理

案例分析

患儿，女，8岁，持续发热2天，伴皮疹1天。身体评估：体温38.3℃，脉搏102次/分，急性病容，皮肤可见红色斑疹，还可见多个椭圆形疱疹，直径3～5mm不等，壁薄，内有透明疹液，周围有红晕。有的疱疹已经结痂。皮疹以躯干最多，头面部次之，呈向心性分布。实验室检查：白细胞5.1×10^9/L，中性粒细胞30%，淋巴细胞70%。

请问：

1. 该患儿可能的诊断是什么？

2. 如何进行皮肤护理？

水痘（varicella，chickenpox）和带状疱疹（herpes zoster）是由水痘—带状疱疹病毒（varicella-zoster virus，VZV）所引起的临床表现不同的两种急性传染性疾病。水痘为原发感染，临床上以全身同时出现的斑疹、丘疹、水疱与结痂为临床特征，多见于儿

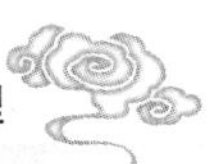

童。水痘痊愈后，病毒继续潜伏在感觉神经节内，经再次激活即可引起带状疱疹，临床表现为沿身体一侧周围神经分布的成簇出现的疱疹，多见于成年人。

【病原学】

水痘—带状疱疹病毒属疱疹病毒科，呈球形，直径为150～200nm。核心为线形双链DNA，衣壳是由162个壳粒排成的对称20面体，外层为脂蛋白膜含有DNA聚合酶（DNA polymerase）和胸腺嘧啶激酶（thymidine kinase）。DNA聚合酶为合成DNA所必需，是疱疹病毒共有，胸腺嘧啶激酶仅存在于单纯疱疹病毒和水痘—带状疱疹病毒。受感染的细胞形成多核巨细胞，核内有嗜酸性包涵体。本病毒仅有一个血清型，人是唯一的宿主。本病毒在体外生活能力较弱，不耐热，不耐酸，不能在痂皮中存活，易被消毒剂灭活。

【流行病学】

1. 传染源　水痘及带状疱疹患者为唯一传染源。病毒存在于病变皮肤黏膜组织、疱液及血液中，可由鼻咽分泌物排出体外。自水痘出疹前1～2天至皮疹干燥结痂时，均有传染性。易感儿童接触带状疱疹患者，也可发生水痘，但少见。

2. 传播途径　主要通过飞沫和直接接触传播，亦可通过接触被污染的用具传播。孕妇患水痘可感染胎儿。

3. 人群易感性　普遍易感，但学龄前儿童发病最多，6个月以下婴儿和大于20岁者较少见。病后可获持久免疫，一般不再发生水痘，但体内高效价抗体不能清除潜伏的病毒，故以后可发生带状疱疹。

4. 流行特征　呈全球性分布。水痘全年均可发生，以冬春季多见。带状疱疹发病无明显季节性。水痘传染性很强，易感者接触患者后约90%发病，故幼儿园、小学等幼儿集体机构易引起流行。

【发病机制与病理改变】

1. 发病机制　病毒经上呼吸道侵入人体后，先在呼吸道黏膜细胞中增殖，2～3天后进入血流，形成病毒血症。在单核—吞噬细胞系统内再次增殖后入血，引起第2次病毒血症，并向全身扩散，引起各器官病变，主要损害部位在皮肤。皮疹分批出现与病毒间歇性入血有关，其出现的时间与间歇性病毒血症的发生相一致。皮疹出现1～4天后，特异性抗体产生，病毒血症消失，症状随之缓解。免疫功能正常的水痘患者，可有部分内脏器官的轻微受累，如血清ALT升高等。免疫功能缺陷者则可出现播散性水痘，病变波及呼吸道、食管、胃、肺、肝、脾、胰、肾上腺和肠道等。小儿初次感染水痘—带状疱疹病毒，临床表现为水痘，愈后可获免疫力。但部分病毒经感觉神经纤维传入，潜伏于脊髓背侧神经根和三叉神经节的细胞内，形成慢性潜在性感染。当成人尤其是老人在受凉、疲劳、创伤、患恶性肿瘤、应用免疫抑制剂或病后虚弱引起机体免疫力下降时，病毒被激活，导致神经节炎，并沿神经下行至相应的皮肤节段，造成簇状疱疹及神经痛，称为带状疱疹。

2. 病理改变　水痘病变主要在表皮棘细胞。细胞变性、水肿，组织液渗出形成单房性透明水疱，内含大量病毒。水疱周围及基底部有充血、单核细胞和多核巨细胞浸润，多核巨细胞核内有嗜酸性包涵体。水疱液开始时透明，随着疱疹内上皮细胞脱落和炎症细胞浸润，疱内液体变混浊并减少。如有继发感染，可变为脓疱。最后下层的上皮细胞再生，结痂脱落后，一般不遗留瘢痕。带状疱疹的皮肤病变与水痘相似。

受累神经节炎症，局部可见炎细胞浸润，神经细胞核内有嗜酸性包涵体。

【临床表现】

（一）水痘

潜伏期10～24天，多为2周。

1. 前驱期　婴幼儿常无症状或症状轻微，皮疹、低热、全身不适等表现同时出现。年长儿或成人可有发热、头痛、全身不适、食欲减退及上呼吸道症状，持续1～2天后出疹。

2. 皮疹期　皮疹先见于躯干、头部，后延及全身。皮疹发展迅速，开始为红色斑疹，数小时内变为丘疹，再形成疱疹。疱疹为单房性，常呈椭圆形，3～5mm，周围有红晕，疱疹壁薄易破。疱液初为透明，数小时后混浊。疱疹处有瘙痒，然后干结成痂，如无感染，1～2周后痂皮脱落，一般不留瘢痕。继发感染时，疱液可呈脓性，结痂时间延长并可留有瘢痕。皮疹呈向心性分布，躯干最多，其次为头面部，四肢相对较少。皮疹分批出现，同一部位可见斑疹、丘疹、疱疹和结痂同时存在，这是水痘皮疹的重要特征，俗称“四世同堂”，但最后一批皮疹可在斑丘疹期停止发展而隐退。口腔、外阴、眼结膜等处黏膜亦可发生浅表疱疹，易破溃形成浅表性溃疡，伴疼痛。

水痘为自限性疾病，一般10天左右自愈。儿童患者全身症状及皮疹均较轻；成人和婴儿病情较重，皮疹多而密集，病程可长达数周，易并发水痘肺炎；免疫缺陷者及婴儿患者症状较重，易形成播散性水痘和并发水痘肺炎，其表现为皮疹融合，迅速扩大形成大疱，或呈出血性水痘；继发细菌感染可导致坏疽型水痘，患者有高热、严重毒血症状，甚至发生败血症死亡；妊娠期感染水痘，可引起胎儿畸形、早产或死胎；产前数日内孕妇患水痘，可发生新生儿水痘，病情较危重。

（二）带状疱疹

带状疱疹潜伏期长短不一且难以确定。发疹前数日可有轻度发热、乏力、头痛等全身不适，继而出现沿神经节段分布的局部皮肤灼热、瘙痒、疼痛、感觉异常。1～3天后出现沿神经分布成簇状的红色斑丘疹，疱疹从米粒大至绿豆大不等，分批出现，很快发展为水疱，数个水疱集成簇状，数簇连接成片，沿神经支配的皮肤呈带状排列，故名“带状疱疹”，并伴有显著的神经痛为本病的突出特征。水疱成批发生，簇间皮肤正常。疱疹1周内干枯，10～12天结痂，2～3周脱痂，疼痛消失，不留瘢痕。

本病发生部位以肋间神经较多，其次是面部和腰部。病损多累及躯干一侧，罕有多神经和双侧神经同时受损。附近淋巴结肿大疼痛。水痘—带状疱疹病毒可侵犯三叉神经眼支，引起结膜炎、角膜炎、虹膜睫状体炎，角膜溃疡可导致失明。本病轻者可不出现皮肤损害，仅有节段性神经痛，需靠实验室检测诊断。重型常见于免疫功能缺陷者或恶性肿瘤患者，可发生播散性带状疱疹，除皮肤损害外，常伴有高热和毒血症，甚至发生带状疱疹肺炎和脑膜脑炎，病死率高。50岁以上的带状疱疹患者易发生疱疹后神经痛，可持续数月。

【并发症】

1. 肺炎　儿童多为继发性肺炎，为继发细菌感染所致。成人为原发性肺炎。轻者无临床表现。重者出现咳嗽、咯血、胸痛、呼吸困难、发绀等，但肺部体征少，X线显示肺部弥散性结节浸润，以肺门和肺底为重。严重者可于24～48小时死于急性呼吸衰竭。

2. 脑炎　发生率小于1%，儿童多于成人，多发生于出疹后1周左右。患者可表

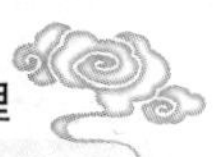

现为意识障碍、惊厥或抽搐、脑膜刺激征及颅内压升高，严重者可因呼吸衰竭而死亡。

3．肝炎　多表现为ALT升高，少数可出现肝脂肪变性，伴发脑部脂肪变性即瑞氏综合征。

4．皮疹继发细菌感染　如丹毒、蜂窝织炎、败血症等。

【实验室及其他检查】

1．血常规　白细胞总数正常或稍增高。

2．疱疹刮片　刮取新鲜疱疹基底组织涂片，用瑞氏染色可发现多核巨细胞，用苏木素—伊红染色可查见细胞核内包涵体。

3．病毒分离　在起病3天内取疱疹液接种于人胚成纤维细胞，其病毒分离阳性率高。

4．血清抗体检测　可用补体结合试验、酶联免疫吸附法等方法测定血清特异性抗体。补体结合抗体于出疹后1～4天出现，2～6周达高峰，6～12个月后逐渐下降。血清抗体检查有可能发生与单纯疱疹病毒抗体的交叉反应。

【治疗要点】

1．一般治疗与对症治疗　发热期注意水分和营养的补充，卧床休息。保持皮肤清洁，避免搔抓。皮肤瘙痒者可用炉甘石洗剂涂擦或口服抗组胺药，疱疹破裂后可涂甲紫或抗生素软膏。

2．抗病毒治疗　阿昔洛韦是治疗水痘—带状疱疹病毒感染的首选药物。如皮疹出现24小时内进行治疗，则能控制皮疹发展，促进病情恢复。此外，阿糖腺苷、泛昔洛韦和干扰素也可试用。

3．中医药治疗

（1）风热夹湿型：发热，头痛，鼻塞流涕，疹色红润，疱浆清亮，二便正常，舌苔薄白，脉象浮数。治法：疏风清热渗湿。方药：银翘散加减。

（2）内热炽盛型：壮热烦躁，口干唇红，颜面赤红，小便黄少，痘大而密，色紫黯，疱浆微混浊，口腔黏膜水疱或溃破成小溃疡，舌苔黄厚干，脉洪数。治法：清热解毒渗湿。方药：银翘散加板蓝根、蒲公英、黄连、紫花地丁等。

【预防】

1．管理传染源　一般水痘患者隔离至疱疹全部结痂或出疹后7天。

2．切断传播途径　流行期间儿童尽量不去公共场所。病室定时通风换气或用紫外线消毒空气，对患者的分泌物和污染物均应消毒处理。

3．保护易感人群　对免疫缺陷者、正在使用免疫抑制剂及体弱者等人群，用水痘—带状疱疹免疫球蛋白5ml肌注，接触后12小时内使用有预防功效。预防水痘，采用水痘减毒活疫苗预防注射，预防率为68%～100%。目前尚无直接预防带状疱疹的方法。

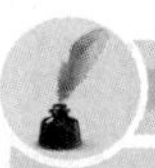

知识拓展

暴露水痘病毒后，接种水痘疫苗仍有效

未接种水痘疫苗的儿童，在暴露水痘病毒后72小时内接种水痘疫苗，会对70%～100%的接种者产生保护效果。在水痘局部暴发或流行时，对高危人群应紧急接种水痘疫苗可以有效防止水痘发生，在接触水痘患者后3天内接种能阻止临床水痘，稍晚接种可以减轻症状。

【护理诊断及合作性问题】

1. 皮肤完整性受损　与水痘病毒或继发细菌感染有关。

2. 有传播感染的危险　与呼吸道及疱液排出病毒有关。

【护理措施】

（一）一般护理

1. 环境与休息　保持室内空气新鲜，采用紫外线消毒。发热时应嘱患者卧床休息。

2. 饮食　给予清淡易消化饮食，如牛奶、粥类、豆浆，多饮水，多食富含维生素的食物。

（二）病情观察

观察体温、皮疹发展情况和有无继发感染；记录24小时出入量；应注意观察患者有无咳嗽、咯血、呼吸困难等肺炎表现；观察意识改变，有无头痛、颅内压升高等症状，及早发现脑炎。

（三）对症护理

1. 皮疹　避免进食辛辣刺激性食物。穿宽大、柔软的衣服，被子、垫褥应平整、勤换洗。注意口腔及皮肤清洁，皮疹较重者，不宜洗澡或擦浴。保持手的清洁，为儿童修剪指甲，婴幼儿可用布包裹双手或戴布手套，避免抓破皮疹引起细菌感染。皮肤剧痒者可涂5%碳酸氢钠或炉甘石洗剂，瘙痒不安者可口服抗组胺药物或镇静剂，亦可分散其注意力。若皮疹发生破溃，小面积可以涂甲紫或抗生素软膏，大面积用消毒纱布包扎，防止继发感染，如有感染应定时换药。

2. 发热　高热时应卧床休息。给予高热量、高蛋白、高维生素、易消化的流质或半流质饮食。密切观察体温的变化，高温时可采用物理降温如温水擦浴、冰袋、冰水灌肠等，但有皮疹的患者禁用乙醇擦浴，以免对皮肤产生刺激。使用药物降温时，以免大量出汗引起虚脱。协助患者饭后、睡前漱口，避免口腔感染。

（四）用药护理

发热者忌用阿司匹林，避免诱发Reye综合征。同时禁止使用肾上腺皮质激素类药物（包括激素类软膏），因为可使病毒在体内增殖和扩散，使病情恶化。其他疾病应用激素治疗的患者，感染水痘后，应争取在短期内递减，逐渐停药。免疫力低下者、正在使用免疫抑制剂者、孕妇一旦接触了水痘患者，应立即肌注较大剂量的丙种球蛋白0.4～0.6ml/kg或带状疱疹免疫球蛋白0.1ml/kg，以减轻病情。

【健康指导】

在水痘流行期间，尽量少带孩子去公共场所，避免与水痘患儿接触，一旦接触可早期应用丙种球蛋白0.4～0.6ml/kg或带状疱疹免疫球蛋白5ml，可降低水痘的发病率。给家长讲解水痘的临床过程、治疗护理要点。保证患者充分的休息，丰富营养和多饮水。指导其做好皮肤护理，避免搔抓，预防皮肤感染。

技能要点

水痘患儿的预防宣教

1. 隔离　儿童患水痘后首先在家隔离，隔离至全部皮损干燥结痂为止。

2. 一般护理　注意多卧床休息，多喝开水，吃些易消化的清淡食物。室内保持空气新鲜，避免直接吹冷风。患儿的居室、被褥、衣服和用具，可用紫外线、曝晒和煮沸等措施进行消毒。

3. 皮疹护理　患儿皮肤要保持清洁。勤洗手，剪短指甲，不要乱抓疱疹。破溃的水疱可外擦甲紫，痒时可外用炉甘石洗剂止痒。疱疹结痂时让其自然脱落。

4. 发热护理　水痘发热39℃以上用退烧药或物理降温。

第五节　流行性腮腺炎患者的护理

案例分析

患儿，男，4岁，因"发热、双耳垂下肿痛2天"来诊。患儿2天前开始发热，伴头痛、乏力、恶心、食欲缺乏，然后出现双耳垂下肿痛，说话、咀嚼时疼痛加重。查体：体温38.4℃，神志清。双侧腮腺4cm×4cm肿大，以耳垂为中心，逐渐向周围扩大，边沿不清。局部皮肤不红，有压痛。腮腺管开口处红肿，咽部充血。心、肺未发现异常。实验室检查：血、尿淀粉酶均升高。

请问：

1. 该患儿的医疗诊断是什么？

2. 如何护理和隔离该患儿？

流行性腮腺炎（mumps）是由腮腺炎病毒（paramyxovirus parotitis）所引起的急性呼吸道传染病。临床特征为腮腺非化脓性炎症、腮腺区肿痛。腮腺炎病毒除侵犯腮腺外，亦可侵犯其他腺体组织及神经系统，引起脑膜炎、脑膜脑炎、睾丸炎和胰腺炎等。本病主要发生于儿童和青少年，为自限性疾病，大多预后良好。

【病原学】

腮腺炎病毒属于副黏病毒科，呈球形，直径100～200nm，是单股RNA病毒，只有一个血清型。自然界中人是唯一的病毒宿主。腮腺炎病毒抵抗力弱，紫外线、甲醛和56℃均可灭活。腮腺炎病毒有两种抗原，即S抗原和V抗原。S抗原为可溶性抗原，包括核壳蛋白（NP）、多聚酶蛋白（P）和L蛋白；V抗原为病毒外层表面的神经氨酸酶和血凝素糖蛋白。S抗原刺激机体产生的S抗体于发病后第7天出现，此抗体无保护作用；V抗原刺激机体产生保护性抗体即V抗体，出现较晚，起病2～3周时才能测得，1～2周后达高峰，存在时间长，是检测免疫反应较好的指标。感染腮腺炎病毒后无论发病与否都能产生免疫反应，再次感染发病者少见。

【流行病学】

1. 传染源　早期患者和隐性感染者。患者腮腺肿大前7天至腮腺肿大后9天均可自患者唾液中分离出病毒，因此在这两周内有高度传染性。有脑膜炎表现者能从脑脊液中分离出病毒，无腮腺肿大的其他器官感染者亦能从唾液和尿液中排出病毒。

2. 传播途径　本病毒主要通过飞沫传播，密切接触亦可传播。

3. 人群易感性　普遍易感。90%病例发生于1～15岁，尤其5～9岁的儿童，病后可获较持久免疫力。80%的成人曾患过显性或隐性感染而获得一定免疫力，发病率较低。

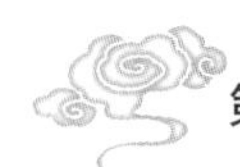

4. 流行特征　呈全球性疾病，全年均可发病，但以冬、春季为主。一般散发，在儿童集体机构可暴发流行。

【发病机制与病理改变】

1. 发病机制　该病毒从呼吸道侵入人体后，在局部黏膜上皮细胞和淋巴结中复制，然后进入血液，形成第1次病毒血症。随血流播散至腮腺和中枢神经系统引起腮腺炎和脑膜炎。病毒在受累部位进一步大量繁殖后再次入血，形成第2次病毒血症，并侵犯其他尚未受累的器官，如舌下腺、颌下腺、睾丸、胰腺等，临床上出现相应的临床表现。因此腮腺炎实质上是一种多器官受累的疾病。

2. 病理改变　腮腺炎的病理特征是腮腺非化脓性炎症。腮腺肿胀、充血，可见渗出物，出血性病灶和白细胞浸润。腮腺导管壁细胞肿胀、坏死，管腔中充满坏死细胞及渗出物，从而造成腺导管阻塞、扩张，淀粉酶潴留。淀粉酶经淋巴管进入血流，使血及尿中淀粉酶增高。睾丸、卵巢、胰腺和脑亦可产生非化脓性炎症改变。

【临床表现】

潜伏期14～25天，平均18天。

多数以耳下部肿胀为首发症状。部分患者有发热、畏寒、头痛、食欲缺乏等前驱症状。1～2天后出现颧骨或耳部疼痛，然后腮腺逐渐肿大，体温可达40℃以上。通常一侧腮腺先肿大，1～4天后累及对侧，双侧腮腺肿大者约占75%。一般以耳垂为中心，向前、后、下发展，下颌骨边缘不清。同时伴周围组织水肿使局部皮肤发亮，表面灼热，但多不发红。肿痛明显，言语、咀嚼（尤其进酸性饮食）时促进唾液分泌增加使疼痛加剧。触之坚韧有弹性，有轻触痛。腮腺管开口处（位于上颌第二臼齿旁颊黏膜上）早期可有红肿，挤压腮腺无脓性分泌物溢出。腮腺肿胀大多于2～3天到达高峰，持续4～5天逐渐消退而恢复正常，全程10～14天。颌下腺和舌下腺也可同时受累，或单独出现。颌下腺肿大，表现为颈前下颌肿胀并可触及肿大呈椭圆形的腺体。舌下腺肿大时，可见舌下及颈前肿胀，并出现吞咽困难。

【并发症】

流行性腮腺炎实际上是一种全身性感染，可累及中枢神经系统或其他腺体、器官出现相应的症状和体征。甚至某些并发症不仅常见而且可不伴腮腺肿大而误诊，只能以血清学检测确诊。

1. 神经系统　脑膜炎或脑膜脑炎发病率5%～25%，为儿童腮腺炎中最常见的并发症，男孩多于女孩。一般发生在腮腺炎发病后4～5天，也可发生在腮腺炎发病前1～2周或发病后2～3周，也可同时发生。临床表现为急性高热，伴剧烈头痛、呕吐、嗜睡或意识障碍、脑膜刺激征阳性等。脑脊液检查均呈病毒性脑炎或脑膜炎的改变。一般预后良好，亦可遗留耳聋、视力障碍等后遗症。重症患者可导致死亡。

2. 生殖系统　腮腺炎病毒好侵犯成熟的生殖腺体，故多见于青春期后的患者。睾丸炎常见于腮腺肿大后开始消退时患者又出现发热、睾丸肿痛、伴剧烈触痛。可并发附睾炎、鞘膜积液和阴囊水肿。病变常为单侧，约1/3的病例为双侧受累。急性症状持续3～5天，10天左右消退。部分患者睾丸炎后发生不同程度的睾丸萎缩，这是腮腺炎病毒引起的睾丸细胞破坏所致，但很少引起不育症。卵巢炎发生于5%的成年女性，可出现下腹疼痛、月经不调等，一般症状轻微，不影响受孕。

3. 胰腺炎　发生率约5%，儿童少见。常发生于腮腺肿胀后1周左右，以恶心、

呕吐、中上腹疼痛和压痛为主要症状，有时可扪及肿大的胰腺。由于单纯腮腺炎可引起血、尿淀粉酶增高，因此需做脂肪酶检查，若升高则有助于胰腺炎的诊断。一般在1周左右恢复。

【实验室及其他检查】

1. 血常规　白细胞计数正常或稍低，后期淋巴细胞相对增多。尿常规一般正常，有肾损害时尿中可出现蛋白和管型。

2. 血清和尿淀粉酶测定　90%患者的血清淀粉酶有轻度和中度增高，有助诊断。淀粉酶增高程度往往与腮腺肿胀程度成正比，无腮腺肿大的脑膜炎患者，尿中淀粉酶也可升高。怀疑并发胰腺炎时，血清脂肪酶测定有助于明确诊断。

3. 血清学检查　酶联免疫吸附试验（ELISA）或间接免疫荧光法检测血清中NP的IgM抗体，可做近期感染的诊断，有报告认为患者唾液检查阳性率亦很高。

4. 病毒分离　早期患者的唾液、尿、血、脑脊液等，接种于鸡胚、猴肾等组织中分离到病毒。

【治疗要点】

本病无特效治疗，除对症治疗外，应加强并发症的防治。

1. 抗病毒治疗　发病早期可应用利巴韦林，成人1g/d，儿童15mg/(kg·d)静脉滴注，疗程5～7天。成人腮腺炎合并睾丸炎者可使用干扰素治疗。

2. 对症治疗　患者应隔离、卧室休息至腮腺肿大消退。给予流质或半流质饮食，避免摄入酸性、辛辣食物。保持口腔清洁卫生，餐后用生理盐水漱口。高热者给予物理降温或药物降温。

3. 并发症治疗　睾丸炎可用丁字带托起阴囊，局部冷敷减轻渗出和疼痛，为预防睾丸炎的发生，早期可应用己烯雌酚1mg，每天3次，口服。脑膜脑炎可加强支持疗法，脱水降颅压，短期使用肾上腺皮质激素。

4. 中医药治疗　中药对本病有较好的疗效，治疗原则是清热解毒、行气活血、消肿散结为主。若无表证而有热象的用清热解毒的普济消毒饮为主；若有毒症，以解毒透邪的荆防败毒散为主，随症加减。局部治疗：根据国内已有报道，应用病例较多及疗效较好的方法有许多，常用的有：

（1）青黛3～5g，紫金锭一片（研末）加醋调成稀糊状涂患处，干后再涂，约一日6～8次，涂至疼痛减轻，约4～5日。

（2）鲜天花粉、车前草各50g洗净捣烂加少许食盐敷患处，每日1～2次、共2～5日。

（3）鲜仙人掌除去表面绒毛芒刺洗净捣烂敷之，每日2次，共4～6日。

（4）六神丸5～10粒以食醋或白酒调敷，每日2次，共2～4日。

【预防】

1. 管理传染源　实施呼吸道隔离，患者应隔离至腮腺肿胀完全消退。集体机构儿童、学校、部队等接触后医学观察21天，对可疑患者应立即暂时隔离。

2. 切断传播途径　在流行期间，对易感者较多的机构如幼儿园、学校应注意通风及做好空气消毒，对被污染的用具进行煮沸消毒或曝晒处理。

3. 保护易感人群

（1）主动免疫：可用减毒活疫苗预防接种，预防效果可达95%以上。由于患者在

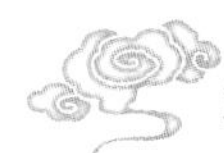

临床表现出现前数日已感染病毒，因此对易感染者进行预防接种是预防本病的重点。但因接种疫苗有致畸的可能，对孕妇和有免疫功能异常者不宜应用。

（2）被动免疫：有密切接触史的易感者，在接触后5天内应注射特异性高效价免疫球蛋白，可预防本病的发生，应用普通免疫球蛋白无效。

【护理诊断及合作性问题】

1. 疼痛　与腮腺肿胀有关。

2. 体温过高　与病毒感染有关。

3. 有传染的危险　与病原体排出有关。

4. 潜在并发症　脑膜脑炎、睾丸炎。

【护理措施】

（一）一般护理

1. 环境与休息　保持病室安静，空气新鲜，定时消毒。发热伴有并发症者应卧床休息，热退及轻症患者可室内活动，避免劳累。

2. 饮食　患者常因张嘴和咀嚼食物而使疼痛加剧，适宜吃富有营养易消化的流食、半流食或软食，如稀粥、软饭、软面条、水果泥或水果汁等；不要吃酸、辛辣、甜味过浓及不易咀嚼碎的食物，因为这些食品易刺激腮腺使腮腺分泌增加，刺激已红肿的腮腺管口，使疼痛加剧。注意多喝水，有利于退热及体内毒素排出。

（二）病情观察

观察生命体征，尤其体温的监测。腮腺肿痛的程度、腮腺管开口有无红肿和分泌物。及早发现并发症，脑膜脑炎多于腮腺肿大后1周左右发生，患儿出现持续高热、剧烈头痛、呕吐、颈强直、嗜睡、烦躁或惊厥，应警惕。注意观察睾丸有无肿大、触痛。及时了解血常规和血、尿淀粉酶等化验检查结果。

（三）对症护理

1. 疼痛　腮腺肿痛较剧者，可在腮腺局部间歇冷敷，使血管收缩，以减轻炎症充血程度及疼痛。对于腮腺肿胀较重的患者，可适当应用镇痛剂。睾丸胀痛可用棉花垫和丁字带托起局部间歇进行冷敷。

2. 高热　鼓励患儿多饮水。可采用头部冷敷、乙醇擦浴等物理降温或服用适量退热剂。遵医嘱给予利巴韦林或板蓝根抗病毒药物。保持皮肤清洁、干燥。指导和协助患者用生理盐水或复方硼酸溶液漱口，以清除食物残渣。

（四）用药护理

遵医嘱给予抗病毒药物，观察药物疗效及不良反应。应用利巴韦林的部分患者可能出现腹泻、头痛，长期用药可致白细胞减少及可逆性贫血，孕妇禁用。解热镇痛药如阿司匹林等短期服用，不良反应少，主要为上腹部不适，恶心、呕吐及厌食，偶见皮疹、荨麻疹等变态反应及肝功能损害等。

【健康指导】

积极宣传预防接种的重要性，尤其要做好儿童的预防接种工作。在流行期间不要带儿童到人口密集的公共场所，居室要做到常开窗通风，保持室内空气清新。儿童较集中机构加强空气消毒。教给家长降温、减轻腮腺疼痛的措施，学会观察并发症，及时发现并发症并就诊。

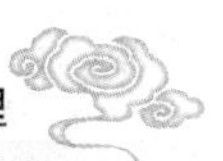

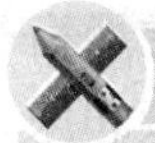

技能要点

流行性腮腺炎患儿家庭护理

1. 隔离　在家要隔离至腮肿完全消退为止。患儿用过的食具、毛巾等可煮沸消毒。

2. 休息　卧床休息以减少体力消耗，有助于康复。

3. 饮食　给患儿吃富有营养易消化的流食、半流食或软食，不要给患儿吃酸、辣、甜味过浓及干硬食物，多喝水。

4. 发热及腮腺肿大护理　39℃以上的患儿可用头部冷敷、温水擦浴等方法降温。在腮腺肿大早期，用冷毛巾局部冷敷，减轻疼痛。

5. 口腔护理　饭后及睡前用淡盐水漱口。

第六节　肾综合征出血热患者的护理

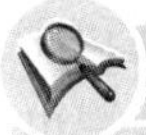

案例分析

患者，男，26岁。发热、全身酸痛3天，加重2天，于2016年6月5日就诊。患者自认为受凉感冒，服用“感冒”药物无效，发热更为严重，体温达39℃以上，并出现面红，头痛、眼眶痛和腰痛明显，尿量减少。查体：急性痛苦面容，面部、颈部、上胸部潮红。左腋下有点状出血，咽部、结膜充血。双肺可闻及散在湿啰音，肾区叩击痛（+），神经系统检查（-）。实验室检查：血红蛋白123.4g/L，白细胞15×10^9/L，中性粒细胞70%，淋巴细胞30%，可见异型淋巴细胞，PLT 60×10^9/L；尿蛋白（+++），红细胞满视野；血BUN 20mmol/L，Cr 620μmol/L。

请问：

1. 该患者的医疗诊断是什么？

2. 如何预防该病的传播？

肾综合征出血热（hemorrhagic fever with renal syndrome，HFRS）是由汉坦病毒（Hantavirus，HV）引起的以鼠类为主要传染源的一种自然疫源性疾病，又称流行性出血热（epidemic hemorrhagic fever，EHF）。其主要病理变化是全身小血管广泛损害。临床上以发热、休克、出血倾向及肾脏损害为主要特征。

【病原学】

汉坦病毒属于布尼亚病毒科，为负性单链RNA病毒，平均直径为78～210nm，平均120nm，形态多呈圆形或卵圆形，有双层包膜，外膜上有纤突。其基因RNA可分为大（L）、中（M）、小（S）三个片段，分别编码聚合酶、膜蛋白、核蛋白。根据抗原结构不同，汉坦病毒至少可分为20个以上血清型。我国流行的主要是两型：Ⅰ型汉坦病毒和Ⅱ型汉城病毒，其中Ⅰ型病毒感染引起的临床症状较Ⅱ型重。汉坦病毒对乙醚、氯仿、去氧胆酸盐敏感，易被紫外线、碘酒、乙醇等杀灭。不耐热、不耐酸，高于37℃或pH 5.0以下易灭活。

【流行病学】

1. 传染源　我国已查出53种动物携带汉坦病毒，主要宿主为啮齿类动物，其他

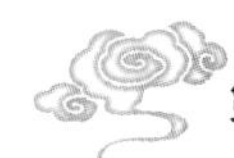

动物如猫、兔、狗、猪等，证明该病毒有多宿主性。我国以黑线姬鼠、褐家鼠为主要宿主动物和传染源，林区以大林姬鼠为主。由于肾综合征出血热患者早期的血液和尿液中携带病毒，虽然有接触后发病的个别病例报告，但人不是主要传染源。

2. 传播途径　目前认为其传播是多途径的，可有以下几种：

（1）呼吸道传播：吸入鼠类含有病毒的排泄物黏附尘埃后形成的气溶胶而感染。

（2）消化道传播：进食被鼠类排泄物所污染的食物而感染。

（3）接触传播：被带病毒动物咬伤或皮肤伤口接触感染性的鼠排泄物而导致感染。

（4）母婴传播：孕妇感染本病后，病毒可经胎盘感染胎儿。

（5）虫媒传播：有学者从寄生于鼠类的革螨和恙螨体内分离到病毒，推测它们有可能作为传播媒介，但有待进一步证实。

3. 人群易感性　人群普遍易感，以显性感染为主，感染后可获持久免疫力。Ⅰ型病毒感染后产生的特异性 IgG 抗体可维持 1～30 年，Ⅱ型病毒感染后产生的特异性 IgG 抗体多在 2 年内消失。

4. 流行特征

（1）地区性：汉坦病毒属感染主要分布于亚洲，我国疫情最重。其次为欧洲和非洲，美洲病例较少。我国大陆的 31 个省、自治区、直辖市均有病例发生，中国台湾也有汉坦病毒感染病例报告。新疫区不断出现，并时有暴发流行，老疫区的类型也有所变化。

（2）季节性：黑线姬鼠传播者以 11 月至次年 1 月份为高峰，5～7 月为小高峰。家鼠传播者 3～5 月为高峰，林区姬鼠传播者流行高峰在夏季。

（3）人群分布：以男性青壮年农民和工人发病较多，其他人群亦可发病。不同人群发病的多少与接触传染源的机会多少有关。

（4）周期性：本病的流行有一定周期性特点，以姬鼠为主要传染源的疫区，一般相隔数年有一次较大流行，以家鼠为传染源的疫区周期性尚不明确。

【发病机制与病理改变】

1. 发病机制　本病的发病机制至今尚未完全阐明。汉坦病毒进入人体随血液后到达全身，与血小板、内皮细胞和单核细胞表面的 β_3 整合素介导进入内皮细胞内，以及骨髓、肝、脾、肺、肾及淋巴结等组织，进一步增殖后再释放进入血流引起病毒血症。一方面通过病毒直接破坏感染细胞。病毒主要作用于血管内皮细胞，引起血管壁通透性及脆性增加，血浆外渗，出现组织水肿、出血。另一方面病毒感染诱发人体的免疫应答和各种细胞因子的释放，导致机体组织损伤。其中各型变态反应、细胞免疫反应及各种细胞因子和炎症介质，如白细胞介素 1（IL-1）和肿瘤坏死因子（TNF），γ- 干扰素等，均可在发病中起作用，但免疫复合物引起的损伤（Ⅲ型变态反应）认为是引起本病血管和肾脏损害的主要原因。

2. 病理改变　全身小血管和肾脏病变最明显，其次为心、肝、脑等脏器。基本病变是小血管内皮细胞肿胀、变性和坏死。血管壁呈不规则收缩和扩张，纤维素样坏死和崩解，管腔内可有微血栓形成；肾脏皮质苍白，肾髓质极度充血、出血和水肿。镜检肾小球充血，基底膜增厚，肾小管变性、坏死，受压变窄甚至闭塞。肾间质充血、水肿；心脏病变主要是右心房内膜下广泛出血，心肌纤维不同程度变性、坏死；脑垂体前叶显著充血、出血、凝固性坏死；后腹膜和纵隔有胶冻样水肿；肝、脾、脑实质亦有

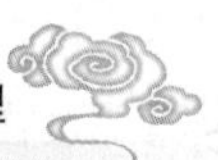

充血、出血和细胞坏死。

【临床表现】

潜伏期4～46天，一般为1～2周。典型病例起病急骤，病程中有发热期、低血压休克期、少尿期、多尿期和恢复期。非典型和轻型病例可有“越期”现象，重型患者可出现发热期、休克期和少尿期之间重叠现象。

1. 发热期　主要表现为发热、全身中毒症状、毛细血管损伤和肾损害。

（1）发热：起病急骤，体温在1～2天内可达39～40℃，以稽留热和弛张热多见。一般持续3～7天。体温越高，持续时间越长，病情越重。轻型病例热退后症状缓解，重症病例热退后病情反而加重。

（2）全身中毒症状：头痛、腰痛及眼眶痛（三痛）及全身酸痛。头痛是脑血管扩张充血所引起；腰痛与肾周围组织充血、水肿以及腹膜后水肿有关；眼眶痛为眼球周围组织水肿所致，重者可伴有视力模糊和眼压升高。胃肠道症状常有食欲减退、恶心、呕吐、腹泻及腹痛。腹痛剧烈时腹部有压痛、反跳痛，易误诊为急腹症，此类患者多为肠系膜局部充血和水肿所致。重者可有嗜睡、烦躁、谵妄或抽搐等神经精神症状，此类患者多数发展为重型。

（3）毛细血管损害：主要表现为充血、出血和渗出水肿征。①充血：皮肤充血潮红主要见于颜面、颈部及胸部，重者呈“酒醉貌”。黏膜充血见于眼结膜、软腭与咽部。②出血：皮肤出血多见于腋下、胸背部，常呈搔抓样、条索点状瘀点。黏膜出血常见于软腭，呈针尖样出血点，眼结膜呈片状出血。少数患者内脏出血如呕血、咯血、黑便、血尿。重者可发生鼻出血、咯血或腔道出血，表示病情较重，多由DIC所致。③渗出与水肿：球结膜水肿，轻者在眼球转动时见球结膜有涟漪波，重者球结膜呈水泡样，甚至突出眼裂。部分患者出现眼睑和脸部水肿，亦可出现腹水。一般渗出越重，病情越重。

（4）肾损害：可于起病后的2～4天出现，主要表现在蛋白尿、血尿和尿量减少，尿镜检发现管型等。

2. 低血压休克期　一般发生于起病后4～6天，主要为低血容量休克的表现。多数患者在发热末期或退热同时出现血压下降，少数在退热后发生。血压开始下降时四肢尚温暖，若血容量继续下降则表现为面色苍白、四肢厥冷、脉搏细数、尿量减少等。本期持续时间，短者数小时，长者可达6天以上，一般为1～3天。当脑供血不足时可出现烦躁、谵妄。少数顽固性休克患者可出现发绀，并促使弥散性血管内凝血（DIC）、脑水肿、急性呼吸窘迫综合征（ARDS）和急性肾衰竭的发生。

3. 少尿期　是本病具有特征性的一期，常继低血压休克期而出现，也可与低血压休克期重叠或由发热期直接进入此期。

少尿期一般发生于起病后5～8天，持续时间2～5天。持续时间长短与病情成正比。本期主要表现为少尿或无尿、尿毒症、水和电解质紊乱、酸中毒。患者出现厌食、恶心、呕吐、腹胀、腹泻，常有顽固性呃逆。可出现头晕、头痛、烦躁、嗜睡，甚至昏迷、抽搐。一些患者出血加重，表现为皮肤瘀斑增加及腔道出血。严重患者出现高血容量综合征和肺水肿，表现为脉搏充实有力，脉压差增大而使脉搏洪大，脸部胀满、心率加快。电解质紊乱主要表现为高血钾、低血钠和低血钙。

4. 多尿期　肾损害逐渐修复，但由于肾小管重吸收功能尚未完全恢复，加上尿素氮等潴留物质的高渗性利尿作用，以致尿量显著增多。多尿期一般出现起病后9～14

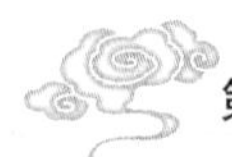

天，持续时间短者 1 天，长者可达数月。根据尿量和氮质血症情况可分为移行期、多尿早期、多尿后期。①移行期：每天尿量由 400ml 增加至 2000ml，血尿素氮（BUN）和肌酐（Cr）上升，症状加重，不少患者因并发症而死于此期，应特别注意病情。②多尿早期：每天尿量超过 2000ml。氮质血症未见改善，症状仍重。③多尿后期：尿量每天超过 3000ml，并逐日增加，氮质血症逐步下降，精神食欲逐日好转。一般每天尿量可达 4000～8000ml，少数可达 15 000ml 以上。此期应注意继发性休克、急性肾衰竭、电解质紊乱（低血钠、低血钾）及继发感染等发生。

5．恢复期　随着肾功能的逐渐恢复，尿量恢复到 2000ml 以下时，即进入恢复期。精神及食欲逐渐好转，体力逐渐恢复。一般需经 1～3 个月恢复正常。部分患者可遗留高血压、肾功能障碍、心肌劳损和垂体功能减退等症状。

【并发症】

1．腔道出血　多见于休克期、少尿期和多尿期。腔道出血以呕血和便血最常见，以腹腔出血、阴道出血及肺出血等亦较常见。

2．肺水肿　多见于休克期和少尿期。一种为 ARDS（急性呼吸窘迫综合征），表现为呼吸急促、发绀，肺部听诊可闻及支气管呼吸音和干湿啰音，血气分析动脉氧分压 60mmHg 以下，X 线表现为双侧斑点或片状阴影，呈毛玻璃样；另一种为心源性肺水肿，表现为起病急、发展迅速，表现为急性左心衰竭。其中 ARDS 的死亡率可达 67%。

3．继发感染　少尿期或多尿早期最易发生。常见于消化道、呼吸道、泌尿道感染及败血症等。

4．中枢神经系统并发症　由汉坦病毒直接侵犯中枢神经而引起脑膜炎和脑炎，由休克、凝血机制异常、电解质紊乱和高血容量综合征等引起脑水肿、高血压脑病和颅内出血。

【实验室及其他检查】

1．血常规　早期白细胞总数正常或偏低，3～4 天后即明显增高，可达（15～30）×10^9/L，少数重型患者可达（50～100）×10^9/L，中性粒细胞增多，重症患者可出现幼稚细胞呈类白血病反应。淋巴细胞在起病 4～5 天后增多，并出现较多的异型淋巴细胞。由于血浆外渗，血液浓缩，从发热后期至低血压休克期，血红蛋白和红细胞均升高，血小板从第 2 天起开始减少，并可见异型血小板。

2．尿常规　显著蛋白尿为本病特征之一。病程第 2 天可出现尿蛋白，第 4～6 天尿蛋白常为 +++～++++，突然出现大量尿蛋白对诊断很有帮助。尿中还可有红细胞、管型或膜状物（是大量蛋白和脱落上皮细胞的凝聚物）。

3．血液生化检查　血中尿素氮（BUN）和肌酐（Cr）在低血压休克期轻、中度增高，少尿期至多尿期达高峰，以后逐渐下降，升高程度及幅度与病情成正比。发热期血气分析以呼吸性碱中毒多见，休克期和少尿期以代谢性酸中毒为主。血钠、氯、钙在各期中多数降低，血钾多在少尿期升高，多尿期又降低。

4．凝血功能检查　发热期开始血小板减少，其黏附、凝聚和释放功能降低。若出现 DIC，血小板常在 50×10^9/L 以下，DIC 开始为高凝期则凝血时间缩短，后为消耗性低凝血期则纤维蛋白原降低，凝血酶原时间延长和凝血酶时间延长。

5．免疫学检查

（1）血、尿检查：早期患者的血清及外周血中性粒细胞、单核细胞、淋巴细胞以及尿沉渣细胞均可检出汉坦病毒抗原。

（2）特异性抗体检查：检测血清 IgM 和 IgG 抗体，IgM 1∶20 为阳性；IgG 1∶40 为阳性，1 周后血清抗体滴度上升 4 倍或以上有诊断价值。

【治疗要点】

本病治疗以综合疗法为主，早期应用抗病毒治疗，中晚期对症治疗。本病的治疗原则为“三早一就”，即早发现、早休息、早治疗和就近治疗。治疗中防治休克、肾衰竭和出血。

1. 发热期

（1）抗病毒：可用利巴韦林 1g/d 加入 10% 葡萄糖液 500ml 中静脉滴注，持续 3～5 天，能抑制病毒，减轻病情和缩短病程。

（2）减轻外渗：每天输注平衡盐液和葡萄糖盐水 1000ml 左右，适当给予芦丁、维生素 C 等降低血管通透性。

（3）改善中毒症状：高热以物理降温为主，忌用强烈发汗退热药，以防大汗导致血容量降低。中毒症状重者可给予地塞米松 5～10mg 静脉滴注，热退即停。

（4）预防 DIC：适当给予右旋糖酐 40 或丹参注射液静滴，以降低血液黏滞性。有 DIC 指征者，可给予小剂量肝素抗凝。高热、中毒症状和渗出严重者，应定期检查凝血时间。

2. 低血压休克期

（1）补充血容量：宜早期、快速和适量，争取 4 小时内血压稳定。液体应先晶体后胶体，晶体液以平衡盐液为主。胶体可选用 10% 低分子右旋糖酐、血浆和白蛋白。扩容期间密切观察血压变化，血压正常后输液仍需维持 24 小时以上。

（2）纠正酸中毒：用 5% 碳酸氢钠溶液，每次 60～100ml，根据病情给予 1～4 次 / 天，5% 碳酸氢钠溶液渗透压为血浆的 4 倍，不但能纠正酸中毒，且有扩容作用。

（3）血管活性药物与肾上腺皮质激素的应用：如经补液、纠正酸中毒后血压仍不稳定者可用血管活性药物，如多巴胺 10～20mg/100ml 液体静脉滴注，同时亦可用地塞米松 10～20mg 静脉滴注，提高机体肾上腺糖皮质激素水平，有利于全面提高机体的应激反应能力。

3. 少尿期

（1）稳定内环境：少尿早期需与休克所致的肾前性少尿相鉴别，若尿比重 > 1.20，尿钠 < 40mmol/L，尿尿素氮与血尿素氮之比 > 10∶1，应考虑肾前性少尿。可快速输注电解质溶液 500～1000ml，并观察尿量是否增加，或用 20% 甘露醇 100～125ml 静注。观察 3 小时尿量若少于 100ml（但有高血容量综合征，不宜做此利尿试验），则为肾实质损害所致少尿，应严格控制输入量。此期每天补液量为前一日尿量和呕吐量加 500～700ml。补液成分除纠正酸中毒所需 5% 碳酸氢钠溶液外，主要输入高渗葡萄糖液（含糖量 200～300g），必要时可加入适量胰岛素，以减少体内蛋白质分解，控制氮质血症。

（2）促进利尿：少尿初期可应用 20% 甘露醇 125ml 静注，以减轻肾间质水肿。常用利尿药物呋塞米。

（3）导泻：为防止高血容量综合征和高血钾，少尿期可进行导泻，常用甘露醇 25g 口服，2～3 次 / 天。

（4）透析疗法：明显氮质血症、高血钾或高血容量综合征患者，可应用血液透析或腹膜透析。

4．多尿期　维持水、电解质平衡。防止继发感染，忌用对肾有毒性的药物。

5．恢复期　补充营养，出院后应休息1～2个月，逐步恢复工作。定期复查肾功能、血压和垂体功能，如有异常应及时治疗。

6．并发症治疗

（1）消化道出血：DIC消耗性低凝血期，宜补充凝血因子和血小板。DIC纤溶亢进期则应用6-氨基己酸或氨甲苯酸静滴。肝素类物质增加所致出血，可应用鱼精蛋白或甲苯胺蓝静脉注射。

（2）中枢神经系统并发症：出现抽搐、痉挛时用地西泮或异戊巴比妥钠静脉注射。脑水肿或颅内高压则应用甘露醇静滴。

（3）急性呼吸窘迫综合征：严格控制输液速度和输液量，给予强心、镇静、扩张血管和利尿药，并可应用大剂量肾上腺糖皮质激素，地塞米松20～30mg，静脉注射，每8小时1次。

【预防】

1．管理传染源　防鼠、灭鼠是预防本病的关键，可应用药物、机械等方法灭鼠。另外，由于新疫区不断扩大，因此还应做好疫情监测工作。

知识链接

EHF疫情监测内容和方法

EHF疫情监测包括人间疫情监测（人群感染及发病情况）和鼠间感染情况监测等。

1．人间疫情监测　以县为单位，设专人负责疫情监测和管理，及时掌握疫情数字，画出疫情分布图，按月统计发病数、死亡数，按年统计发病率、死亡率和病死率；对临床可疑病例作特异性血清学诊断，确定误诊和漏诊率，以核实疫情。

2．鼠间感染情况监测　逐步查清所属乡（镇）地区的鼠种构成、分布、密度、带毒率及血清抗体阳性率。对可能暴发疫情的地区，对主要宿主鼠密度及其带毒率进行定点监测。

2．切断传播途径　在野外作业或疫区工作时，加强个人防护，戴口罩，系好领口，扎紧裤腿、袖口，穿袜子；野外住宿场所应选择地势高、干燥的地方。从事研究的实验室、动物房要建立严格的规章制度、操作规程，动物实验时防止被鼠咬伤。防止鼠类排泄物污染食品，不用手接触鼠类及其排泄物。

3．保护易感人群　我国研制的沙鼠肾细胞灭活疫苗（Ⅰ型）和地鼠肾细胞疫苗（Ⅱ型）已在疫区使用，每次1ml，共注射3次，88%～94%能产生中和抗体，但3～6个月后明显下降，1年后应加强注射1次。有发热、严重疾病和过敏者忌用。

【护理诊断及合作性问题】

1．体温过高　与肾综合征出血热病毒感染有关。

2．组织灌注量改变　与血管壁损伤造成血浆大量外渗、出血、DIC有关。

3．皮肤完整性受损　与血管壁损伤造成皮肤出血、水肿有关。

4．潜在并发症　出血、肺水肿、DIC等。

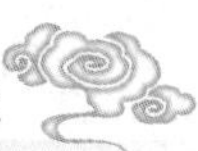

【护理措施】

（一）一般护理

1. 休息　疾病早期嘱患者绝对卧床休息，不宜搬动，以免加重组织脏器的出血。恢复期逐渐增加活动量，嘱患者勿早下床活动。

2. 饮食　发热期间消耗多，应注意营养和补充液体。进清淡可口、高热量、高维生素、高蛋白、营养丰富易消化的流质或半流质饮食，如稀粥、米汤、菜汤、糖水、鱼和肉汤和含钾丰富的食物。少量多餐，做好口腔护理。有出血倾向者，膳食应注意无渣，以免诱发消化道出血。多吃新鲜水果、蔬菜，保持大便通畅。呕吐不能进食者，静脉补充足够营养。少尿期，氮质血症患者应注意控制液体量和速度，给予高热量、多维生素、低蛋白质、低盐饮食以免加重氮质血症和钠水潴留。后期尿量增多，应给予营养丰富易消化的食物，嘱患者多饮水，逐渐增加高蛋白饮食的摄入，如鱼、肉、蛋等。

（二）病情观察

密切观察生命体征和神志变化，及早发现休克征象；注意有无皮肤黏膜和腔道出血，有无烦躁、意识障碍，如患者出现头痛、喷射性呕吐、抽搐应考虑是否为颅内出血；及早发现肾功能损害表现，严格记录 24 小时出入液量，注意尿量及尿的颜色变化；注意有无腹胀、恶心、厌食等消化道症状；有无酸中毒和电解质紊乱的表现。

（三）对症护理

1. 高热　高热时应绝对卧床休息，保持病室清洁安静，每 2～4 小时测体温 1 次，同时密切观察患者面色、脉搏、呼吸及血压，遵医嘱给予补液、抗生素、降温措施，记录降温的效果。禁用乙醇擦浴，因为本病皮肤有出血现象，以免加重毛细血管的损伤。

2. 出血　严密观察患者皮肤有无出血点、有无牙龈出血、鼻出血及腔道出血表现，同时每隔 4 小时测血压、呼吸、脉搏变化。牙龈出血时禁用牙刷，改漱口液漱口，保持口腔清洁；勿用手挖鼻腔以防出血。消化道出血时遵医嘱补充凝血因子和血小板。

3. 休克　协助舒适卧位，必要时可按休克卧位。保暖，吸氧。观察意识、血压、呼吸及四肢温湿度、皮肤颜色。准确记录 24 小时尿量，随时作好抢救准备。按医嘱早期补充血容量是治疗休克期的关键，应注意输液的速度，保证液体入量。应用血管活性药物应注意滴速和效果，应用强心药时应注意滴注的速度及副作用。

（四）用药护理

使用肝素类药物时，应注意监测出、凝血时间。应用血管活性药物时，要定时监测血压，依血压调整滴速，并防止药物外渗，以免发生局部皮肤坏死。

（五）心理护理

由于本病起病急、病情进展快、临床表现复杂，加之患者对本病认识不足，或因误诊而致病情加重，住院时间延长等均使患者产生焦虑、急躁、紧张不安、恐惧心理。尤其是危重患者，这种不良的心理将进一步降低机体的抵抗力，故医护人员应设法稳定患者及家属情绪，认真做好心理护理及健康教育，耐心解释和精心护理，帮助患者认识本病，了解本病临床表现、每项检查、治疗和护理，使其主动配合，帮助患者树立战胜疾病的信心。

【健康指导】

进行疾病的传播途径、临床经过、治疗、预后、康复等知识教育，如人与人之间一般不会造成传播，若能顺利度过各期，较少留有后遗症。由于肾功能的完全恢复需要较长时间，出院后虽各种症状已经消失，但仍需继续休息1～3个月，加强营养，并定期复查肾功能，若有异常及时诊治。

第七节　流行性乙型脑炎患者的护理

案例分析

患儿，女，6岁，学生。因发热、头痛3天，昏迷、抽搐2天，于2008年8月23日入院。父母代诉，患儿于3天前无明显诱因出现畏寒、发热，体温呈持续性高热，最高达40℃以上，诉头痛，阵发性加剧，在当地自服草药治疗无好转，自昨天出现昏迷，间断性抽搐，昨天共计5次，每次2～5分钟，昨晚急诊入院，给甘露醇及抗感染治疗后，体温高达40℃以上持续不退，昏迷、烦躁不安伴呼吸急促，病情逐渐加重。查体：体温39.6℃，脉搏120次/分，呼吸24次/分，血压120/70mmHg，急性重病容，深昏迷，双侧瞳孔缩小，约1.5mm，对光反射迟钝。实验室检查：白细胞15×10^9/L，中性粒细胞87.0%。

请问：

1. 该患者的医疗诊断是什么？

2. 如何护理该患者？

流行性乙型脑炎（epidemic encephalitis B）简称乙脑，是由乙型脑炎病毒（Japanese encephalitis virus）引起的以脑实质炎症为主要病变的急性传染病。本病经蚊虫传播，流行于夏秋季，多发生于儿童。临床上以高热、意识障碍、惊厥、呼吸衰竭及脑膜刺激征为特征。重症患者病死率高达20%～50%，可留有神经系统后遗症。

【病原学】

乙型脑炎病毒简称乙脑病毒，属虫媒病毒乙组的黄病毒科，为单股正链RNA病毒。病毒呈球形，直径40～50nm，有包膜。包膜中镶嵌糖基化蛋白（E蛋白）和非糖基化蛋白（M蛋白）。其中E蛋白是病毒的主要抗原成分，由它形成的表面抗原决定簇，具有血凝活性和中和活性，同时还与多种重要的生物学活性密切相关。此病毒能寄生在人或动物的细胞内，尤其在神经细胞内更适宜生长繁殖，故又称嗜神经病毒。本病毒抵抗力不强，加热56℃ 30分钟或100℃ 2分钟即可灭活，但对低温和干燥的抵抗力很强，用冷冻干燥法在4℃冰箱中可保存数年。

【流行病学】

1. 传染源　乙脑是人畜共患的自然疫源性疾病，人和许多动物如家畜、家禽都可成为本病传染源，其中猪的饲养面广、更新率快、对乙脑病毒的自然感染率高，幼猪在流行季节几乎100%感染，因此猪是主要传染源。人被感染后仅发生短期病毒血症且血中病毒数量较少，不是主要的传染源。

2. 传播途径　本病经蚊虫叮咬传播。能传播乙脑病毒的蚊虫有库蚊、伊蚊和按蚊的某些种，三带喙库蚊是主要传播媒介。蚊虫吸血后，病毒先在蚊体内增殖，然后移至唾液腺，经叮咬传播给人或动物。蚊虫可携带病毒越冬，并可经卵传代，是病毒的长期储存宿主。此外，受感染的候鸟、蠛蠓、蝙蝠也是乙脑病毒的越冬宿主。

3. 人群易感性　人对乙脑病毒普遍易感。感染后多数呈隐性感染并获得较持久免疫力。出现典型症状的只占少数。乙脑患者大多数为10岁以下儿童，以2～6岁儿童发病率最高。近年来由于计划免疫的实施，成人和老年人的发病率相对增加。

4. 流行特征　乙脑主要分布在亚洲。我国除东北北部、青海、新疆、西藏外均有乙脑流行。在热带地区乙脑全年均可发生；温带和亚热带地区，乙脑呈季节性流行，80%～90%的病例集中在7月、8月、9月。乙脑一般呈散发，家庭成员中少有同时多人发病。

【发病机制与病理改变】

1. 发病机制　人被带乙脑病毒的蚊虫叮咬后，乙脑病毒进入人体。先在单核—吞噬细胞内繁殖，随后进入血流，引起短暂的病毒血症，多数情况下，病毒很快被清除，不侵入中枢神经系统，临床表现为隐性感染或轻型病例，并可获得终生免疫力。感染病毒后是否发病及引起疾病的严重程度一部分取决于感染病毒的数量及毒力，而更重要的则是取决于人体的免疫力。当被感染者免疫力弱，且病毒数量大、毒力强时，病毒通过血脑屏障进入中枢神经系统，引起脑炎。

2. 病理改变　病变广泛存在于大脑及脊髓，以大脑皮质、间脑和中脑等处病变显著。主要病理变化有以下几个方面：①神经细胞病变：神经细胞变性、坏死。②软化灶形成：灶性神经细胞的坏死、液化形成镂空筛网状软化灶，如不能修复导致后遗症，软化灶对本病的诊断具有一定的特征性。③血管变化和炎症反应：血管高度扩张充血，浆液渗出，脑组织水肿。小血管内皮细胞肿胀、坏死脱落，产生附壁血栓。脑实质中炎细胞如淋巴细胞、单核细胞和浆细胞浸润，多以变性坏死的神经元为中心，或围绕血管周围间隙形成血管套。④胶质细胞增生：小胶质细胞明显增生，形成小胶质细胞结节。胶质细胞增生及血管周围淋巴细胞和单核细胞浸润，形成所谓“血管套”；小胶质细胞、中性粒细胞侵入神经细胞内，形成“噬神经细胞现象”。

【临床表现】

潜伏期4～21天，一般为10～14天。典型的临床经过以下4期：

（一）初期

病程的第1～3天。体温在1～2天内升高到39～40℃，伴有头痛、恶心和呕吐，多有精神倦怠或嗜睡，小儿可有上呼吸道或胃肠道症状，易误诊为上呼吸道感染，少数可有颈部强直及抽搐。

（二）极期

病程的第4～10天，初期症状加重，主要表现为脑实质受损症状。主要表现有：

1. 高热　体温常高达40℃以上，多呈稽留热型，轻者持续3～5天，重者可达3周以上，一般7～10天。发热越高，热程越长，病情越重。

2. 意识障碍　包括嗜睡、定向力障碍、谵妄、昏迷等。神志不清最早可见于病程第1～2天，但多见于第3～8天，通常持续1周左右，重者可长达4周以上。嗜睡具有早期诊断意义，是大脑皮质、丘脑、脑干网状结构功能障碍所致。昏迷为意识障碍最严重阶段，昏迷越早越深，时间越长，则病情越重、预后越差。

3. 惊厥或抽搐　可由于高热、脑实质炎症及脑水肿所致，是病情严重的标志。多于病程第2～5天，先见于面部、眼肌、口唇的小抽搐，随后肢体呈阵挛性抽搐，重者出现全身抽搐、强直性痉挛，历时数分钟至数十分钟不等，均伴有意识障碍。频繁抽

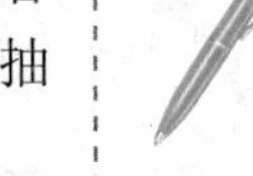

搐可导致发绀、脑缺氧、脑水肿，甚至呼吸暂停。长时间或频繁抽搐可加重脑缺氧和脑实质损伤。

4. 呼吸衰竭　主要为中枢性呼吸衰竭，常因脑实质炎症，特别是延脑呼吸中枢损害、脑水肿、脑疝和低钠性脑病引起。表现为呼吸节律不规则，如呼吸浅表、叹息样呼吸、潮式呼吸、抽泣样呼吸等，最后呼吸停止。如继发小脑幕切迹疝（颞叶钩回疝），除呼吸变化外，可表现为患侧瞳孔先变小，随病情进展逐渐散大。患侧上眼睑下垂、眼球外斜。病变对侧肢体的肌力减弱或麻痹，病理征阳性。如继发枕骨大孔疝（小脑扁桃体疝）则表现为极度烦躁、深昏迷、面色苍白、眼球固定、瞳孔散大、对光反应消失等。

5. 其他神经系统症状和体征　多在病程10天内出现，第2周后就较少出现新的神经症状和体征。常有浅反射消失或减弱，深反射如膝、跟腱反射等先亢进后消失，病理性锥体束征阳性。昏迷者可有肢体强直性瘫痪，偏瘫或全瘫，肌张力增高；还可出现脑膜刺激征，以较大儿及成人多见，表现为颈项强直、凯尔尼格征、布鲁津斯基征阳性（婴幼儿脑膜刺激征可无，但可出现前囟膨隆）；根据病变损害部位不同，还可出现相应的神经症状，如失语、听觉障碍、吞咽困难、语言障碍，出现各种震颤等。

高热、抽搐及呼吸衰竭是乙脑极期的严重症状，三者相互影响，尤以呼吸衰竭常为致死的主要原因。多数患者在本期末体温下降，病情改善，进入恢复期，少数患者因严重并发症或脑部损害重而死亡。

（三）恢复期

极期过后，体温逐渐下降，精神神经症状逐日好转，一般于2周左右可完全恢复。重症患者可有一短期精神“呆滞”阶段，经积极治疗后大多数患者于6个月内恢复。

（四）后遗症期

患病6个月后如仍留有精神、神经症状者称后遗症。发生率为重症患者的5%～20%，以失语、瘫痪、意识障碍、痴呆和精神失常多见。如积极治疗后可有一定程度的恢复。

【并发症】

发生率为10%，以支气管肺炎最常见，多因昏迷患者呼吸道分泌物不易咳出或延髓的第Ⅸ、Ⅹ对脑神经受损时吞咽困难或应用人工呼吸器后所致。其他为肺不张、败血症、尿路感染、压疮等，重症患者也可出现应激性溃疡等。

【实验室及其他检查】

1. 血常规　白细胞计数常在$(10～20)\times10^9/L$，病初中性粒细胞在80%以上，随后以淋巴细胞占优势，部分患者血象始终正常。

2. 脑脊液检查　压力增高，外观无色透明或微混。白细胞计数多在$(50～500)\times10^6/L$，个别可达$1000\times10^6/L$以上，分类早期以中性粒细胞为主，随后则淋巴细胞增多。白细胞计数的高低与病情轻重及预后无关。蛋白轻度升高，糖正常或偏高，氯化物正常。少数病例于病初脑脊液检查可正常。

3. 血清学检查

（1）特异性IgM抗体测定：最早在病程第3～4天即出现阳性，2周时达到高峰，可作早期诊断。

（2）其他抗体的检测：补体结合抗体，具有较高的特异性，抗体水平可维持1年，

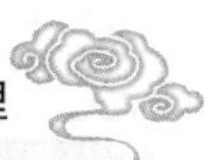

主要用于流行病学调查。血凝抑制抗体出现较早，抗体水平可维持1年，可用于临床诊断和流行病学调查。

4. 病毒分离　病程第一周内死亡病例的脑组织中可分离到病毒，但脑脊液和血中不易分离到病毒。

【治疗要点】

目前，对乙脑治疗尚无有效的抗病毒药物，以对症和支持治疗为主，尤其对高热、惊厥和呼吸衰竭等危重症状的处理是降低病死率、减少后遗症的关键。

1. 一般治疗　病室应安静，对患者要尽量避免不必要的刺激，降低室温。应注意患者的体温、神志、血压、呼吸、瞳孔及肌张力变化。注意口腔及皮肤的清洁，昏迷患者定时翻身、拍背、吸痰，防止肺部感染和压疮。昏迷、抽搐患者应设护栏以防坠床。重型患者应静脉输液，但不宜过多，以免加重脑水肿。给予足够的营养及维生素，昏迷者给予鼻饲。

2. 对症治疗

（1）高热：采用物理降温为主，药物降温为辅，同时降低室温，使体温维持在38℃左右。用30%乙醇擦浴，或在腹股沟、腋下、颈部放置冰袋。幼儿或年老体弱者可用50%安乃近滴鼻，防止过量退热药物致大量出汗而引起虚脱。高热伴有四肢厥冷者提示有循环衰竭，应禁用酒精擦浴和冷水浴。高热伴抽搐者可用亚冬眠疗法，以氯丙嗪和异丙嗪每次各0.5～1mg/kg，肌注，每4～6小时1次，疗程3～5天，因该药可抑制呼吸中枢及咳嗽反射，故用药过程中应保持呼吸道通畅并密切观察生命体征变化。

（2）惊厥或抽搐：①因高热所致者，降温后即可止惊。②因呼吸道分泌物阻塞所致脑细胞缺氧者，应及时吸痰、给氧，保持呼吸道通畅，必要时予气管插管。③因脑水肿所致者，应立即采用脱水剂治疗。可用20%甘露醇按1～2g/kg静脉滴注或推注。④因脑实质炎症引起的抽搐，可给予镇静剂或亚冬眠疗法。首选地西泮，成人每次10～20mg，小儿每次0.1～0.3mg/kg（每次不超过10mg），肌内注射或缓慢静脉推注。必要时可用巴比妥钠预防抽搐，成人每次0.1～0.2g，儿童每次5～8mg/kg。

（3）呼吸衰竭：①保持呼吸道畅通，定时翻身拍背、吸痰、给予雾化吸入以稀释分泌物，低流量给氧。②中枢性呼吸衰竭有呼吸表浅、节律不整或发绀时，可用呼吸兴奋剂，洛贝林，成人每次3～6mg，小儿每次0.15～0.2mg/kg，静注或静滴。③由脑水肿所致者用脱水剂治疗。可用血管扩张剂改善微循环，减轻脑水肿。如东莨菪碱，成人每次0.3～0.5mg，小儿每次0.02～0.03mg/kg，稀释于葡萄糖液静注或静滴，15～30分钟重复使用，一般用1～5天。经上述处理无效，病情危重者，可采用气管插管或气管切开建立人工气道。使用人工呼吸器是维持有效呼吸功能、保证呼吸衰竭抢救成功、减少后遗症的重要措施之一，因而必要时应适当放宽气管切开的指征。

（4）恢复期及后遗症处理：注意加强智力、语言和运动功能锻炼，可用理疗、针灸、按摩、高压氧等治疗。

【预防】

1. 管理传染源　隔离患者至体温正常。加强对家畜的管理，特别是幼猪，流行季节前对幼猪进行疫苗接种，能有效地控制乙脑在人群中的流行。

2. 切断传播途径　防蚊、灭蚊是预防乙脑的重要措施。开展爱国卫生运动，消除蚊虫滋生地，重点做好牲畜棚尤其是猪圈的灭蚊工作，消灭越冬蚊和早春蚊。使用

蚊帐、蚊香或驱蚊剂，防止蚊虫的叮咬。

3. 保护易感人群　目前国内采用地鼠肾细胞灭活和减毒活疫苗进行预防接种，安全性大、反应轻、效果好，人群保护率可达60%～90%。疫苗接种应在开始流行前一个月完成，注射后2～3周产生免疫力，免疫期为1年。接种对象为10岁以下儿童和从非流行区进入流行区的人员。凡有过敏体质、严重心肾疾病、中枢神经系统疾病及发热患者禁用。

【护理诊断及合作性问题】

1. 体温过高　与病毒血症及脑部炎症有关。

2. 意识障碍　与脑实质损害、抽搐、惊厥有关。

3. 有受伤的危险　与惊厥、意识障碍有关。

4. 气体交换受损　与呼吸衰竭有关。

5. 有皮肤完整性受损的危险　与昏迷和长期卧床有关。

【护理措施】

（一）一般护理

1. 环境与休息　将患者安置在安静、有防蚊设备的病室内，控制室温在30℃以下，避免噪音、强光刺激。有计划集中进行护理操作，避免诱发惊厥或抽搐，做好皮肤、口腔的清洁护理。

2. 饮食　鼓励患者多进食清淡流质饮食，有吞咽困难或昏迷者给予鼻饲，或遵医嘱静脉补充足够的营养和水分。

（二）病情观察

密切观察呼吸频率及节律、血压、意识状态、瞳孔形状及大小变化、对光反射等。如发现患者两眼呆视，面部及口角、指（趾）抽动、惊厥等，及时告知医生，并积极协助处理。及早发现并发症，如患者出现咳嗽、呼吸困难、面色发绀，需警惕合并肺炎；出现呕血或黑便要警惕上消化道出血的可能。

（三）对症护理

及时发现惊厥先兆，当出现惊厥或抽搐时，将患者置于仰卧位，头偏向一侧，保持呼吸道通畅及时清除口咽部分泌物，如吸痰等。若舌后坠阻塞呼吸道，可用缠有纱布的舌钳拉出，必要时行气管切开。抽搐时用缠有纱布的压舌板或开口器置于患者上下臼齿之间，防止舌咬伤。注意患者安全，防止坠床。高热的护理详见第一章第六节传染病患者的护理。

（四）用药护理

遵医嘱用药，正确使用呼吸兴奋剂、镇静剂、脱水剂，注意观察药物疗效和不良反应。如亚冬眠治疗时密切观察患者生命体征的变化；苯巴比妥钠有积蓄作用，不宜长时间持续使用，密切观察患者的呼吸和意识状态，严格掌握药物剂量及用药的间隔时间；洛贝林大剂量使用可反射性地兴奋迷走神经，引起心动过缓、传导阻滞等；使用20%甘露醇应在30分钟快速静脉滴入。

（五）心理护理

恐惧是住院患者突出的表现。患者患病后来到完全陌生的环境，生活方式发生了改变，各种检查和治疗带来的痛苦，更加重了恐惧心理。由于患者及家属害怕传染上其他传染病，因此传染病患者及家属忧心忡忡，不能安心住院治疗，处在心理矛盾

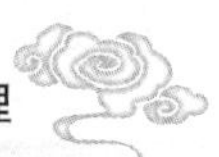

和忧虑之中，所以搞好心理护理就更为重要，向患者及家属做好安慰、鼓励工作。让患者增强战胜疾病的信心。对患者给予爱心，让其对护理人员产生一种信任、安全和温暖的感觉，解除患者的紧张、恐惧心理。

【健康指导】

1. 应向患者及亲属说明积极治疗后遗症的意义，鼓励患者坚持治疗和康复训练，以防转变为不可逆的后遗症。

2. 教会患者家属切实可行的护理措施及康复疗法，如按摩、肢体功能训练及语言训练等，促进患者早日康复。

第八节　狂犬病患者的护理

案例分析

患者，男，42岁，以恐惧、喉头紧缩感2天收入院。护理体检：T 39℃，P 102次/分，神清，表情极度恐惧，呼吸急促，口唇发绀，室内电风扇吹风和提及水均可诱发患者明显咽喉肌痉挛。追问病史，2个月前曾被自家的犬咬伤过，当时右手背皮肤有破损，未做任何处理。

请问：该患者被犬咬伤的当时应该怎样处理？

狂犬病（rabies）又名恐水症（hydrophobia），是由狂犬病毒引起的一种侵犯中枢神经系统为主的急性人畜共患传染病。人狂犬病多因被病兽咬伤而感染。临床表现为特有的高度兴奋、恐水、恐声、怕风、恐惧不安、咽肌痉挛、进行性瘫痪等。目前无特效治疗方法，预后凶险，病死率几乎100%。

【病原学】

狂犬病毒属弹状病毒科（rhabdoviridae），拉沙病毒属，形似子弹，大小约75nm×180nm，病毒中心为单股负链RNA。狂犬病毒包含5种蛋白质，即糖蛋白（G）、核蛋白（N）、多聚酶（L）、磷蛋白（NS）和膜蛋白（M），其中，外膜糖蛋白抗原能与乙酰胆碱受体结合，使狂犬病毒具有神经毒性作用，并能刺激机体产生具有保护作用的中和抗体。内层核蛋白抗原能刺激机体产生补体结合抗体，有助于临床诊断。病毒易被紫外线、甲醛、50%～70%乙醇、碘酒等灭活，其悬液经100℃ 2分钟即失去活力。耐低温，在冷冻干燥下可保存数年。但对石碳酸等苯酚类化合物有高度抵抗力。

【流行病学】

1. 传染源　带狂犬病毒的动物是本病的传染源，家畜中以病犬为主，其次为猫、猪、牛、马等。发达国家由于犬的狂犬病被基本控制，野生动物如狐狸、食血蝙蝠、臭鼬和浣熊等逐渐成为重要传染源。一些貌似健康的犬或其他动物的唾液中也可带病毒，也能传播。狂犬病患者不是传染源，不形成人与人之间传染。

2. 传播途径　主要通过被患病动物咬伤传播，病毒自皮肤、黏膜损伤处进入人体而感染。少数可在宰杀病犬、剥皮、切割等过程中被感染。蝙蝠群居洞穴中的含病毒气溶胶也可经呼吸道传播。

3. 人群易感性　人群普遍易感，兽医、动物饲养者及野外工作人员尤其易感。人被病犬咬伤后的发病率为15%～30%，被病狼咬伤后可达50%～60%。咬伤后是否发病取决于咬伤的部位、程度、伤口局部处理、狂犬疫苗接种和机体免疫力等。咬伤部位位于血管神经丰富处或伤口深大者发病机会多，咬伤后若能正确处理伤口，并及时、全程、足量注射狂犬疫苗和免疫球蛋白者极少发病。

【发病机制与病理改变】

（一）发病机制

狂犬病毒自皮肤或黏膜破损处入侵人体后，对神经组织有强大的亲和力，致病过程可分 3 个阶段：

1. 组织内病毒小量增殖期　病毒自咬伤部位入侵后，先在伤口附近的肌细胞内缓慢繁殖，4～6 天侵入周围神经，此时患者处于潜伏期。

2. 侵入中枢神经期　病毒沿神经的轴突向中枢神经做向心型扩展，至脊髓的背根神经节大量繁殖，入侵脊髓并很快到达脑部，主要侵犯脑干及小脑等处的神经细胞。

3. 向各器官扩散期　病毒自中枢神经再沿传出神经做离心性扩散，侵入各组织与器官，以唾液腺、舌根部味蕾、嗅神经上皮等处含病毒量较多。由于迷走神经核、舌咽神经核和舌下神经核受损，导致吞咽肌及呼吸肌痉挛，患者出现恐水、吞咽及呼吸困难。交感神经受损时出现唾液分泌增加和多汗。迷走神经节、交感神经节和心脏神经节受损时，可引起患者心血管功能紊乱或猝死。

（二）病理改变

主要为急性弥漫性脑脊髓炎，以与咬伤部位相当的脊髓背根神经节和脊髓阶段、大脑基底面海马回、脑干及小脑损害最为明显。外观有充血、水肿、微小出血等。镜下脑实质有非特异性的神经细胞变性与炎性细胞浸润。具特征性的病变是嗜酸性包涵体，称内基小体（Negri body），为狂犬病毒的集落，具有特异性诊断意义。内基小体呈圆形或卵圆形，直径 3～10μm，染色后呈樱桃红色，为狂犬病毒的集落，最常见于海马及小脑浦肯野细胞质中，是本病的特征性病变，对狂犬病毒的感染具有确诊的意义。

【临床表现】

潜伏期长短不一，从我国现有的狂犬病病例来看，大多数病例的潜伏期为半年以内，一般为 1～3 个月。潜伏期长短与年龄、伤口部位、伤口深浅、入侵病毒数量和毒力等因素相关。典型临床经过分为 3 期：

1. 前驱期　常有发热、头痛、乏力、恶心、全身不适，类似感冒，继而恐惧不安，烦躁失眠；对声、风、光等刺激开始敏感，并有咽喉紧缩感。在伤口部位及其附近有麻木、发痒、刺痛或蚁走感，本期持续 2～4 天。具有诊断意义的早期表现是已愈合的伤口及其神经支配区域有麻木、痒、痛及蚁走感等异常感觉。

2. 兴奋期　患者表现为极度恐惧、烦躁、恐水、怕风。本病最具特征性的症状是恐水，但不一定每例都有。患者虽渴极但不敢饮，见水、闻流水声、饮水或仅提及饮水即可引起咽喉肌严重痉挛。外界多种刺激如风、光、声也可引起咽肌痉挛。患者常因声带痉挛而声嘶。重者出现全身肌肉阵发性抽搐，因呼吸肌痉挛导致呼吸困难和发绀。患者常出现大汗、流涎、心率快，血压升高等交感神经亢进表现，但神志大多清醒。部分患者出现精神失常、幻觉、谵妄等。本期持续 1～3 天。

3. 麻痹期　患者肌肉痉挛发作逐渐减少或停止，出现弛缓性瘫痪，患者由安静进入昏迷状态，最终因呼吸麻痹和循环衰竭而死亡。本期为 6～18 小时。

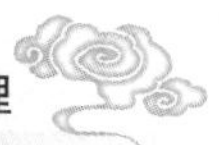

狂犬病病程一般不超过6天。除上述典型表现外，部分病例可表现为无兴奋期或无明显恐水，即所谓的“瘫痪型”或“静型”。该型患者常以高热、头疼和咬伤部位疼痒起病，继而出现肌体无力、共济失调、瘫痪、大小便失禁等症状，最终因瘫痪而死亡。

【实验室及其他检查】

1. 血常规　白细胞总数轻、中度增多，中性粒细胞多在80%以上。

2. 病原学检查

(1) 病毒分离：可取患者的唾液、脑脊液、泪液或脑组织进行细胞培养或用乳小白鼠接种法分离病毒。

(2) 抗原检查：可取患者的脑脊液或唾液直接涂片、角膜印片或咬伤部位皮肤组织或脑组织通过免疫荧光法检测抗原，阳性率可达98%。

【治疗要点】

目前无有效治疗方法，以对症综合治疗为主。单间严密隔离患者，尽量保持患者安静，减少光、风、声等刺激。加强监护，狂躁或痉挛发作给予镇静，解痉，吸氧，必要时气管切开。纠正酸中毒，维持水电解质平衡。纠正心律失常，稳定血压。脑水肿时给予脱水剂。

【预防】

因本病缺乏特效疗法，预防非常重要，特别是暴露后及早准确的伤口处理和疫苗接种是关键。

1. 管理传染源　以犬的管理为主。捕杀野犬，管理和免疫家犬，对进口动物实施检疫。病死动物应予焚毁或深埋处理。对疑患狂犬病的犬、猫和在隔离期内死亡动物的脑组织应速送卫生防疫部门检验狂犬病毒。

2. 伤口处理　及时有效地处理伤口是预防本病的关键措施之一。被病兽咬伤后，应立即用20%肥皂水或0.1%苯扎溴铵反复、彻底冲洗伤口（两者不可同用）至少30分钟，力求挤净污血。较深伤口冲洗时，用注射器或高压脉冲器械伸入伤口深部进行灌注清洗，做到全面彻底，然后用无菌脱脂棉将伤口处残留液吸尽，避免在伤口处残留肥皂水。冲洗后用75%乙醇或3%浓碘酒反复涂擦，伤口一般不予缝合或包扎，以便排血引流；如果伤口碎烂组织较多，应首先清除创口内碎烂的组织，之后再进行消毒处理，同时用抗狂犬病免疫球蛋白或免疫血清在伤口底部和周围浸润注射。此外，还应注意预防破伤风和细菌感染。

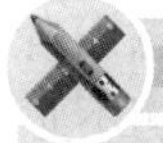

技能要点

特殊部位的伤口处理

1. 眼内伤口处理　要求用无菌生理盐水冲洗，一般不用任何消毒剂。

2. 口腔伤口处理　最好在口腔专业医生协助下完成，需要注意的是冲洗时保持头低位以免冲洗液流入咽喉部而造成窒息，同时也避免扩大污染范围。消毒剂可用低浓度乙醇、碘伏、安尔碘等，高浓度乙醇、碘酒对黏膜损伤大，尽量避免使用。

3. 疫苗接种

(1) 狂犬疫苗接种：可用于暴露后预防，也可用于暴露前预防。凡被犬或其他可

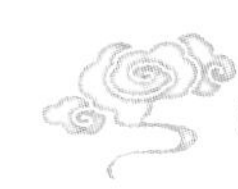

疑动物咬伤者、抓伤者或医务人员的皮肤破损处被狂犬病患者唾液污染时，均需作暴露后预防接种。暴露前接种主要用于高危人群，如兽医、从事狂犬病毒研究的实验人员和动物管理人员。目前国内使用的狂犬疫苗主要是地鼠肾细胞疫苗。暴露前预防：接种3次，每次2ml，肌内注射，于0、7、21天进行，2～3年加强注射一次。暴露后预防：共接种5次，每次2ml，肌注，于0、3、7、14和30天完成，如严重咬伤，可全程注射10针，于当天至第6天每天1针，随后于10、14、30、90天各注射1针。

技能要点

全程接种狂犬病疫苗后，再次被疑似狂犬狗咬伤的处理

1. 伤口处理　首先、及时、彻底地进行伤口处理。

2. 疫苗接种　如再次暴露，则继续按照原有程序完成全程接种，不需加大剂量；全程免疫后半年内再次暴露者一般不需要再次免疫；全程免疫后半年到1年内再次暴露者，应当于0和3天各接种1剂疫苗；在1～3年内再次暴露者，应于0、3、7天各接种1剂疫苗；超过3年者应当全程接种疫苗。

（2）免疫球蛋白注射：有马或人源性抗狂犬病毒免疫球蛋白和免疫血清，凡被严重咬伤者（头面、颈部、手指3处以上部位咬伤、咬穿皮肤或舔伤黏膜）应尽快使用抗狂犬病免疫血清。以人抗狂犬病毒免疫球蛋白（HRIG）为佳，用量为20IU/kg。马抗狂犬病毒免疫血清（简称马抗血清）为40IU/kg，总量一半在伤口行局部浸润注射，剩余剂量做臀部肌内注射。应用马抗血清时应先做过敏试验，过敏者可脱敏注射。

免疫血清与狂犬病疫苗联合应用时，因免疫血清可干扰宿主的主动免疫，影响抗体的产生，因此，应在完成末次疫苗接种后的第15、75天，或第10、20、90天再各注射加强针1次。

【护理诊断及合作性问题】

1. 皮肤完整性受损　与病犬等动物咬伤或抓伤有关。

2. 有受伤的危险　与患者高度兴奋、狂躁有关。

3. 体液不足　与恐水、发热、多汗等有关。

【护理措施】

（一）一般护理

1. 环境与休息　患者隔离于避光的单人病室，并应有封闭的院子。因患者意识自始至终均可清楚，任何外界刺激均可引起痉挛发作而增加患者痛苦，故避免一切不必要刺激贯穿护理工作的全过程，如光亮、风吹、音响等，尤其应注意避免流水声。嘱患者卧床休息。狂躁患者应注意安全，防止患者自伤或伤及他人，必要时给予镇静剂。

2. 饮食　患者因恐惧、烦躁，能量消耗大，故应给予高热量饮食，尽量避免流质、辛辣、粗糙和过烫的食物。吞咽困难者，可先予镇静剂后再给予鼻饲。必要时静脉补充营养，维持水、电解质平衡。

（二）病情观察

严密观察患者有无极度兴奋、恐惧、恐水、怕风的表现；注意生命体征和意识状态；有无抽搐或弛缓性瘫痪、抽搐部位及发作次数；记录24小时出入液量。

（三）对症护理

喉肌痉挛、惊厥与抽搐时，保持呼吸道通畅，及时清除口腔及呼吸道分泌物，给氧，作好气管切开的准备。保持病室安静，光线暗淡，避免风、光、声、水的刺激；各种检查、治疗及护理尽量要集中进行，动作轻巧，以减少肌肉痉挛。极度烦躁者，做好安全工作，避免自伤或伤人。

（四）用药护理

早期有效地控制痉挛发作，合理准确地应用镇静剂。氯丙嗪对控制狂犬病的兴奋或痉挛作用较好。但应注意，在大剂量应用时可抑制呼吸，特别在与其他镇静剂联合使用时，应适当调整剂量，使患者保持安静和嗜睡状态，呼吸不受抑制而又不致发生严重痉挛。应严密观察患者的精神状态、意识、性格等方面的细微变化。当患者趋于麻痹期时应及时停用镇静药物。

（五）心理护理

狂犬病病死率高，护士应具备良好的职业道德，对患者要有同情心，要有人道主义精神。要尽最大的努力减少患者痛苦，延长患者生命。情感是护士与患者沟通的纽带，对狂犬病患者，护士同样要做到自然贴切，给患者以信任与安慰。决不能认为“反正都是死，迟死不如早死”，采取置之不理，任其等死的态度。护士不能在病室内高声谈论患者的病情，在实施护理操作过程中，应动作轻巧，加强心理护理，尊重和安慰患者，尽量减轻患者的痛苦。

【健康指导】

护理人员有责任进行科普宣教，普及狂犬病的预防知识，提高人群的防范意识。使人们了解狂犬病的传播途径、临床表现、预防的重要性。宣传暴露前及暴露后的预防方法，如何正确处理伤口和疫苗接种。

知识链接

狂犬病暴露后十日观察法

十日观察法是WHO推荐的狂犬病防治办法之一，即被动物(主要指猫和狗)咬伤后，要尽快去注射狂犬病疫苗，同时观察咬人的狗(猫)，如果10天内，这个猫或狗还没有因狂犬病发病死亡，就可以终止狂犬病疫苗注射，同时可判定被咬人没有被传染上狂犬病。但需注意：“十日观察法”仅限于接种过狂犬疫苗的猫或狗；“十日观察”不是什么都不做，同样需要正确处理伤口和尽早接种疫苗，如果十天内咬人动物没有发病或死亡，可终止注射剩下的疫苗。

实施十日观察法可以节约很多狂犬疫苗，使更多人的生命得到保护，还能使被咬人尽快摆脱对狂犬病的恐惧。

第九节　艾滋病患者的护理

案例分析

患者，男，29岁，农民。3年前曾多次进行卖血。近日因持续发热、咳嗽、腹泻、乏力、食欲缺乏及消瘦1月余来医院就诊。查体：见口唇、指甲苍白，浅表淋巴结肿大。双肺呼吸音粗，右下肺可闻及湿啰音。肝肋下2.0cm，质软，无触痛。口腔黏膜布满白色膜状物。血常规：红细胞2.3×10^9/L，Hb 78g/L，白细胞9.0×10^9/L，中性粒细胞85%，淋巴细胞10%。经治疗后病情未得到缓解，对其进行免疫学检查，查$CD4^+$T淋巴细胞计数为0.4×10^9/L，测HIV抗体阳性。

请问：

1. 该患者的疾病诊断和护理诊断是什么？
2. 如何做好该患者的口腔护理？
3. 如何对患者进行健康指导？

艾滋病又称获得性免疫缺陷综合征（acquired immunodeficiency syndrome，AIDS），由人免疫缺陷病毒（human immunodeficiency virus，HIV）引起的慢性传染病。此病主要经性接触、血液及母婴传播。HIV主要侵犯、破坏$CD4^+$T淋巴细胞，导致机体细胞免疫功能严重缺陷，最终并发各种严重机会性感染和肿瘤。本病传播迅速，发病缓慢，病死率极高。

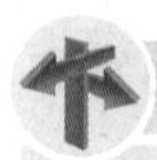

知识链接

世界艾滋病日

1981年12月1日在美国发现了第一例艾滋病患者。世界卫生组织在1988年关于艾滋病预防计划的会议上提出将12月1日定为世界艾滋病日，旨在提高公众对艾滋病在全球传播的意识。从此，这个概念被各国政府、国际组织和慈善机构采纳。世界艾滋病日的标志是红绸带。2017年12月1日是第30个“世界艾滋病日”。我国2017年“世界艾滋病日”宣传活动主题是“共担防艾责任，共享健康权利，共建健康中国”（英文主题是Right to Health）。

【病原学】

HIV为单链RNA病毒，属于反转录病毒科，慢病毒属中的人类慢病毒组亚科。病毒呈圆形或椭圆形，为直径100～120nm的球形颗粒，有两层结构，外层为类脂包膜，表面有锯齿样突起，内有圆柱状核心，由RNA反转录酶、DNA多聚酶和结构蛋白等组成。根据HIV基因的差异，目前将HIV分为两型即HIV-1、HIV-2，全球流行的主要毒株是HIV-1，HIV-2主要局限在西非和西欧地方性流行，北美也有少量报告，其传染性和致病性均较低。HIV具有广泛的细胞和组织嗜性，既嗜淋巴细胞，又嗜神经细胞，主要感染$CD4^+$T细胞、单核—吞噬细胞、B淋巴细胞、小神经胶质细胞和骨髓干细胞等。HIV侵入人体可刺激产生抗体，但中和抗体少，作用非常弱，因此血清中可同时存在抗体和病毒，但仍有传染性。

HIV对外界抵抗力弱。对热敏感，56℃ 30分钟能使HIV在体外对人的T淋巴细胞失去感染性，但不能完全灭活血清中的HIV。100℃ 20分钟可将HIV完全灭活。亦能被75%乙醇、0.2%次氯酸钠及含氯石灰灭活。但对0.1%甲醛、紫外线和γ射线均不敏感。

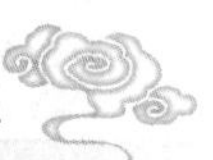

【流行病学】

（一）传染源

艾滋病患者及HIV无症状携带者为本病的传染源，后者尤为重要。无症状而血清HIV抗体阳性的感染者更具有传染病学意义。血清病毒阳性而HIV抗体阴性的窗口期感染者亦是重要的传染源，窗口期通常为2～6周。

（二）传播途径

目前公认的传播途径主要是性接触、血液接触和母婴传播。

1. 性接触传播　性接触是艾滋病传播的主要方式（包括同性、异性、双性性接触）。性接触摩擦所致细微破损即可侵入病毒，引起机体致病。HIV主要存在于血液、精液和阴道分泌物中，唾液、眼泪和乳汁等体液中也含HIV。HIV通过性接触摩擦所致细微破损处即可侵入机体致病。精液含HIV量（100万～1000万个/ml）远高于阴道分泌物，男传女的概率高于女传男2～3倍，但在性传播疾病高发区，两者传播概率无显著差别。与发病率有关的因素包括性伴侣数量、性伴的感染阶段、性交方式和性交有无保护措施等。

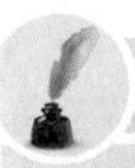

知识拓展

透析男男同性恋传播HIV机制

艾滋病是由人免疫缺陷病毒（HIV）引起的，但HIV为何容易在男男同性恋者之间传播呢？现在美国加利福尼亚大学圣迭戈艾滋病研究中心（CFAR）的传染病副教授、病毒发病机制研究室主任戴卫•史密斯（Davey M. Smith）等人最新的研究揭示了其中的一些奥秘，例如，HIV在精浆中以RNA（核糖核酸）的形式在发生性关系的男男同性恋者之间传播。

世界卫生组织2008年的新统计表明，全球70%～80%的HIV感染者是通过性行为发生的。发生一次无保护性交后，在MSM（发生同性性行为的男子）人群中感染HIV的几率为0.5%～3%；但在异性性行为中，男传女的几率为0.1%～0.2%，女传男的几率是0.03%～0.1%。以此来换算，MSM人群一次无保护的性交染上HIV的几率是同样条件下男传女的5～15倍，女传男的16～30倍。

2. 血液或血制品接触传播　共用针具静脉吸毒者，输入被HIV污染的血液或血液制品及介入性医疗操作等均可被感染。

3. 母婴传播　感染HIV的孕妇可经胎盘将病毒传给胎儿，也可经产道及血性分泌物、哺乳等传给婴儿。目前认为HIV阳性孕妇发生母婴传播的概率为11%～60%。

4. 其他　接受HIV感染者的器官移植、人工授精或污染的器械，医务人员被HIV污染的针头刺伤或经破损皮肤侵入都可被感染。目前无证据表明可经食物、水、昆虫或生活接触传播。

（三）人群易感性

人群普遍易感，15～49岁发病者占80%，儿童和妇女感染率逐年上升。高危人群为男性同性恋、静脉药瘾者、性乱者、血友病、多次接受输血或血制品者。

（四）流行特征

自1981年美国首次报道AIDS以来，至少有199个国家和地区发现HIV感染者，发展中国家疫情严重，全世界约 90% 的 HIV 感染者发生于防治能力非常有限的发展中国家。

目前中国艾滋病流行形势依然严峻，尚有一定数量的感染者和病人未被检测发现，性传播成为最主要传播途径，男性同性性行为人群感染率持续升高，青年学生感染人数增加较快。

【发病机制与病理改变】

（一）发病机制

HIV 侵入人体后，侵犯人体辅助性 T 淋巴细胞（$CD4^+T$）、单核细胞和巨噬细胞等。HIV 通过主动吸附与被动吞饮至 $CD4^+T$ 淋巴细胞内。HIV 在人体细胞内可长期潜伏处于“休眠”状态，当受到某种刺激后开始大量复制，以细胞膜芽生方式释出，再感染更多的靶细胞。如此循环往复，被损害的细胞越来越多，最后导致细胞死亡和溶解。随着 $CD4^+T$ 淋巴细胞不断减少，引起淋巴细胞数减少，CD4/CD8 T 淋巴细胞比值 <1，发生严重的细胞免疫功能缺陷，导致各种机会性感染及恶性肿瘤（如卡波西肉瘤、淋巴瘤）。HIV 的直接作用还可导致淋巴、造血组织的原发病变，并可通过血脑屏障感染脑、脊髓及神经组织引起炎症。

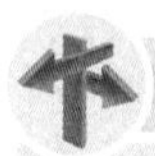

知识链接

$CD4^+T$ 淋巴细胞

在 T 淋巴细胞分类中，$CD4^+$ 代表 T 辅助细胞，正常人的 $CD4^+T$ 淋巴细胞约占总 T 淋巴细胞的 65%。$CD4^+T$ 淋巴细胞是 HIV 感染的主要靶细胞。人体感染了 HIV 后，涉及的主要病理过程就是免疫系统的损害，主要表现为 $CD4^+T$ 淋巴细胞的丢失，绝对数量的减少，因此 $CD4^+T$ 淋巴细胞计数作为直接测定免疫功能的方法，是提供 HIV 感染患者免疫系统损害状况最明确的指标。

（二）病理改变

病理改变呈多样性、非特异性。包括：

1. 机会性感染　由于免疫缺陷，组织中病原体繁殖多，炎症反应少，机会性感染病原体多。

2. 免疫器官病变　主要病变在淋巴结和胸腺等免疫器官。淋巴结病变可以为反应性，如滤泡增生性淋巴结肿；也可以是肿瘤性病变，如卡波西肉瘤。胸腺可萎缩、退行性或炎性病变。

3. 中枢神经系统病变　神经胶质细胞灶性坏死、血管周围炎性浸润及脱髓鞘改变等。

【临床表现】

本病潜伏期较长，短至数月，长至 10 余年，平均时间约有 9 年。从初始感染到终末期，是较为漫长和复杂的过程。根据我国有关艾滋病的诊疗标准和指南，将其临床表现分为急性期、无症状期、艾滋病期。

1. 急性期　初次感染 HIV 的 2～4 周后，可出现发热、全身不适，头痛、厌食、恶心、肌痛、关节痛、淋巴结肿大等症状。其中，发热最常见。大部分患者临床症状轻微，

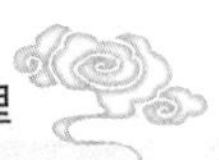

持续1～3周后缓解。血清可检出HIVRNA及P24抗原，而HIV抗体则在感染后数周才出现。$CD4^+T$淋巴细胞一过性减少，导致CD4/CD8比例倒置，还可出现血小板减少。

2. 无症状期　此期没有任何症状，但血清中能检测出HIV和HIV核心蛋白及包膜蛋白抗体，由于HIV在感染者体内不断复制，免疫系统受损，$CD4^+T$淋巴细胞计数逐渐下降，此期具有传染性。此阶段实际上是AIDS的潜伏期，可从急性期进入此期或无明显的急性期症状而直接进入此期，持续时间一般为6～8年。

3. 艾滋病期　为感染HIV的最终阶段。本期临床表现复杂，包括HIV相关症状、各种机会性感染和肿瘤。

（1）HIV相关症状：持续1个月以上的发热、盗汗、腹泻、乏力、厌食、体重下降等症状。部分患者表现为神经精神症状，如记忆力减退、性格改变、头痛、癫痫和痴呆等。另外还可出现持续性全身淋巴结肿大。其特点为：除腹股沟以外有两个或两个以上淋巴结肿大；肿大的淋巴结直径在1cm以上，质地柔韧，无压痛、无粘连；持续时间3个月以上。

（2）各种机会性感染和肿瘤

1）呼吸系统：以肺孢子菌肺炎常见。艾滋病因机会性感染而死亡的病例中，约50%死于肺孢子菌虫肺炎。主要表现为慢性咳嗽、发热、呼吸急促和发绀等。胸部X线显示间质性肺炎。此外巨细胞病毒、鸟复合分枝杆菌、念珠菌、隐球菌等常引起肺结核、复发性细菌真菌性肺炎。卡波西肉瘤也常侵犯肺部。

2）中枢神经系统：弓形虫脑病、隐球菌脑膜炎、结核性脑膜炎、各种病毒性脑膜脑炎等。

3）消化系统：以白念珠菌、疱疹和巨细胞病毒感染较为常见，引起口腔炎、食管炎或溃疡，表现为吞咽困难和胸骨后烧灼感。胃肠黏膜常受到疱疹病毒、隐孢子虫、鸟分枝杆菌和卡波西肉瘤的侵犯，表现为慢性腹泻和体重减轻，肝大及肝功能异常等。

4）皮肤黏膜：口腔卡波西肉瘤常侵犯下肢皮肤和口腔黏膜，表现为紫红色或深蓝色浸润或结节。其他常见的有鹅口疮、复发性口腔溃疡、牙龈炎、口腔毛状白斑等。口腔毛状白斑表现为舌的两侧边缘有粗厚的白色突起。皮肤有带状疱疹、传染性软疣、尖锐湿疣、真菌性皮炎和甲癣。

5）眼部：常见的有巨细胞病毒性视网膜炎、弓形虫视网膜脉络膜炎、眼部卡波西肉瘤等。

6）肿瘤：恶性淋巴瘤、卡波西肉瘤。卡波西肉瘤常侵犯下肢皮肤和口腔黏膜，表现为紫红色或深蓝色浸润或结节，融合成片，表面溃疡并向四周扩散。这种恶性病变可出现于淋巴结和内脏。

【实验室及其他检查】

1. 血、尿常规检查　有不同程度贫血、白细胞计数降低、血小板减少。尿蛋白常呈阳性。

2. 免疫学检查　T淋巴细胞绝对计数下降，$CD4^+T$淋巴细胞计数也下降，$CD4^+/CD8^+ < 1.0$。

3. 血生化检查　可有血清转氨酶升高及肾功能异常等。

4. 血清学检查

（1）抗体检测：HIV-1/HIV-2抗体检测是HIV感染诊断的金标准，经筛查实验（初

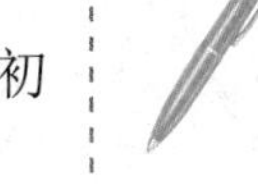

筛和复检）和确证实验两步。采用 ELISA、化学发光法或免疫荧光法初筛/复检血清 gp24 及 gp120 抗体，灵敏度达 99%。HIV 抗体检测是目前确诊 HIV 感染最简便而有效的方法。但在窗口期虽有 HIV 的感染，HIV 抗体可为阴性。窗口期指从艾滋病病毒进入人体到抗体产生的这段时期，此期感染者体内已有病毒，具有传染性，但抗体检测可呈阴性，极易漏诊，故在流行病学上更具意义。艾滋病窗口期通常为 2～6 周。

知识链接

艾滋病自我检测

艾滋病自我检测方法：目前艾滋病检测试纸是一种先进的艾滋病抗体检测技术，操作方便，20～40 分钟即可出现检测结果，更为重要的是单次艾滋病检测结果的准确率高达 99.8% 以上，多次检测结果相同的情况下，结果 100% 准确。以高危行为发生的日期开始计算，2 周后即可检测艾滋病病毒，以 6 周以后为准。对发生高危后未满 6 周的，2 周后就可以开始自检，以求逐步释放压力，6 周为阴即完全排除（建议购买多片艾滋病检测试纸，分别在不同时期做艾滋病检测确认。高危行为后 2、4、5、6 周的艾滋病检测准确率分别为：53.775%、84.1%、99.45%、99.994%）。

（2）抗原检测：采用 ELISA 法检测血清中 HIVp24 抗原，有助于抗体产生窗口期和新生儿早期感染的诊断。

【治疗要点】

艾滋病至今尚无特别有效的治疗方法，可酌情采用抗病毒治疗和对症治疗。目前认为早期抗病毒治疗既能缓解病情，又能减少机会性感染和肿瘤等并发症的发生。

（一）抗病毒治疗

国内目前抗 HIV 的药物可分为以下 4 类：

1. 核苷类反转录酶抑制剂　此类药物能选择性与 HIV 反转录酶结合，从而抑制 HIV 的复制和转录，推迟 HIV 感染者病情进展，延长艾滋病患者的存活时间。该类药物包括齐多夫定（ZDV）、去羟肌苷（DDI）、拉米夫定（LAM）和司他夫定（d4T）、阿巴卡韦（ABC）等。

2. 非核苷类反转录酶抑制剂　主要作用于 HIV 反转录酶的某个位点，使其失去活性，从而抑制病毒的复制。主要药物有奈韦拉平（NVP）、依非韦伦（EFV）等，但该类药物易产生耐药性。

3. 蛋白酶抑制剂　通过阻断 HIV 复制和成熟过程中所必需的蛋白质合成，从而抑制病毒的复制。主要制剂有替拉那韦（TPV）、利托那韦（RTV）、地瑞那韦（DRV）等。

4. 整合酶抑制剂　主要有拉替拉韦（RAV）。

鉴于仅用一种抗病毒药物易诱发 HIV 突变，并产生耐药性，因而目前主张联合用药，称为高效抗反转录病毒治疗（HAART），亦称鸡尾酒疗法。

（二）免疫治疗

基因重组 IL-2 与抗病毒药物同时应用有利于改善机体的免疫功能。

（三）并发症的治疗

1. 肺孢子菌虫肺炎　首选复方磺胺嘧唑（SMZ-TMP），轻、中度患者口服 SMZ 100mg/(kg•d)，每天 3～4 次，疗程 2～3 周。重症患者可静脉用药，剂量、疗程与口服相同。

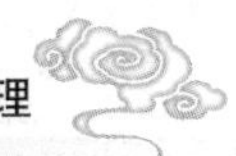

2．卡波西肉瘤　齐多夫定（ZDV）与干扰素联合治疗，或应用博来霉素，长春新碱和阿霉素联合化疗。

3．隐孢子虫感染和弓形虫病　应用螺旋霉素或克林霉素治疗。

4．巨细胞病毒　可用阿昔洛韦 7.5～10mg/kg 或更昔洛韦 5mg，每天静脉滴注 2 次，疗程 2～4 周。

5．隐球菌脑膜炎　应用两性霉素 B 或氟康唑治疗。

（四）支持及对症治疗

加强营养、补充维生素及叶酸，对忧郁或绝望者进行心理治疗。

（五）预防性治疗

HIV 感染而结核菌素试验阳性者异烟肼治疗 4 周；$CD4^{+}T$ 细胞 $<0.2\times10^{9}/L$ 者用喷他脒预防肺孢子菌肺炎；针刺或实验室意外感染者，在 2 小时内开始齐多夫定（AZT）等治疗，疗程 4～6 周。

【预防】

1．管理传染源　及时发现和合理管理 HIV 感染者，对新发现患者及 HIV 感染者应依法上报疫情。加强对高危人群的监测和国境检疫，发现后及时隔离治疗。对 HIV 无症状携带者，可 3～6 个月做一次临床及免疫学检查，出现症状随时就诊。对感染者可视病情分别给予留验、医学观察或定期访视。禁止感染者献血、献精液、献器官等。

2．切断传播途径　教育群众洁身自好，规范道德行为，严禁卖淫、嫖娼，拒绝毒品，珍爱生命。高危人群性生活时能正确使用避孕套，规范治疗性病。使用一次性注射器，医疗器械应严格消毒，输血和使用血液制品前应严格检查 HIV 抗体，防止医源性感染。为减少母婴传播，已感染 HIV 的育龄妇女应避免妊娠，已受孕者可采用产科干预（如应终止妊娠、择期剖宫产等措施），对妊娠后期和分娩过程中应用抗病毒药物，已感染 HIV 的妇女分娩后应避免母乳喂养。

知识链接

艾滋病的高危行为

所谓“高危”是对艾滋病病毒感染的危险度而言的，具体的高危行为有如下几种：

1．通过性途径的高危行为　有同性性行为、无保护性交、多个性伙伴等。

2．通过血液途径的高危行为　通过静脉注射吸毒；与他人共用注射器或共用其他可刺破皮肤的器械；使用未经检测的血液或血制品。

3．通过母婴途径的高危行为　艾滋病病毒阳性的女性怀孕并生育，艾滋病病毒阳性的母亲哺乳，都可能引起孩子的艾滋病病毒感染。

4．其他可以引起血液传染的途径　如：理发、美容、纹身、扎耳眼、修脚等用具不消毒；与其他人共用刮脸刀、电动剃须刀；救护伤员时，救护者破损的皮肤接触伤员的血液。

3．保护易感人群　限制感染者结婚。对密切接触者给予具体的指导，加强个人防护。对 HIV 感染者的配偶应定期接受相关检查。加强公用医疗器械和公用生活用品的消毒。医疗机构应采取完善的职业防护措施，保障医务人员的安全。目前世界各国都在研制 HIV 疫苗，相信不久的将来，疫苗的应用能有效地保护易感者。

为加强艾滋病防治工作，维护正常经济社会秩序，遏制艾滋病流行蔓延，我国政府出台了预防艾滋病“四免一关怀”政策。“四免”分别是：农村居民和城镇未参加基本医疗保险等医疗保障制度的经济困难人员中的艾滋病患者，可到当地卫生部门指定的传染病医院或设有传染病区（科）的综合医院服用免费的抗病毒药物，接受抗病毒治疗；所有自愿接受艾滋病咨询和病毒检测的人员，都可在各级疾病预防控制中心和各级卫生行政部门指定的医疗机构，得到免费咨询和艾滋病病毒抗体初筛检测；对已感染艾滋病病毒的孕妇，由当地承担艾滋病抗病毒治疗任务的医院提供健康咨询、产前指导和分娩服务，及时免费提供母婴阻断药物和婴儿检测试剂；地方各级人民政府要通过多种途径筹集经费，开展艾滋病遗孤的心理康复，为其提供免费义务教育。“一关怀”指的是国家对艾滋病病毒感染者和患者提供救治关怀，各级政府将经济困难的艾滋病患者及其家属，纳入政府补助范围，按有关社会救济政策的规定给予生活补助；扶助有生产能力的艾滋病病毒感染者和患者从事力所能及的生产活动，增加其收入。

【护理诊断及合作性问题】

1. 活动无耐力　与营养不良、长期发热、腹泻等导致机体消耗增多有关。

2. 组织完整性受损　与病菌、真菌等机会性感染和卡波西肉瘤有关。

3. 营养失调　低于机体需要量，与长期腹泻、厌食、消耗大、情绪低落有关。

4. 气体交换受损　与并发肺部感染有关。

5. 恐惧　与艾滋病预后不良，疾病折磨、被人歧视有关。

6. 社交孤立　与患者实施强制性管理，采取严格血液和体液隔离，被他人歧视有关。

7. 有传播感染的危险　与疾病的无症状表现及传播途径有关。

【护理措施】

（一）一般护理

1. 环境与休息　急性期发热时和艾滋病期绝对卧床休息。为保证患者休息，环境宜安静、舒适、空气清新。无症状感染者可进行正常的工作和学习。

2. 饮食　给予高热量、高蛋白、高维生素、易消化饮食，保证营养供给，增强机体抗病能力。对于厌食的患者，应结合患者原有的饮食习惯，提供色香味俱全的食物，促进患者的食欲；有呕吐者，可暂禁食 2 小时后再给予食物，严重者，在饭前 30 分钟给予止吐药物；对于腹泻者，应少量多餐，给予少渣或无渣饮食，并鼓励其多饮水。

3. 口腔及皮肤护理　协助患者进行口腔、皮肤护理。每天清洁口腔 3～4 次，食物避免过热过硬，防止局部刺激，保持口腔黏膜的完整，预防口咽部的念珠菌感染。保持皮肤清洁干燥，如有腹泻者便后温水清洗肛门，防止皮肤的机会性感染。

（二）病情观察

加强病情观察，及时发现机会性感染，观察感染的部位、性质与程度，特别注意肺部、皮肤黏膜、胃肠道、神经系统等处的感染。定时评估患者的生命体征、营养状况。观察有无消化道炎症或溃疡，有无肝脾大，皮肤黏膜有无卡波西肉瘤、神经系统有无相应症状和体征。及时发现各种并发症，详细记录病情变化。

（三）用药护理

遵医嘱给予抗病毒、抗感染、抗肿瘤治疗，观察药物的疗效与副作用。如应用抗

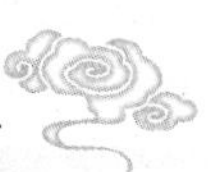

病毒药物ZDV有严重的骨髓抑制作用，可引起贫血、中性粒细胞和血小板减少等症状，应定期检查血常规，当中性粒细胞 $<0.5\times10^9/L$，及时通知医师进行处理。

（四）心理护理

由于艾滋病缺乏特效治疗，加上疾病本身的折磨，患者易出现焦虑、抑郁、恐惧等心理反应，部分患者可出现报复、自杀等极端行为。护士首先要以正确的态度对待患者，做到不歧视、不孤立、不虐待患者。发扬人道主义精神，关心、体贴、尊重患者，不歧视，多与其沟通，了解患者的心理状态，了解并尽量满足其需要，解除患者的孤独感和恐惧感。同时动员其亲属朋友关怀、同情、支持患者，使患者以积极的心态面对现实，树立战胜疾病的信心。

【健康指导】

（一）无症状期感染者个人保健指导

1. 指导患者正确看待疾病，回归正常生活，加强营养，合理休息，提高机体抵抗力。
2. 自觉遵守公共道德，避免传染给他人，就诊时应主动申明。
3. 保护自己，对一般性的感染积极治疗，避免重复感染和继发感染。
4. 定期医院复查，坚持治疗，密切观察病情变化，病情改变时立即就诊。

（二）家庭护理指导

1. 指导家庭成员掌握预防方法，杜绝疾病的传播。如性生活指导；患者日常生活用品单独使用并定期消毒；接触患者血液、体液污染过的物品要戴手套或使用辅助工具，避免直接接触；女性患者行经期防止血液溅污室内设施，避免引起疾病的传播。
2. 向患者及家属介绍预防或减少机会性感染的措施，尽量满足患者正常的生活习惯和卫生条件，防止患者继发感染。
3. 家属朋友给患者以关怀、同情、鼓励，做好心理护理使其回归正常生活。
4. 为患者提供足够营养，增强抗病能力。

第十节　传染性非典型肺炎患者的护理

案例分析

患者，女，35岁，护士。于2003年1月6日开始出现发热、头痛、关节、肌肉酸痛、乏力、胸闷、咳嗽，咳少许血丝痰，经门诊治疗后症状未得到改善，于1月10日入院。体检时测体温40.1℃，脉搏110次/分，无淋巴结肿大，右肺可闻及少许湿啰音。胸片示右中叶局灶性炎症。血常规：白细胞 $6.0\times10^9/L$，中性粒细胞44%，淋巴细胞56%。

请问：

1. 该患者的护理诊断是什么？
2. 如何做好该患者的隔离？
3. 该患者的病情观察包括哪些内容？

传染性非典型肺炎又称严重急性呼吸综合征（severe acute respiratory syndrome，SARS），是由SARS冠状病毒（SARS-CoV）引起的急性呼吸道传染病。因其具有传染性强的特点，临床表现与其他非典型肺炎相似，因此我国医务工作者将其命名为传染性非典型肺炎。本病主要是通过短距离飞沫、接触患者呼吸道分泌物及密切接触传播。临床上以发热、头痛、肌肉酸痛、乏力、干咳少痰、腹泻等为主要表现，严重者出现呼吸急促或呼吸窘迫。

【病原学】

SARS 冠状病毒很可能是一种来源于动物的病毒，属于冠状病毒科，是一种单股正链 RNA 病毒，该病毒基因和蛋白与已知的人类和动物冠状病毒差异较大，属于一类新的冠状病毒。电镜下病毒颗粒直径 80～140nm，周围有鼓槌状冠状突起，突起之间的间隙较宽，病毒外形呈日冕状。将 SARS 病毒接种于猴子，可出现与人类相同的临床表现和病理改变。

SARS 冠状病毒对外界的抵抗力和稳定性要强于其他人类冠状病毒。在干燥塑料表面最长可存活 4 天，尿液中至少 1 天，腹泻患者粪便中至少 4 天。在 4℃培养存活 21 天，-80℃保存稳定性好。加热到 56℃ 90 分钟或 75℃ 30 分钟可杀灭病毒，对常用的消毒剂敏感。

【流行病学】

1. 传染源　患者是主要传染源。急性期患者体内病毒含量高，通过打喷嚏、咳嗽排出病毒，少数患者腹泻，粪便中含有病毒。重症患者通过气管插管或呼吸机辅助呼吸等排出大量呼吸道分泌物而传染给他人。个别患者造成数十甚至成百人感染，被称为“超级传播者”。潜伏期患者传染性低或无传染性，康复期患者无传染性。隐性感染者是否存在及其作为传染源的意义，迄今尚无足够的资料佐证。本病未发现慢性感染患者。有研究表明从果子狸、貉等野生动物体内可分离出与人 SARS 病毒基因序列高度同源的冠状病毒，提示这些动物有可能是 SARS 病毒的寄生宿主和本病的传染源，但还有待于证实。

2. 传播途径

(1) 飞沫传播：短距离的飞沫传播是本病的主要传播途径。SARS 病毒存在于呼吸道黏液或纤毛上皮脱落细胞里，当患者咳嗽、打喷嚏或大声说话时，含病毒的飞沫被易感者直接吸入后引起感染。但由于飞沫在空气中停留的时间短，移动的距离约 2m，因此仅造成近距离传播。气溶胶传播是另一种方式，易感者通过吸入悬浮在空气中含 SARS 病毒的气溶胶而感染。

(2) 接触传播：通过接触患者的呼吸道分泌物、消化道排泄物或其他体液，或者接触患者污染的物品也可导致感染。多个案例证实 SARS 可通过实验室传播，实验室工作人员在处理或接触含 SARS 病毒的标本时，未遵循严格的生物安全操作规程而感染。

(3) 消化道传播：患者粪便中可检出病毒 RNA，通过消化道传播可能是另一种传播途径。

3. 人群易感性　人群普遍易感，发病者以青壮年多见，儿童及老人较少见。患者家属和收治患者的医务人员属高危人群。患病后可能会获得一定程度的免疫，到目前为止未有患者康复后再次发病的报告。

4. 流行特征　首例传染性非典型肺炎患者于 2002 年 11 月在我国广东省佛山市发现。随后迅速蔓延至我国多个城市和世界多个国家。全球约 33 个国家和地区出现疫情，以我国的大陆地区、香港、台湾、加拿大及新加坡等国家和地区最为严重，全球

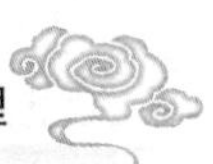

累计8422例，死亡916例，其中医务人员发病约占20%。该次流行发生于冬末春初，主要流行于人口密集的大城市，家庭和医院聚集发病明显，社区以散发为主。本次流行后，在新加坡，我国北京、台湾出现实验室感染病例。2004年初广东省报告4例SARS散发病例。

【发病机制与病理改变】

1. 发病机制 发病机制尚不清楚。起病早期可出现病毒血症。病理解剖和电子显微镜发现SARS病毒对肺组织细胞有直接的损害作用。另外，SARS患者发病期间淋巴细胞减少，表明细胞免疫可能受损。且临床上应用糖皮质激素可以改善肺部炎症反应，减轻临床症状，因此，目前倾向于认为SARS病毒感染诱导的免疫损伤是本病发病的主要原因。

2. 病理改变 肺部的病理改变明显，双肺明显膨胀，镜下以弥漫性肺泡损伤病变为主，早期有肺水肿及透明膜形成。病程3周后有肺泡内机化及肺间质纤维化，造成肺泡闭塞。显微镜下可见小血管内微血栓和肺出血，散在的小叶性肺炎，肺泡上皮脱落、增生等病变，肺门可见淋巴结充血、出血及淋巴组织减少。

【临床表现】

潜伏期1～16天，常见为3～5天。典型患者起病急，变化快，至第10～14天进展至疾病高峰，如无并发症则逐渐平稳好转。

1. 全身症状 发热为首发症状，体温超过38℃，呈稽留热、弛张热或不规则热，发热可持续1～2周，伴有畏寒、头痛、肌肉酸痛、全身乏力。

2. 呼吸道症状 早期不明显或无，常无鼻塞、流涕等上呼吸道卡他症状。起病3～7天后出现干咳、少痰，偶有血丝痰，可有胸痛。肺部体征不明显，部分患者可闻及少许湿啰音。病情于10～14天达到高峰，出现频繁咳嗽、气促和呼吸困难，个别进展至呼吸窘迫综合征。此期易发生呼吸道的继发感染。

3. 其他系统症状 小部分患者有腹泻；也可有心悸，个别出现心、肝肾功能损害。

【并发症】

可发生肺部继发感染、肺间质改变，纵隔或皮下气肿、气胸、心肌病变、胸膜病变、骨质缺血性改变等。

【实验室及其他检查】

1. 血常规 病程初期到中期白细胞计数正常或下降，淋巴细胞减少，部分病例血小板减少。

2. 血液生化检查 ALT、LDH及其同工酶等均有不同程度升高。血气分析可发现血氧饱和度降低。

3. 血清学检测 常用免疫荧光法（IFA）和酶联免疫吸附法（ELISA）来检测血清中SARS病毒特异性抗体。

4. 分子生物学检测 以反转录聚合酶链反应（RT-PCR）法，检测患者血液、呼吸道分泌物、大便等标本中SARS病毒的RNA。

5. 细胞培养分离病毒 将患者标本接种到细胞中进行培养。分离到病毒后，再用RT-PCR法或免疫荧光法进行鉴定。

6. 影像学检查 绝大部分患者在起病早期即有胸部X线检查异常，多呈斑片状或网状改变。初期常呈单病灶改变，短期内病灶迅速增多，常累及双肺或单肺多叶。

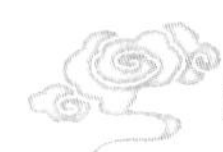

肺部阴影吸收、消散较慢，阴影改变程度、范围与临床症状体征有时不一致。胸部 CT 检查可见局灶性实变，以毛玻璃样改变最多见。

【治疗要点】

目前对该病缺乏特异性治疗手段，以综合疗法为主。治疗原则为早发现、早隔离、早治疗。

1. 一般治疗　卧床休息，避免劳累。给予易消化和营养丰富的食物，提供足够的维生素和热量，保持水、电解质平衡。

2. 对症治疗　咳嗽、咳痰者给予镇咳祛痰药；高热者可给予物理降温或酌情使用解热镇痛药，但儿童忌用阿司匹林；出现气促或呼吸困难者，应给予持续鼻导管或面罩吸氧。

3. 糖皮质激素　有以下指征之一即可早期应用糖皮质激素：有严重中毒症状，高热持续 3 天不退；48 小时内肺部阴影面积扩大超过 50%；有急性肺损伤或出现急性呼吸窘迫综合征。

4. 抗病毒治疗　早期可试用抗病毒药物。目前推荐使用利巴韦林，但其疗效存在争议。

5. 增强免疫力　重症患者可试用增强免疫功能的药物，如丙种球蛋白对继发感染者有一定的功效。

6. 中医药辅助治疗　本病属于中医学瘟疫、热病的范畴，根据不同病情和病程辨证论治。早期可选用银翘散、麻杏石甘汤、三仁汤、升降散等方剂加减；中期选用清肺解毒汤、甘露消毒丹、蒿芩清胆汤、清瘟败毒饮等方剂加减；重症期选用活血泻肺汤、益肺化浊汤、参附汤等方剂加减；恢复期选用益气汤、参苓白术散等方剂加减。

7. 重症病例的处理　重型病例必须加强监护，动态观察生命体征、出入量、心电图和血糖变化。及时给予呼吸支持，若呼吸频率 >30 次 / 分，吸氧 5L/min 的条件下，$SPO_2<93\%$，可使用无创伤正压机械通气（NPPV），维持血氧饱和度。若血氧饱和度改善不理想或对此通气模式不能耐受者，应及时进行有创正压通气治疗。一旦出现休克或多器官功能障碍综合征（MODS），应及时给予相应处理。

【预防】

（一）控制传染源

1. 疫情报告　我国传染病防治法已将此病列为乙类传染病，但对其预防、控制措施按照甲类传染病的方法执行。发现或疑似病例，应及时向卫生防疫部门报告，做到早发现、早报告、早隔离、早治疗。

2. 隔离治疗患者　对确诊患者和疑似患者应分别在指定的医院按呼吸道传染病进行隔离观察和治疗。确诊患者和疑似患者病区必须分开。同时具备下列三个条件方可考虑出院：①体温正常 7 天以上；②呼吸系统症状明显改善；③ X 线胸片有明显吸收。

3. 隔离观察密切接触者　对医学观察病例和密切接触者，应在指定地点接受为期 14 天的隔离观察。在家中接受隔离观察时应注意环境卫生，保持室内通风，避免与家人密切接触，由卫生防疫部门专业人员对其进行医学观察。

（二）切断传播途径

1. 社区综合性预防措施　开展本病的科普宣传，强调预防的重要性，使人们了解此病的特点，避免群众乱投医，乱服药。流行期间减少大型集会或活动，保持公共

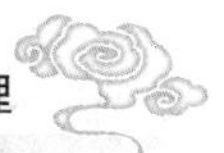

场所通风换气，空气流通，对患者的物品、住所及逗留过的公共场所进行消毒处理。注意空气、水源、下水道系统的处理消毒。

2. 医疗机构预防措施

（1）环境的管理：设立定点医院。各医院最好设立发热急诊，要与普通门急诊分开，建立本病的专门通道。定点医院和发热急诊应符合规范要求，配备必要的防护、消毒设备和用品，且有明显的标志。收治 SARS 患者的病区应设在严格管理的独立病区，清洁区、半污染区、污染区、缓冲区之间无交叉。病室和医护人员办公室均应通风良好，并进行空气消毒，地面应用消毒液擦拭消毒。

（2）人员的管理：住院患者尽可能戴口罩，个别重症患者除外。不得任意离开病房，不设陪护，不得探视。工作人员进入病区不同区域必须遵守不同区域的防护要求，不能违反规定在各区内穿行。离开病区时严格按要求脱下防护用品，并进行卫生处置。

（3）物品的管理：进入病区的物品、药品等只能按清洁区→半污染区→污染区单行路线走向，绝对不能逆行。患者用过的物品、诊疗用品及患者的排泄物、分泌物均需进行消毒。病区所有垃圾均按污染垃圾处理，装入双层黄色塑料袋内扎紧，经污染通道运输，指定地点焚烧处理。废弃的锐利器械、针头等，放入防漏、防刺透的容器内加盖运送、焚烧。

3. 实验室预防措施　必须在具备生物安全防护条件的实验室，才能开展 SARS 患者人体标本或病毒株的检测和研究工作。同时研究人员必须采取足够的个人防护措施。

（三）保护易感人群

目前尚无效果肯定的预防药物。对于医务人员及其他工作人员等高危人群要做好个人防护，穿防护服、戴 N95 口罩、手套、护目镜、面罩等；并要加强监测，每天测体温，注意自己的健康状况，一旦出现发热或其他症状，应立即停止工作，并实行医学观察，直至排除感染为止。

保持乐观稳定的心态，均衡饮食，劳逸结合，注意保暖，养成良好的生活习惯有助于提高人体对传染性非典型肺炎的抵抗力。

【护理诊断及合作性问题】

1. 体温过高　与 SARS 冠状病毒感染有关。

2. 气体交换受损　与肺部炎症导致有效呼吸面积减少和气道内分泌物增多有关。

3. 清理呼吸道无效　与气道内分泌物增多、呼吸肌衰竭不能自主排出有关。

4. 焦虑　与隔离、担心预后等有关。

5. 潜在并发症　休克、呼吸衰竭、多器官功能障碍综合征。

【护理措施】

（一）一般护理

1. 环境与休息　保持病室安静、空气清新、通风良好。嘱患者卧床休息，保证充足的睡眠，避免疲劳，注意保暖。

2. 饮食　鼓励患者进食富含优质蛋白质、维生素和足够热量的流质或半流质饮食。鼓励患者多饮水，以促进降温及稀释痰液易于咳出。不能进食者可给予鼻饲、输液或胃肠外营养。

（二）病情观察

监测生命体征和意识状态，每天定时测体温、脉搏、呼吸，特别要观察呼吸频率、

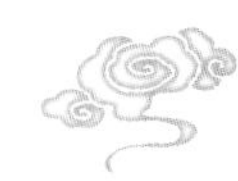

节律的变化，注意有无进行性呼吸困难、急性呼吸窘迫综合征、多器官功能障碍综合征（MODS）等表现。动态检测血象、X线胸片、动脉血气分析等。

（三）对症护理

1. 呼吸困难 对于缺氧或危重患者要特别注意保持呼吸道通畅及有效吸氧，定时给患者翻身、拍背，促进排痰。根据临床表现和动脉血气分析值及时采取合适的浓度和方法给氧，注意保持吸入氧气的湿化。

2. 气管插管或气管切开的护理 保持管道通畅，避免脱落、折曲，保证氧浓度和氧流量，必要时适当约束患者。定时清除呼吸道内分泌物，保持呼吸道通畅。注意呼吸机上的加温湿化器是否正常工作，及时添加无菌蒸馏水。保持面部清洁及气管切开伤口的干燥清洁，做好口腔护理和导管的护理，预防感染。

（四）心理护理

由于SARS传染性强、病情凶险，且无特异性的治疗手段，在社会上引起了恐慌，患者和家属都表现出恐惧、焦虑，产生了巨大的心理压力。护理人员应关心患者，及时有效地与患者沟通，使其正确认识和对待疾病，消除顾虑，摆脱不良情绪，保持乐观开朗的情绪，积极配合治疗，树立战胜SARS的信心，促进疾病康复。

【健康指导】

1. 保持良好的卫生习惯 预防SARS最好的方法是室内通风换气，保持空气流通；避免去空气不流通、人口密集的公共场所。住处勤打扫环境卫生、勤晒衣服和被褥。

2. 养成良好的生活习惯 经常到户外活动，呼吸新鲜空气，增强体质；保证充足睡眠、勿过度劳累，根据天气增减衣服，防止受凉；均衡饮食，多食维生素丰富、高蛋白易消化的食物，促进体力的恢复。

3. 定时复查 患者肺部阴影吸收较慢，出院后1个月内每周回院进行胸部X线摄片复查和血常规检查，并告知患者SARS的临床表现，教会患者自测体温，勿滥用药物。一旦出现症状，及时回医院接受监测。

第十一节 手足口病患者的护理

案例分析

某患儿，1岁，男孩，发热两天，体温在38℃左右，近1天口腔出现米粒大小的疱疹，疱疹周围有红晕，患儿伴有流涎、拒食、哭闹，今晨起发现小儿手掌和脚掌出现绿豆大小的疱疹。

请问：

1. 该患儿的护理诊断是什么？

2. 如何做好该患儿的隔离？

3. 对该患儿应采取哪些护理措施？

手足口病（hand-foot-mouth disease，HFMD）是由多种肠道病毒引起的一种儿童常见传染病，是我国法定的丙类传染病。多发于学龄前儿童，尤以3岁以下儿童发病率最高。大多数患儿症状轻微，以发热和手、足、口腔等部位的丘疹或疱疹为主要症状，少数患儿可引起心肌炎、肺水肿、无菌性脑膜脑炎等并发症。个别重症患儿病情

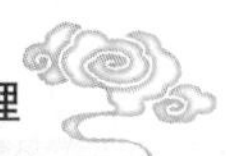

发展快，可导致死亡。

【病原学】

引起手足口病的病毒属于小RNA病毒科肠道病毒属，包括柯萨奇病毒A（CoxA）的2、4、5、7、9、10、16型等，B组（CVB）的1、2、3、4、5型等；肠道病毒71型（EV71）；埃可病毒（ECHO）等。其中以EV71及CoxA16型较为常见。

肠道病毒适合在湿热的环境下生存与传播，病毒在4℃可存活1年，−20℃可长期保存，在外环境中可长期存活。75%酒精和5%来苏不能将其灭活，对乙醚、去氧胆酸盐等不敏感，对紫外线和干燥敏感。各种氧化剂（高锰酸钾、漂白粉等）、甲醛、碘酒以及加热56℃ 30分钟都可以灭活病毒。

【流行病学】

1. 传染源　人是肠道病毒的唯一宿主，患者和隐性感染者均为本病的传染源。发病前数天，感染者咽部与粪便就可检出病毒，通常以发病后1周内传染性最强。

2. 传播途径　肠道病毒主要可经消化道（粪—口途径）传播，其次是经呼吸道（飞沫、咳嗽、打喷嚏等）传播，亦可因接触患者口鼻分泌物、皮肤或黏膜疱疹液及被污染的手及物品等造成传播，污染的手是传播中的关键媒介。在流行地区，苍蝇、蟑螂可机械携带病毒，在传播中起一定作用。

3. 人群易感性　人对引起手足口病的肠道病毒普遍易感，隐性感染和显性感染之比为100∶1。不同年龄组均可发病，常见于学龄前儿童，尤以3岁及以下儿童发病率最高。显性感染和隐性感染后均可获得特异性免疫力，产生的抗体可在体内存留较长时间，对同血清型病毒产生比较牢固的免疫力，但不同血清型间极少有交叉免疫，因此机体可先后或同时感染多种不同的血清型或亚组病毒。

4. 流行特征　该病流行无明显的地区性。全年均可发生，一般4～7月为发病高峰。托幼机构等易感人群集中单位可发生暴发。肠道病毒传染性强、隐性感染比例大、传播途径复杂、传播速度快，控制难度大，容易出现暴发和短时间内较大范围流行。

【发病机制与病理改变】

1. 发病机制　EV71通过呼吸道或消化道进入体内，侵入局部黏膜上皮细胞及周围淋巴细胞中停留和增殖。当增殖到一定程度，病毒侵入局部淋巴结，进入血液循环形成第一次病毒血症，此时患者无明显临床症状，但可从各种体液中分离到病毒，具有传染性。病毒经血液循环侵入网状内皮组织、淋巴结、肝、脾、骨髓等处大量繁殖，并再次进入血液循环导致第二次病毒血症，此时机体可出现典型的临床症状和体征。EV71具有嗜神经性，侵犯外周神经末梢后沿轴突逆行至中枢神经系统，通过直接感染引起细胞病变以及间接免疫损伤机制而致病。

2. 病理改变　皮疹或疱疹是手足口病特征性组织学病变。光镜下表现为表皮内水疱，水疱内有中性粒细胞和嗜酸性粒细胞碎片；水疱周围上皮有细胞间和细胞内水肿；水疱下真皮有多种白细胞的混合型浸润。电镜下可见上皮细胞内有嗜酸性包涵体。

【临床表现】

手足口病潜伏期为2～10天，平均3～7天，病程一般为7～10天。多数突然起病，约半数患者于发病前1～2天或发病的同时发热，伴乏力、喷嚏、咳嗽、流涕等感冒样症状，也可出现食欲减退、恶心、呕吐、腹泻、腹痛等胃肠道症状。

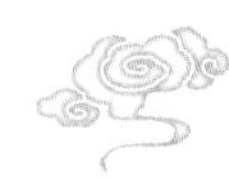

（一）轻型病例

发病期主要以手、足、臀皮疹和口痛为特征。由于口咽痛影响进食，婴儿可表现为流涎、拒食。口腔黏膜疱疹出现较早，初为粟米样斑丘疹或水疱，周围有红晕，主要位于舌、两面颊部或唇部。手心、足心和臀部、躯干、四肢成簇出现或平或凸起的斑丘疹或疱疹，疱内有浑浊液体，无疼痛瘙痒。皮疹一般具有四不特征，即不痛、不痒、不结痂、不留疤。本病一般预后良好，病程自限，水疱和皮疹一般在1周内消退。

课堂互动

手足口病和水痘均会出现疱疹，两者有何区别？

（二）重症病例

少数病例（尤其是7～12个月患儿）在发病1～5天出现脑膜炎、脑炎、肺水肿、循环衰竭等，病情凶险，极少数病例病情危重，可致死亡或留有后遗症。

1. 神经系统表现　可出现精神差、头痛、呕吐、肢体肌阵挛、无力、惊厥等症状。查体可见脑膜刺激征，腱反射减弱或消失。危重病例可表现为昏迷、脑水肿、脑疝。

2. 呼吸系统表现　呼吸困难，口唇发绀，咳白色、粉红色、或血性泡沫样痰；肺部可闻及湿啰音或哮鸣音。

3. 循环系统表现　出现面色苍灰、四肢发凉、出冷汗、皮肤花纹、心率增快或减慢、脉搏细数或减弱甚至消失、血压下降等休克表现。

【实验室及其他检查】

（一）实验室检查

1. 血常规　普通病例白细胞计数常正常或轻度升高，重症病例白细胞计数可明显升高或显著降低。

2. 血生化检查　部分病例可有轻度ALT、AST、肌酸激酶同工酶（CK-MB）升高，升高程度与疾病严重程度和预后密切相关。重症病例可有心肌肌钙蛋白I（cTnI）、血糖升高，C反应蛋白（CRP）一般不升高。

3. 脑脊液检查　神经系统受累时可有以下异常：脑脊液外观清亮，压力增高，白细胞增多，蛋白正常或轻度增多，糖和氯化物正常。

4. 病原学检查　肠道病毒（CoxA16、EV71等）特异性核酸阳性是确认手足口病的主要依据，用组织培养分离肠道病毒是目前诊断的金标准。咽、气道分泌物，疱疹液，粪便阳性率较高。

5. 血清学检查　测定血清中肠道病毒中和抗体的滴度，通常用急性期血清与恢复期血清滴度进行比较，EV71、CoxA16或其他肠道病毒中和抗体滴度有4倍或4倍以上的升高证明病毒感染。

（二）其他检查

1. X线胸片　可表现为双肺纹理增多，网格状、斑片状阴影，重症病例可出现肺水肿、肺出血征象，部分病例以单侧为著。

2. 磁共振　神经系统受累者可有异常改变，以脑干、脊髓灰质损害为主。

3. 脑电图　部分病例可表现为弥漫性慢波，少数可出现棘（尖）慢波。

4. 超声心动图 心肌受损者可出现左室射血分数下降，左室收缩运动减弱，二尖瓣或者三尖瓣反流。

5. 心电图 心肌受损者可见窦性心动过速或过缓，Q-T间期延长，ST-T改变。

【治疗要点】

对手足口病目前尚无特异性抗病毒药物，主要为对症治疗，加强护理，预防并发症的发生。

1. 轻症病例的治疗 在门诊或居家隔离治疗，避免交叉感染。适当休息，清淡饮食，做好口腔和皮肤护理。发热、疱疹等症状可采用中西医结合治疗。

2. 重症病例的治疗

(1) 神经系统受累时治疗：①控制颅内高压：限制入水量，给予甘露醇等脱水治疗；②静脉注射免疫球蛋白，酌情应用糖皮质激素；③其他对症治疗：降温、镇静、止惊。

(2) 呼吸、循环衰竭治疗：呼吸功能衰竭时应及时进行气管插管，使用正压机械通气，吸氧，监测呼吸、心率、血压和血氧饱和度。心力衰竭时在维持血压稳定的情况下，限制液体入量（有条件者根据中心静脉压调整入液量）。根据血压情况选用多巴胺、多巴酚丁胺等药物，酌情应用利尿剂。

3. 中医药治疗 根据不同病情辨证论治。普通型患儿宜选用清热解毒，化湿透邪的方药，如甘草泻心汤加减；重型患者根据病情给予清热祛风、回阳救逆的方药药物，如风引汤加减；对于口咽部疱疹可选用西瓜霜、双料喉风散、冰硼散等蜜调外敷，每天2～3次。

【预防】

1. 管理传染源 手足口病患者应及早行消化道、呼吸道接触隔离。患儿增多时，要及时向卫生和教育部门报告。

2. 切断传播途径 手足口病传播途径多，婴幼儿和儿童普遍易感。做好儿童个人、家庭和托幼机构的卫生及消毒隔离是预防本病传播的关键。

(1) 个人及家庭卫生：饭前、便后、外出后要用肥皂或洗手液等给儿童洗手，不要让儿童喝生水、吃生冷食物，避免接触患病儿童；看护人接触儿童前、给幼童更换尿布、处理粪便后均要洗手，并妥善处理污物；婴幼儿的奶瓶使用前后应充分清洗；本病流行期间不宜带儿童到人群聚集、空气流通差的公共场所，注意保持家庭环境卫生，居室要经常通风，勤晒衣被。

(2) 托幼机构及小学等集体单位的卫生、消毒措施：①本病流行季节，教室和宿舍等场所要保持良好通风，每天做好消毒工作。每天对玩具、个人卫生用具、餐具、门把手、楼梯扶手、桌面等物体表面进行清洗消毒。进行清扫或消毒工作（尤其清扫厕所）时，工作人员应戴手套，清洗工作结束后立即洗手。②教育指导儿童养成正确洗手的习惯。③每天进行晨检，发现可疑患儿时，要对患儿采取及时送诊、居家休息的措施，对患儿所用的物品要立即进行消毒处理。

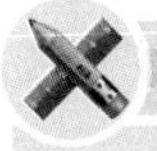

技能要点

幼儿六步洗手法

1. 湿 在水龙头下把手淋湿，擦上肥皂或洗手液。

2. 搓　按六步洗手法揉搓20秒。

3. 冲　用清水把手冲洗干净。

4. 捧　用手捧清水将水龙头冲洗干净，再关闭水龙头。

5. 甩　双手五指自然下垂，在水池里甩上三甩，防止手上的水滴在地上。

6. 擦　用干净的毛巾（纸巾）擦干或烘干机烘干。

（3）医疗机构的卫生、消毒措施：医务人员在诊疗、护理每一位患者后，均应认真洗手或消毒双手；诊疗、护理患者过程中所使用的非一次性的仪器、物品，采取擦拭、浸泡等方法进行消毒；对住院患儿使用过的病床及桌椅等设施和物品必须消毒后才能继续使用；患儿的呼吸道分泌物和粪便要进行消毒处理，采用含氯的消毒剂消毒2小时后倾倒。

3. 保护易感人群　目前还没有可供预防的疫苗。对于手足口病有严重并发症的流行地区，密切接触患者的患儿可肌注丙种球蛋白，提高机体的抗病能力。

【护理诊断及合作性问题】

1. 皮肤完整性受损　与病毒感染所致皮疹有关。

2. 营养失调　低于机体需要量，与口腔内疱疹或溃疡引起疼痛影响进食有关。

3. 有感染的危险　与手足口部形成的疱疹或疱疹破溃有关。

4. 潜在并发症　心肌炎、肺炎、脑炎。

【护理措施】

（一）一般护理

1. 环境与休息　宜卧床休息1周。房间要定期开窗通风，保持空气新鲜、流通，温度、湿度适宜。有条件的家庭每天可用乳酸熏蒸进行空气消毒。减少人员进出患儿房间，禁止吸烟，防止空气污浊，避免继发感染。患儿用过的物品要彻底消毒，可用含氯的消毒液浸泡或煮沸，不宜浸泡或蒸煮的物品可放在日光下曝晒。

2. 饮食　患儿因发热、口腔疱疹，胃口较差，不愿进食，应给予患儿清淡、可口、易消化流质或半流质，禁食生冷、辛辣等刺激性食物。饮食温度不宜过高，食用过热的食物容易刺激破溃处引起疼痛，不利于口腔溃疡的愈合。

（二）病情观察

密切观察生命体征的变化，监测体温，观察发热的程度、持续时间。有无呼吸困难、面色苍白、出冷汗、心率增快或减慢，血压下降等呼吸、循环衰竭表现。注意意识状态，有无嗜睡、烦躁不安、抽搐等症状。观察口腔内疱疹，手、足、臀部的皮疹颜色、形态等。

（三）对症护理

1. 皮疹　注意保持皮肤清洁，防止感染。患儿衣服、被褥要清洁，衣着要舒适、柔软，经常更换。剪短患儿的指甲，必要时包裹患儿双手，防止抓破皮疹。臀部有皮疹的患儿，应及时清理大小便，保持臀部清洁干燥。手足部皮疹初期可涂炉甘石洗剂，有疱疹形成或疱疹破溃时可涂0.5%碘伏或抗生素软膏。

2. 口腔疱疹　患儿会因口腔疼痛而出现拒食、流涎、哭闹等，要保持患儿口腔清洁，进食前后用生理盐水或温开水漱口，对不会漱口的患儿，可以用棉棒蘸生理盐水

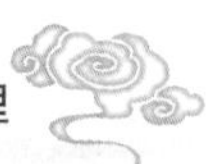

轻轻地清洁口腔，口腔有糜烂时可涂金霉素、鱼肝油。

3. 发热　患儿体温一般为低热或中度发热，无需特殊处理，可让患儿多饮水，有助于散热。

【健康指导】

1. 加强对手足口病的知识宣教　因为此病病程初期临床表现类似感冒症状，如发热、咽痛等。而口腔溃疡往往会误诊为单纯性的口腔炎。因此，家长在手足口病流行期间如果发现患儿发热、起皮疹或口腔溃疡的症状，应及时到医院就诊，早期诊治，以免延误病情。

2. 就地隔离避免接触　发现有手足口病征象的患儿，不能再送托幼机构或学校，在家隔离治疗也要同其他孩子分开食宿，直到病愈后才可回校，以免传染其他儿童。

3. 把住病从口入关　防止粪便、口鼻分泌物污染水和食物，彻底处理好孩子的粪、尿排泄物，尿布要洗净消毒再用。孩子的奶瓶、食具也要经常消毒，不让孩子随便吃不可靠的食品饮料。

4. 养成卫生习惯　教育患儿自幼养成良好的卫生习惯，改掉吮手指的不良习惯，远离垃圾及不清洁环境；养成饭前、便后、玩耍或游戏后彻底洗手的习惯。

5. 改善环境卫生　对幼托机构的环境及玩具、公共游泳池等必须严格消毒，最好通过卫生防疫部门来指导处理。注意粪便无害化处理，避免污染水源。

（曾令梅　侯辰阳　杨　艳　李　君　王　犇）

复习思考题

1. 结合乙型肝炎传播途径简述切断乙型肝炎传播途径的措施。

2. 流行性腮腺炎患者腮腺肿胀疼痛时，应如何护理？

3. 猩红热患者护理体检时可发现哪些异常情况？

4. 水痘皮疹的护理措施包括哪些？

5. 麻疹患者保持皮肤黏膜清洁卫生的护理措施包括哪些？

6. 患者，男性，48 岁，因乏力、食欲不振 15 天，尿黄 10 天，腹胀、尿少 6 天入院诊治，护理查体：精神差，无力，皮肤黏膜深度黄染，呼气有肝臭，牙龈出血，皮肤有出血点及瘀斑，腹胀，肝浊音界小，腹部移动性浊音（-），化验：血清胆红素 427.5μmol/L，ALT 90U。

请问：

(1) 本病最可能的诊断是什么？

(2) 当出现肝肾综合征时应如何护理？

7. 患者男性，37 岁，不规则发热、咳嗽，伴间断腹泻、食欲减退及明显消瘦 2 个月，既往有静脉吸毒史。体格检查：体温 38℃，全身淋巴结肿大，质韧、无触痛，能活动。血白细胞 4.0×10^9/L，血清抗 -HIV（+）。

请问：

(1) 此患者最可能的疾病是什么？

(2) 怎样综合预防该病的传播？

8. 狂犬病伤口处理要点是什么？

课件

扫一扫
知重点

第三章

立克次体病患者的护理

第一节 恙虫病患者的护理

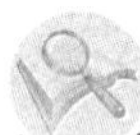

学习要点

重要概念：恙虫病、焦痂。

重要知识点：恙虫病的传染源、传播途径、临床表现、护理措施。

技能要点：恙虫病的护理评估、病情观察、健康宣教(重点预防)。

案例分析

齐某，28岁，男性，梁河县平山乡一农民，以寒战、高热，伴剧烈头痛5天入院。患者半个月前到山里打草，被小虫叮咬。5天前患者突起高热，伴寒战、头痛剧烈、全身酸痛、恶心、呕吐、胸闷、咳嗽，咳少许血丝痰。查体：体温39.6℃，烦躁、头面及颈胸部潮红，左会阴处有一个边缘突起、有红晕、黑色圆形的焦痂，左腹股沟淋巴结肿大，有触痛，眼结膜充血，双侧瞳孔等大等圆，对光反射灵敏。颈软，心肺正常，腹软，肝右肋下1.5cm，质软，有触痛。右肺可闻少许湿啰音，胸片示右中叶局灶性炎症。变形杆菌OX_k凝集试验(外斐试验)效价为1∶680。

请问：

1. 该患者可能的诊断是什么？
2. 该患者存在哪些护理问题？

恙虫病(tsutsugamushi disease)又称丛林斑疹伤寒，是由恙虫病立克次体所致的急性自然疫源性传染病。鼠类是主要的传染源。本病因恙螨幼虫叮咬传播给人。临床上以叮咬部位焦痂或溃疡形成、高热、皮疹、淋巴结肿大、肝脾大以及周围血液白细胞数减少等为特征。

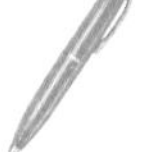

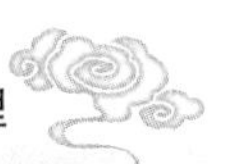

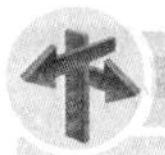

知识链接

恙虫病的发现

早在公元313年，我国晋代医学家葛洪曾描述“人行经草丛、沙地，被一种红色微小沙虱叮咬，即发生红疹，三日后发热，叮咬局部溃疡结痂”，颇似现代恙虫病。但直到1948年才于广州市分离出恙虫病立克次体。国外最早是日本人于1810年描述本病，1927年日本学者绪方规雄等用患者血液注射家兔睾丸内，经5～6次传代后，阴囊红肿，取其涂片染色发现立克次体，命名为东方立克次体，1931年定名为恙虫病立克次体。

【病原学】

恙虫病立克次体呈球形或球杆状，大小为(0.3～0.6)μm×(0.5～1.5)μm，专在细胞内寄生，革兰染色阴性，但以吉姆萨染色显色较好，呈紫蓝色。根据抗原性不同可将其分为10个血清型，不同血清型致病力可出现较大差别。

恙虫病立克次体抵抗力弱，有自然失活倾向，不易保存。但在液氮中能存活1年以上。对一般消毒剂都很敏感，加热至56℃ 10分钟可将其杀灭。对氯霉素、四环素类和红霉素类亦很敏感，但对低温、青霉素、头孢菌素及氨基糖苷类抗生素均能耐受。

【流行病学】

1．传染源　鼠类是主要传染源。鼠类感染后大多无症状，但病原体长期存在于其内脏中，因而是本病的主要贮存宿主。此外，兔、猪、猫、家禽、鸟类也可被感染或携带恙螨，亦是本病的传染源。人感染后血中虽出现病原体，但人被恙螨叮咬仅属偶然现象，故人作为传染源意义不大。

2．传播途径　通过恙螨叮咬而传播。恙螨为本病的传播媒介。恙螨的生活周期包括卵、幼虫、蛹、稚虫和成虫5期，当恙螨幼虫叮咬带有恙虫病立克次体的鼠时，则幼虫受感染，病原体在幼虫体内繁殖，经过蛹、稚虫、成虫、卵又传到第二代幼虫，如果该幼虫再叮咬人或动物时，又可将病原体传染给人或动物，因此恙螨既是本病的传播媒介，也是恙虫病的原始储存宿主。

3．人群易感性　人对本病普遍易感。从事野外劳动，较多接触杂草的人员及青壮年因暴露机会多而发病率较高。病后可获得对同株病原体的持久免疫力。对异株的免疫力仅能维持数月，故可再次感染发病。

4．流行特征　多于夏秋季发病，常为散发，6～7月为高峰期，降雨量集中的季节易发生流行。

知识链接

《恙虫病预防控制技术指南(试行)》

近年来我国许多地区网络直报的恙虫病病例数呈上升趋势，部分地区出现局部暴发疫情，北方地区流行范围不断扩大。由于医务人员对该病缺乏认识，故易发生误诊和漏诊，导致严重的并发症甚至死亡。为指导临床医生和疾病预防控制专业人员做好该病的发现、报告、诊断、治疗、个人防护、实验室检测和疫情调查与处置工作，加强公众健康教育，中国疾病预防控制中心2009年1月4日制定并印发了《恙虫病预防控制技术指南(试行)》。

【发病机制与病理改变】

病原体从恙螨幼虫叮咬处侵入人体，先在叮咬局部组织细胞内繁殖，引起局部的皮肤损害，继而直接或经淋巴系统进入血流，形成恙虫病立克次体血症，病原体随血流到达身体各器官组织，侵入血管内皮细胞和单核—吞噬细胞内生长繁殖，产生毒素，引起全身毒血症状和多脏器病变。

本病的基本病理变化为全身小血管炎、血管周围炎及单核—吞噬细胞增生。内脏普遍充血，肝脾因充血及网状内皮细胞增生而肿大，心肌呈局灶性或弥漫性心肌炎，肺可出现出血性肺炎，肾呈间质性炎症，脑膜可出现淋巴细胞性脑膜炎。

【临床表现】

潜伏期为4～21天，一般为10～14天。

（一）症状

包括发热和全身毒血症状。起病急骤，体温迅速升高，1～2天内可达39～41℃，多呈弛张热型。常伴有畏寒、剧烈头痛、全身酸痛、乏力、食欲缺乏等急性感染症状。病程第2周后，病情常加重，神经系统可有神情淡漠、重听、烦躁、谵妄，甚至昏迷或抽搐等表现；循环系统可有心率快、心音弱、心律失常等心肌炎表现；呼吸系统可出现咳嗽、气促、胸痛、两肺啰音等肺炎表现。第3周后，体温逐渐下降至正常，症状减轻至消失，病情开始恢复。

（二）体征

1. 焦痂与溃疡　焦痂为本病的主要特征。被恙螨叮咬的局部皮肤先充血、水肿，形成小丘疹，继而变成小水疱，水疱中央坏死、出血，形成圆形或椭圆形的黑色痂皮，称为焦痂。因恙螨幼虫喜好叮咬人体湿润、气味较浓以及被压迫的部位，因此焦痂多见于腋窝、腹股沟、会阴部及肛周等处，一般为1个，个别可有2～3个。焦痂边缘稍隆起，有红晕，如无继发感染，不痛、不痒、无渗液，大小为4～10mm。痂皮脱落后形成溃疡，其基底部呈现淡红色肉芽创面。

2. 淋巴结肿大　焦痂或溃疡附近的淋巴结明显肿大，大者如核桃，小者如蚕豆，可移动，常伴疼痛和压痛，不化脓，消退较慢，疾病恢复期仍可扪及。并可伴全身浅表淋巴结轻度肿大。

3. 皮疹　多出现于病程的4～6天，躯干及四肢出现散在性压之退色的红色斑丘疹，多为充血性，不痒，直径为2～5mm不等，持续3～7天后消退，不脱屑，可遗留少许色素沉着。

4. 其他　可有肝脾大，质软，表面平滑，可有轻微触痛。部分患者有颜面及颈胸部潮红、结膜充血等。

【并发症】

较常见的并发症有中毒性肝炎、支气管肺炎、心肌炎、脑膜脑炎、消化道出血、急性肾衰竭等。

【实验室及其他检查】

1. 血常规　周围血白细胞数减少或正常，重型患者或有并发症时增多，分类常有中性粒细胞核左移现象，淋巴细胞相对增多。

2. 血清学检查

(1) 变形杆菌 OX_k 凝集试验（外斐反应）：患者血清中的特异性抗体能与变形杆菌

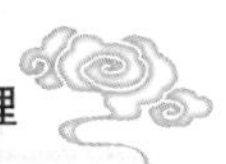

OX_k 抗原起凝集反应。一般凝集效价在 1∶160 或以上才有诊断意义。病程第 1 周末阳性率约为 30%，第 2 周末约为 70%，第 3 周末可达 90%，第 4 周开始下降，至第 8～9 周多转为阴性。本试验的特异性较低，其他疾病也可出现阳性。

（2）斑点免疫测定：用恙虫病立克次体或其蛋白作抗原吸附在硝酸纤维膜上，可检测血清中的特异性 IgM 或 IgG 抗体，该法敏感性高，可区分各种血清型。

（3）间接免疫荧光试验：在病程的第 1 周末即可检测到患者血清中的特异性抗体。

3. 病原体分离　取发热患者的全血 0.5ml 接种小白鼠腹腔，接种 7～9 天后见鼠发病，取濒死小鼠的脾、肝或腹膜作涂片或印片，可发现病原体。

【治疗要点】

1. 病原治疗　氯霉素对此病有特效，四环素和红霉素对本病也有良好的疗效，用药后体温在 1～3 天内下降至正常。氯霉素，成人每天 2g，儿童 25～40mg/（kg·d），分 4 次服，口服困难者可静脉滴注给药，热退后剂量减半，再用 7～10 天。四环素的用药剂量与氯霉素相同。四环素对儿童的不良反应较多，宜慎用。

2. 对症治疗　高热采取物理降温，酌情使用解热药物；烦躁不安可适量应用镇静药；重症患者可予皮质激素以减轻毒血症状，有心力衰竭者应绝对卧床休息，用强心药、利尿剂控制心力衰竭。

3. 中医药治疗　根据不同病情和病程辨证论治，如三仁汤、三石汤、清瘟败毒饮等加减，清营汤合安宫牛黄丸等。

【预防】

1. 管理传染源　灭鼠是主要措施，可运用捕鼠器与药物灭鼠结合的方法。患者不必隔离，接触者不检疫。

2. 切断传播途径　注意改善环境卫生，清除杂草，消除恙螨滋生地。酌情在丛林草地喷洒杀虫剂消灭恙螨。

3. 保护易感人群　注意个人防护，在流行季节避免在草地上坐、卧、晾晒衣被。在流行区野外作业时，应束紧袖口、领口及裤脚口，在外露的皮肤上涂抹防虫剂，防止恙螨叮咬。野外作业回来后，立即洗澡、更衣。目前尚无可实际应用的疫苗，预防恙虫病疫苗尚处于实验研究阶段。

【护理诊断及合作性问题】

1. 体温过高　与恙虫病立克次体血症有关。

2. 皮肤完整性受损　与恙螨叮咬后导致局部焦痂和溃疡或四肢及躯干的皮疹有关。

3. 舒适的改变　头痛、全身酸痛与病原体感染机体后释放毒素有关。

4. 有体液不足的危险　与发热丢失体液及食欲差摄入不足有关。

5. 潜在并发症　支气管肺炎、心肌炎、心力衰竭、出血。

【护理措施】

（一）一般护理

1. 环境与休息　保持环境安静，室温调节在 18～22℃，相对湿度保持在 60% 左右，房间通风良好。嘱患者绝对卧床休息，协助患者采取舒适体位，减少机体消耗，防止并发症的发生。

2. 饮食　嘱患者多饮水，结合其饮食习惯，给予易消化、营养丰富、富含维生素、保证足够热量的流质或半流质饮食；恢复期患者食欲好转明显，可开始进食软饭，然后逐渐恢复正常饮食。

3. 口腔护理　因患者高热、食欲缺乏、呕吐或口鼻出血，极易诱发口腔感染，且毒素本身可直接损害口腔黏膜，因此要重视口腔卫生，需做好口腔护理，防止口腔并发症的发生。

（二）病情观察

监测生命体征和神志的变化；观察皮肤有无焦痂、溃疡及皮疹，局部及全身淋巴结有无肿大；及早发现并发症，若高热伴有心率增快、心音低钝、心律失常，则需警惕心肌炎可能；咳嗽频繁、胸痛、气促、咳痰，注意有无肺炎；出现神志改变、谵妄、抽搐等为脑膜炎表现。

（三）对症护理

1. 高热　高热时以物理降温为主，采用冷敷、温水擦浴等方法，但不宜用乙醇擦浴，以免影响皮疹和诱发皮下出血。

2. 焦痂与溃疡　保持焦痂与溃疡部位的清洁、干燥，防止继发感染，不能强行撕脱痂皮，溃疡周围皮肤可用 75% 乙醇涂擦，溃疡面用过氧化氢、生理盐水先清洗后再用庆大霉素注射液湿敷，每天 3 次，直至溃疡愈合。因恙虫病喜欢侵袭人体湿润、气味较浓、较隐蔽的部位如腹股沟、肛周、会阴、外生殖器、腋窝等，需细致检查，精心护理，同时保护患者隐私。

3. 中毒性心肌炎　并发中毒性心肌炎时应给予以下护理措施：①绝对卧床休息，减少机体耗氧及心脏负担，吸氧 2～4L/min；②静脉输液时严格控制滴速，成人 20～30 滴 / 分钟；③置心电监护仪监测血压、脉搏、呼吸及意识变化；④记录 24 小时出入量。

（四）心理护理

患者一般来自农村，文化层次相对较低，对本病认识不足，认为自己患了传染病，担心传染给家人，顾虑重重。患者还会因隔离产生被歧视、被社会抛弃的感觉，有不被理解及接受的孤独感，因此护士应根据患者心理特征、文化层次，有针对性地给予心理支持，向患者及家属讲解本病发病原因、传播方式、临床特征及预后等；解释本病在人与人之间不会传播，患者不需隔离，接触者不必检疫，用抗生素是可以治愈的，病死率仅 1%～3%，使患者解除顾虑，安心养病接受治疗。

（五）用药护理

使用氯霉素时应注意观察血象的变化，如发现粒细胞及血小板减少或出现皮肤紫癜，应通知医师。应注意观察四环素的副作用，有无恶心、呕吐、食欲减退等消化道症状。

【健康指导】

嘱患者注意休息和营养，以增强体质；做好恙虫病防治知识的宣教，认真搞好室内、外环境卫生，除杂草、灭鼠、消灭恙螨滋生地，喷洒灭虫剂杀灭恙螨。此外，指导患者及家属做好个人防护，在流行季节避免在草地上坐、卧、晒衣被，在流行区野外活动时，为防止恙螨叮咬，应束紧袖领及裤脚，可在外露的皮肤上涂抹 5% 邻苯二甲酸二甲酯等。向野外劳作者介绍恙虫病及其并发症临床表现，做到早发现、早诊断、早治疗，预防并发症的发生。

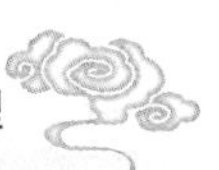

第二节　人粒细胞无形体病患者的护理

学习要点

重要概念：人粒细胞无形体病。

重要知识点：人粒细胞无形体病的传染源、传播途径、临床表现、护理措施。

技能要点：人粒细胞无形体病的护理评估、病情观察、健康宣教（重点预防）。

案例分析

刘某，男，46岁，农民，家中养貂。因“发热、头晕、乏力、恶心2天，加重1小时”入院。查体：T 38℃，BP 140/80mmHg，皮肤、黏膜无皮疹及出血点，浅表淋巴结无肿大，眼睑无水肿，颈软，双肺可闻及散在干啰音，心律齐，各瓣膜听诊区无病理性杂音，腹软，中上腹压痛，无反跳痛，肝脾未触及，肝区有叩痛。实验室检查：血常规，白细胞 3.19×10^9/L，中性粒细胞0.76，淋巴细胞0.19，红细胞 3.9×10^{12}/L，血小板 60×10^9/L；超敏C反应蛋白31mg/L；骨髓细胞学检查提示继发性白细胞、血小板减少；肝胆胰脾泌尿系彩超提示脾脏轻度肿大；胸部X线片示支气管炎。

请问：

1. 该患者可能的诊断是什么？
2. 该患者存在哪些护理问题？

人粒细胞无形体病（human granulocytic anaplasmosis，HGA）是由嗜吞噬细胞无形体（anaplasma phagocytophilum）侵染人末梢血中性粒细胞引起，以发热伴白细胞、血小板减少和多脏器功能损害为主要临床表现的蜱传疾病。嗜吞噬细胞无形体是一种寄生于细胞内的寄生菌，主要通过蜱（也叫壁虱）叮咬传播。

知识链接

人粒细胞无形体病的发现

1994年，美国德克萨斯州立大学Chen等首次报告了人粒细胞无形体病（HGA）。后来研究发现，HGA由嗜吞噬细胞无形体侵染人末梢血中性粒细胞引起，其症状与某些病毒感染性疾病相似，易发生误诊，严重时可导致死亡。

近年来的研究发现，在美国的部分地区及欧洲大多数国家中，有蜱类存在的地区，往往嗜吞噬细胞无形体感染率比较高。此外，有些哺乳动物也可能是嗜吞噬细胞无形体的储存宿主例如美国发现的白足鼠、白尾鹿，欧洲的红鹿、牛、山羊等。2006年，我国在安徽省发现人粒细胞无形体病病例，其他部分省份也有疑似病例发生。

【病原学】

嗜吞噬细胞无形体属于立克次体目无形体科。嗜吞噬细胞无形体呈球状多型

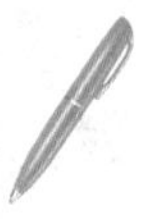

性，革兰染色阴性，主要寄生在粒细胞的胞质空泡内，以膜包裹的包涵体形式繁殖。用 Giemsa 法染色，嗜吞噬细胞无形体包涵体在胞质内染成紫色，呈桑葚状。

【流行病学】

1. 传染源　动物宿主持续感染是病原体维持自然循环的基本条件。国外报道，嗜吞噬细胞无形体的储存宿主包括白足鼠等野鼠类以及其他动物。在欧洲，红鹿、牛、山羊均可持续感染嗜吞噬细胞无形体。国外报道，嗜吞噬细胞无形体的传播媒介主要是硬蜱属的某些种（如肩突硬蜱、篦子硬蜱等）。我国曾在黑龙江、内蒙古及新疆等地的全沟硬蜱中检测到嗜吞噬细胞无形体核酸。我国的储存宿主、媒介种类及其分布尚需做进一步调查。

2. 传播途径

（1）蜱叮咬传播：蜱叮咬携带病原体的宿主动物后，再叮咬人时，病原体可随之进入人体引起发病。

（2）直接接触：危重患者或带菌动物的血液或体液，有可能会导致传播，但具体传播机制尚需进一步研究证实。国外曾有屠宰场工人因接触鹿血经伤口感染该病的报道。

3. 人群易感性　人对嗜吞噬细胞无形体普遍易感，各年龄组均可感染发病。

高危人群主要为接触蜱等传播媒介的人群，如疫源地（主要为森林、丘陵地区）的居民、劳动者及旅游者等。与人粒细胞无形体病危重患者密切接触、直接接触患者血液或体液的医务人员或其陪护者，如不注意防护，也有感染的可能。

4. 流行特征　已有人粒细胞无形体病的国家有美国、斯洛文尼亚、法国、英国、德国、澳大利亚、意大利及韩国等。根据国外研究，该病与莱姆病的地区分布相似，中国莱姆病流行区亦应关注此病。该病全年均有发病，发病高峰为 5～10 月，多集中在当地蜱活动较为活跃的月份。

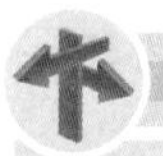

知识链接

《人粒细胞无形体病预防控制技术指南（试行）》

2006 年，我国在安徽省发现人粒细胞无形体病病例，其他部分省份也有疑似病例发生。该病临床症状与某些病毒性疾病相似，容易发生误诊，严重者可导致死亡。为指导临床医生和疾病预防控制专业人员做好该病的发现、报告、诊断、治疗、个人防护、实验室检测和疫情防控与应急处理工作，加强公众健康教育，2010 年 9 月 8 日，中华人民共和国原卫生部发布印发《人粒细胞无形体病预防控制技术指南（试行）》。各级医疗机构发现符合病例定义的人粒细胞无形体病疑似、临床诊断或确诊病例时，应参照乙、丙类传染病的报告要求于 24 小时内通过国家疾病监测信息报告管理系统进行网络直报，报告疾病类别选择“其他传染病”。

【发病机制与病理改变】

1. 发病机制　嗜吞噬细胞无形体通过蜱的叮咬进入体内，并经微血管或淋巴管进入有关的脏器。可与中性粒细胞和粒细胞表面的岩藻糖基化和唾液酸化糖基化折叠蛋白结合，从而侵染粒细胞，引起人粒细胞无形体病。

2. 病理改变　包括多脏器周围血管淋巴组织炎症浸润、坏死性肝炎、脾及淋巴

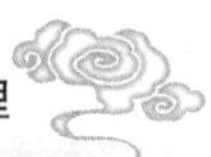

结单核吞噬系统增生等，主要与免疫损伤有关。嗜吞噬细胞无形体感染中性粒细胞后，可影响宿主细胞基因转录、细胞凋亡、细胞因子产生紊乱、吞噬功能缺陷，进而造成免疫病理损伤。

【临床表现】

潜伏期一般为7～14天（平均9天）。

急性起病，主要症状为发热，多为持续性高热，可高达40℃以上。可伴有全身不适、乏力、头痛、肌肉酸痛、恶心、呕吐、厌食、腹泻等症状。部分患者出现咳嗽、咽痛。体格检查可见表情淡漠，相对缓脉，少数患者可有浅表淋巴结肿大及皮疹。可伴有心、肝、肾等多脏器功能损害，并出现相应的临床表现。

重症患者可有间质性肺炎、肺水肿、急性呼吸窘迫综合征以及继发细菌、病毒及真菌等感染。少数患者可因严重的血小板减少及凝血功能异常，出现皮肤、肺、消化道等出血表现，如不及时救治，可因呼吸衰竭、急性肾衰等多脏器功能衰竭以及弥散性血管内凝血死亡。

老年患者、免疫缺陷患者及进行激素治疗者感染本病后病情多较危重。

【并发症】

如延误治疗，患者可出现机会性感染、败血症、中毒性休克、中毒性心肌炎、急性肾衰、呼吸窘迫综合征、弥散性血管内凝血及多脏器功能衰竭等，直接影响病情和预后。

【实验室及其他检查】

1. 血常规　白细胞、血小板减少可作为早期诊断的重要线索。患者发病第一周即表现有白细胞减少，多为（1.0～3.0）$\times 10^9$/L；血小板降低，多为（30～50）$\times 10^9$/L。可见异型淋巴细胞。

2. 尿常规　蛋白尿、血尿、管形尿。

3. 血生化检查　肝、肾功能异常；心肌酶谱升高；少数患者出现血淀粉酶、尿淀粉酶和血糖升高。

4. 其他　部分患者凝血酶原时间延长，纤维蛋白原降解产物升高。可有血电解质紊乱，如低钠、低氯、低钙等。少数患者还有胆红素及血清蛋白降低。

5. 血清及病原学检测

（1）急性期血清间接免疫荧光抗体（IFA）检测：嗜吞噬细胞无形体IgM抗体阳性；嗜吞噬细胞无形体IgG抗体阳性。恢复期血清IFA检测，嗜吞噬细胞无形体IgG抗体滴度较急性期有4倍及以上升高。

（2）全血或血细胞标本PCR检测：嗜吞噬细胞无形体特异性核酸阳性，且序列分析证实与嗜吞噬细胞无形体的同源性达99%以上。

（3）细胞培养分离到病原体。

【治疗要点】

（一）病原治疗

1. 四环素类抗生素

（1）强力霉素：为首选药物，应早期、足量使用。成人口服：0.1g/次，1日2次，必要时首剂可加倍。8岁以上儿童常用量：首剂4mg/kg；之后，每次2mg/kg，1日2次。一般病例口服即可，重症患者可考虑静脉给药。

（2）四环素：口服：成人常用量为0.25～0.5g/次，每6小时1次；8岁以上儿童常

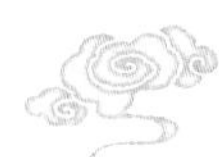

用量为一日 25～50mg/kg，分 4 次服用。静脉滴注：成人一日 1～1.5g，分 2～3 次给药；8 岁以上儿童为一日 10～20mg/kg，分 2 次给药，每日剂量不超过 1g。住院患者主张静脉给药。四环素毒副作用较多，孕妇和儿童慎用。

强力霉素或四环素治疗疗程不少于 7 天。一般用至退热后至少 3 天，或白细胞及血小板计数回升，各种酶学指标基本正常，症状完全改善。早期使用强力霉素或四环素等药物，一般可在 24～48 小时内退热。因人粒细胞无形体病临床表现无特异性，尚缺乏快速的实验室诊断方法，可对疑似病例进行经验性治疗，一般用药 3～4 天仍不见效者，可考虑排除人粒细胞无形体病的诊断。

2. 利福平　儿童、对强力霉素过敏或不宜使用四环素类抗生素者，选用利福平。成人 450～600mg，儿童 10mg/kg，每日一次口服。

3. 喹诺酮类　如左氧氟沙星等。

磺胺类药有促进病原体繁殖作用，应禁用。

（二）一般治疗

患者应卧床休息，高热量、适量维生素、流食或半流食，多饮水，注意口腔卫生，保持皮肤清洁。

对病情较重患者，应补充足够的液体和电解质，以保持水、电解质和酸碱平衡；体弱或营养不良、低蛋白血症者可给予胃肠营养、新鲜血浆、白蛋白、丙种球蛋白等治疗，以改善全身功能状态、提高机体抵抗力。

（三）对症支持治疗

1. 对高热者可物理降温，必要时使用药物退热。

2. 对有明显出血者，可输血小板、血浆。

3. 对合并有弥散性血管内凝血者，可早期使用肝素。

4. 对粒细胞严重低下患者，可用粒细胞集落刺激因子。

5. 对少尿患者，应碱化尿液，注意监测血压和血容量变化。对足量补液后仍少尿者，可用利尿剂。如出现急性肾衰时，可进行相应处理。

6. 心功能不全者，应绝对卧床休息，可用强心药、利尿剂控制心衰。

7. 应慎用激素。国外有文献报道，人粒细胞无形体病患者使用糖皮质激素后可能会加重病情并增强疾病的传染性，故应慎用。对中毒症状明显的重症患者，在使用有效抗生素进行治疗的情况下，可适当使用糖皮质激素。

（四）隔离及防护

对于一般病例，按照虫媒传染病进行常规防护。在治疗或护理危重患者时，尤其患者有出血现象时，医务人员及陪护人员应加强个人防护。做好患者血液、分泌物、排泄物及其污染环境和物品的消毒处理。

【预防】

1. 管理传染源　避免蜱叮咬是降低感染风险的主要措施。预防该病的主要策略是指导公众、特别是高危人群减少或避免蜱的暴露。有蜱叮咬史或野外活动史者，一旦出现疑似症状或体征，应及早就医，并告知医生相关暴露史。

2. 切断传播途径　蜱可寄生在家畜或宠物的体表。如发现动物体表有蜱寄生时，应减少与动物的接触，避免被蜱叮咬。蜱常附着在人体的头皮、腰部、腋窝、腹股沟及脚踝下方等部位。如发现蜱附着在身体上，应立即用镊子等工具将蜱除去。因蜱

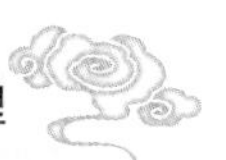

体上或皮肤破损处的液体可能含有传染性病原体，不要直接用手将蜱摘除或用手指将蜱捏碎。

3. 保护易感人群　注意个人防护，蜱主要栖息在草地、树林等环境中，应尽量避免在此类环境中长时间坐卧。如需进入此类地区，尤其是已发现过患者的地区，应注意做好个人防护，穿着紧口、浅色、光滑的长袖衣服，可防止蜱的附着或叮咬，且容易发现附着的蜱。也可在暴露的皮肤和衣服上喷涂避蚊胺（DEET）等驱避剂进行防护。在蜱栖息地活动时或活动后，应仔细检查身体上有无蜱附着。

【护理诊断及合作性问题】

1. 体温过高　与嗜吞噬细胞无形体侵染有关。

2. 舒适的改变　头痛、全身酸痛与病原体感染机体后释放毒素有关。

3. 皮肤完整性受损　与蜱虫叮咬后导致局部损伤或皮肤黏膜出血有关。

4. 有体液不足的危险　与发热丢失体液及食欲差摄入不足有关。

5. 潜在并发症　间质性肺炎、肺水肿、急性呼吸窘迫征。

【护理措施】

（一）一般护理

1. 环境与休息　保持环境安静，室温调节在 18～22℃，相对湿度保持在 60% 左右，房间通风良好。嘱患者绝对卧床休息，协助患者采取舒适体位，减少机体消耗，防止并发症的发生。

2. 饮食　嘱患者多饮水，结合其饮食习惯，给予易消化、营养丰富、富含维生素、保证足够热量的流质或半流质饮食；恢复期患者食欲好转明显，可开始进食软饭，然后逐渐恢复正常饮食。

3. 口腔护理　因患者高热、食欲缺乏、呕吐或口鼻出血，极易诱发口腔感染，且毒素本身可直接损害口腔黏膜，因此要重视口腔卫生，需做好口腔护理，防止口腔并发症的发生。

（二）病情观察

监测生命体征和神志的变化。监测体温变化，观察发热的热型、热度、伴随症状。密切观察患者的脉搏，有无相对缓脉。有无皮肤、黏膜、肺、消化道等出血，大量出血时有无失血性休克的表现。观察有无呼吸衰竭、急性肾衰等多脏器功能衰竭以及弥散性血管内凝血等并发症的发生。

（三）对症护理

1. 高热　高热时以物理降温为主，采用冷敷、温水擦浴等方法，但不宜用乙醇擦浴，以免影响皮疹和诱发皮下出血。

2. 出血　加强病情观察。注意观察皮肤、黏膜有无损伤出血，观察出血的部位和出血量。严密观察患者生命体征及神志变化，若出现头痛、呕吐、烦躁不安、嗜睡、甚至惊厥，颈项抵抗，提示颅内出血；消化道出血时常出现腹痛、便血；血尿、腰痛提示发生肾出血。预防和避免出血加重：①减少活动，血小板过低时应卧床休息。②保持皮肤清洁，避免皮肤受刺激引起出血。避免一切可能造成身体受伤害因素，如勤剪指甲以防抓伤皮肤，禁用牙签剔牙或硬牙刷刷牙。③避免使用可能引起血小板减少或抑制血小板功能的药物，如阿司匹林、双嘧达莫等。④便秘、剧烈咳嗽会引起颅内压增高，有可能导致颅内出血，要积极预防和处理。

（四）心理护理

患者一般对此病认识不足，思想压力大，又住在隔离病房，多有恐惧、忧虑、孤独、无助等心理反应，故对患者进行有效心理护理尤为重要。护士应经常巡视看望患者，多与患者沟通，倾听患者述说，讲解疾病基本知识。主动对患者进行生活帮助，使患者产生温暖、平和的心态，正确认识疾病，积极配合治疗和护理，从而促进早日康复。

（五）用药护理

四环素宜饭后口服，不能用茶叶水送服，乳制品、碳酸氢钠和多价金属离子均能减少四环素类吸收，不能同服。

【健康指导】

嘱患者注意休息和营养，以增强体质；做好人粒细胞无形体病防治知识的宣教。此外，指导患者及家属做好个人防护，应当避免在蜱类主要栖息地如草地，树林等环境中长时间坐卧。如必须进入，应注意个人防护，穿长袖衣服，扎紧裤腿，穿浅色衣服以便于查找是否有蜱附着，针织衣物应表面光滑，不要穿凉鞋。裸露的皮肤应当涂抹趋避剂如避蚊胺。一旦发现有蜱已叮咬皮肤，可用酒精涂在蜱身上，再用尖头镊子取出蜱，或用烟头烫蜱露在体外的部分使头部放松或死亡，不要生拉硬拽以免将蜱的头部留在皮肤内。局部用酒精消毒处理，做到早发现、早诊断、早治疗，预防并发症的发生。

（刘春娜　李文卿）

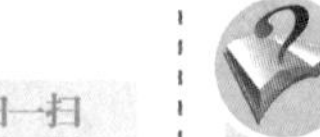

复习思考题

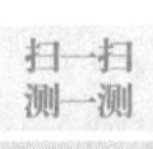

1. 怎样预防恙虫病？

2. 患者，男性，26岁，农民。1周前突然出现发热，体温迅速上升，高达41℃，伴有寒战、剧烈头痛、乏力、食欲下降、恶心、呕吐等症状，用青霉素、头孢等抗生素治疗均无好转。患者半个月前到山里打草，被小虫叮咬。体格检查：体温40.1℃，精神差，高热病容，结膜充血。左腋窝淋巴结肿大，并发现一个直径约5mm大小的焦痂。焦痂边缘突起，周围发红，不痛不痒。变形杆菌OX_k凝集试验（外斐试验）效价为1∶580。

请思考以下问题：

（1）对该患者如何进行护理评估？

（2）该患者存在哪些护理问题？

（3）如何进行病情观察？

3. 怎样预防人粒细胞无形体病？

4. 患者，男性，65岁，农民，于2009年6月28日10：00因发热、头痛、腹痛、伴皮肤瘀斑1周入院。患者诉1周前在田间干农活后出现发热（未测体温）、寒战、头痛、腹痛及意识障碍，伴躯干、四肢散在瘀斑。头痛表现为整个头部持续性针刺样痛，伴头晕，无恶心、呕吐；腹痛表现为剑突下、脐周胀痛，进食后明显，伴纳差、黑便；感乏力、双下肢酸痛。入院时查体：体温38.2℃，脉搏45次/分，呼吸18次/分，血压136/77mmHg，意识清楚，体型消瘦，慢性病面容，轮椅推入病房，

查体合作。全身皮肤、黏膜无黄染，躯干、四肢散在陈旧瘀斑，浅表淋巴结未触及肿大。入院查血常规示：白细胞 2.92×10^9/L，中性粒细胞 0.43，淋巴细胞比值 0.31，血小板计数 7×10^9/L。

请思考以下问题：

（1）对该患者如何进行护理评估？

（2）该患者存在哪些护理问题？

（3）如何进行病情观察？

课件

第四章

细菌性传染病患者的护理

扫一扫知重点

学习要点

重要概念：伤寒、相对缓脉、玫瑰疹、细菌性痢疾、中毒性菌痢、布鲁菌病、猩红热、流行性脑脊髓膜炎。

重要知识点：细菌性传染病的传播途径、临床表现、护理措施。

技能要点：伤寒、细菌性痢疾、猩红热、流行性脑脊髓膜炎的护理评估、病情观察、健康宣教。

第一节 伤寒患者的护理

案例分析

患者，男，37岁。因"发热8天"入院。体温39～40℃，为持续性发热，无畏寒，伴食欲不振、腹胀，曾在诊所按"感冒"用头孢氨苄治疗2天，症状未见好转。体格检查：T 39.4℃，P 78次/分，R 20次/分，BP 90/60mmHg，神志清楚，表情淡漠。腹部可见4个淡红色斑疹，直径约3mm，压之退色，无瘙痒。心肺未发现异常。腹平软，无压痛及反跳痛，肝右肋下0.5cm，脾左肋1cm。实验室检查：WBC 4.0×10^9/L。

请问：

1. 该患者最可能的诊断是什么？
2. 怎样制定相应的护理措施？
3. 如何对患者进行健康指导？

伤寒（typhoid fever）是由伤寒沙门菌引起的急性肠道传染病。典型的临床表现以持续发热、表情淡漠、相对缓脉、玫瑰疹、肝脾大及白细胞减少为特征。严重并发症有肠出血及肠穿孔。

【病原学】

伤寒沙门菌属为沙门菌属D组，革兰染色阴性，有鞭毛，能运动。主要抗原有菌体"O"抗原、鞭毛"H"抗原和体表"Vi"抗原，人体对三者都能产生相应的抗体。通过检测血清中"O"及"H"抗体，有助于伤寒的临床诊断，检测"Vi"抗体则用来发现伤寒

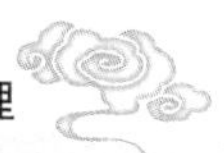

慢性带菌者。菌体裂解时释放内毒素，为致病的主要因素。

伤寒杆菌在自然环境中生命力较强，耐低温，但对热及一般消毒剂较敏感，煮沸后迅速死亡。

【流行病学】

1. 传染源　带菌者或患者为唯一传染源。带菌者有以下几种：①潜伏期带菌者：潜伏期内从粪便排菌者；②暂时带菌者：恢复期仍然排菌但在3个月内停止者；③慢性带菌者：恢复期排菌超过3个月者。有胆道系统疾病的女性或老年患者易变为慢性带菌者，少数患者可终生排出细菌，是伤寒不断传播甚至流行的主要传染源。典型伤寒患者在病程2～4周排菌量最大，传染性最强，而轻型患者难以被及时诊断、隔离，流行病学意义更大。

2. 传播途径　伤寒杆菌通过粪—口途径传播。水源污染和食物污染是本病重要的传播途径，常引起暴发流行。日常生活密切接触是伤寒散发流行的传播途径。苍蝇和蟑螂等媒介可携带伤寒杆菌引起散发流行。

3. 人群易感性　未患过伤寒和未接种过伤寒菌苗的个体，均属易感。伤寒发病后可获得较稳固的免疫力。

4. 流行特征　伤寒可见于一年四季，但是以夏秋季多见。以学龄期儿童和青年多见。在发达国家，由于建立完善的卫生供水系统和污水处理设施，伤寒的发病率维持在低水平。但在发展中国家伤寒仍然是一种常见的传染病。

【发病机制与病理改变】

1. 发病机制　伤寒杆菌进入人体后是否发病取决于伤寒杆菌的数量、致病性以及人体的免疫能力。机体胃酸pH低于2.0时，伤寒杆菌可以立即被杀灭而不引起发病。只有伤寒杆菌摄入量在10^5以上才能引发本病，而胃酸分泌减少、口服碱性药物、胃动力异常、肠道菌群失调等胃肠道非特异性免疫力异常时，有利于伤寒杆菌在肠道的定位和繁殖。当人体摄入被伤寒杆菌污染的水和食物后，未被胃酸杀灭的细菌进入小肠入侵肠黏膜，经淋巴管进入肠道淋巴组织及肠系膜淋巴结继续繁殖，经胸导管进入血流，引起第1次菌血症。此阶段属潜伏期，患者无症状。伤寒杆菌通过血流进入全身各脏器，如肝、脾、胆囊、骨髓等组织器官内继续大量繁殖，再次进入血流，引起第2次菌血症，同时释放内毒素，引起发热、全身不适、皮肤玫瑰疹和肝脾大等临床表现，此时为疾病初期，相当于病程1～2周，血培养常为阳性。在病程第2～3周，细菌随胆汁排入肠道，经肠黏膜再度侵入肠壁淋巴组织，使原已致敏的淋巴组织产生严重的炎症反应，导致其坏死、溃疡形成，临床表现达到极期。如坏死或溃疡累及血管，可引起肠出血；溃疡穿透小肠肌层及浆膜层可引起肠穿孔。至病程第4周，人体免疫力进一步加强，在血流及脏器中的细菌逐渐被消灭，肠壁溃疡逐渐愈合，病情缓解，进入恢复期。

2. 病理改变　主要病理特点是全身单核—吞噬细胞系统的增生性反应，以回肠下段的集合淋巴结及孤立淋巴滤泡的病变最具特征性。病程第1周，淋巴组织高度水肿呈纽扣样突起，镜下可见淋巴组织内有大量吞噬细胞增生。第2周肿大的淋巴组织和淋巴滤泡坏死。第3周坏死组织脱落，形成溃疡，甚至可以导致肠出血和肠穿孔。第4周溃疡逐渐愈合，不留瘢痕。肠道的病变范围与病情的严重程度不一定成正比，有的患者有严重的中毒症状，但肠道病变较轻微，而有的患者病情较轻，但可突然发生肠出血或肠穿孔。

【临床表现】

潜伏期长短与感染细菌量和机体的免疫力有关，波动范围为3～60天，一般为7～14天。

（一）典型伤寒临床表现

典型伤寒自然病程可分为4期：

1. 初期（病程第1周）　缓慢起病，发热是最早出现的症状，发热前可有畏寒而少寒战，体温呈阶梯形上升，1周内可达40℃左右。常伴有全身不适、乏力、咽痛、咳嗽、食欲减退、腹痛、腹泻或便秘等症状。右下腹可有轻压痛。

2. 极期（病程第2～3周）　出现伤寒的特征性表现。

（1）持续发热：多数呈稽留热，少数呈弛张热或不规则热，热程持续2周左右。

（2）消化系统症状：约半数患者出现右下腹隐痛，腹部不适，腹胀，多数便秘，少数出现腹泻，右下腹可有深压痛。

（3）神经系统中毒症状：由于内毒素的致热和毒性作用使患者出现表情淡漠、反应迟钝、听力减退，重者可有谵妄、颈项强直甚至昏迷。神经系统中毒症状与疾病的严重程度成正比。症状多随体温下降而逐渐恢复。

（4）循环系统症状：常有相对缓脉，并发中毒性心肌炎时，相对缓脉不明显。重症患者出现脉搏细速、血压下降等循环衰竭表现。

知识链接

相对缓脉

指脉搏与发热不成比例上升，即体温每增高1℃，脉搏增加少于15～20次/分。

（5）玫瑰疹：于病程7～14天，部分患者在胸、腹、肩背部皮肤分批出现淡红色斑丘疹，直径为2～4mm，压之退色，2～4天内消失。

（6）肝脾大：大多数患者可有轻度肝脾大。

3. 缓解期（病程第3～4周）　体温逐步下降，症状逐渐减轻，食欲好转，肿大的肝脾逐渐回缩，应警惕发生肠出血或肠穿孔。

4. 恢复期（病程第5周）　体温恢复正常，神经系统和消化系统症状消失，肝脾恢复正常。少数患者退热后1～3周，临床症状再度出现，血培养再次阳性，称为复发，多见于抗菌治疗不彻底的患者。部分患者在病后2～3周体温下降，但尚未恢复正常时体温又复上升，血培养阳性，称为再燃，可能与菌血症未被完全控制有关。

（二）其他类型

1. 轻型　多见于儿童，或者发病初期使用有效抗菌药物以及曾经接受过伤寒菌苗预防的患者。全身毒血症状较轻，病程短，1～2周可恢复健康。

2. 暴发型　急性起病，毒血症状严重，高热或体温不升，常并发中毒性脑病、心肌炎、肠麻痹、中毒性肝炎或休克等。

3. 迁延型　常见于原有慢性乙型肝炎、胆道结石或慢性血吸虫病等疾病的患者。起病初期的表现与典型伤寒相似，但发热可持续5周甚至数月，呈弛张热或间歇热，肝脾大显著。

4. 逍遥型　起病初期症状不明显，患者能照常生活或工作，部分患者直至发生肠出血或肠穿孔才被发现。

【并发症】

1. 肠出血　最为常见。多见于病程第2～3周，发生率2%～15%。成人比小儿多见，饮食不当、活动过多，腹泻以及排便过度用力等因素诱发。出血轻重不一，从大便隐血阳性至大量血便。出血量少时可无症状，大量出血时可发生失血性休克表现。

2. 肠穿孔　为最严重的并发症，发生率1%～4%，常发生于病程第2～3周。穿孔部位多发生在回肠末段，成人比小儿多见。穿孔前可有腹胀、腹泻或肠出血等。临床表现为右下腹突然疼痛、压痛、反跳痛、腹肌紧张等腹膜炎症状和体征，重者可出现感染性休克表现。白细胞升高，腹部X线检查可发现膈下有游离气体。

3. 中毒性肝炎　常发生在病程第1～3周，发生率为10%～50%。体检可见肝大和压痛。血清ALT轻至中度升高，仅有部分患者血清胆红素轻度升高。

4. 中毒性心肌炎　常出现在病程第2～3周。患者常伴有严重的毒血症表现，主要表现为第一心音低钝、心律失常、脉搏增快、血压下降等。心肌酶谱异常，心电图检查可出现P-R间期延长、ST段下降或平坦、T波改变等异常。

5. 其他并发症　支气管炎及肺炎、溶血性尿毒综合征、急性胆囊炎、骨髓炎、肾盂肾炎、脑膜炎和血栓性静脉炎等。

【实验室及其他检查】

1. 血常规　白细胞总数减少$(3\sim5)\times10^9/L$，中性粒细胞减少。嗜酸性粒细胞减少或消失，病情恢复后逐渐回升至正常，复发时再度减少或消失。嗜酸性粒细胞计数可作为判断病情轻重与疗效的指标。

2. 细菌培养　血培养为最常用的确诊依据。在病程第1～2周阳性率可达80%～90%；骨髓培养阳性率比血培养稍高，全病程均可获较高的阳性率，较少受抗菌药物的影响；粪便培养第3～4周阳性率最高，可高达75%；尿培养第3～4周培养阳性率仅为25%。

3. 肥达试验（Widal test）　又称伤寒血清凝集反应。该试验用伤寒杆菌“O”抗原和“H”抗原，通过凝集反应检测血清中相应抗体的凝集效价，对伤寒有辅助诊断价值。病程第7～10天出现阳性反应，第3～4周阳性率最高，并可持续数月。“O”抗体的凝集效价在1∶80或以上及“H”抗体在1∶160或以上时为阳性。“Vi”抗体的检测效价在1∶40以上有诊断意义，可用于慢性带菌者的调查。

【治疗要点】

1. 一般治疗　发热期患者卧床休息，饮食给予高热量、高营养、易消化的食物。

2. 病原治疗

（1）第三代喹诺酮类药物：是目前治疗伤寒的首选药物，具有抗菌谱广，杀菌力强，细菌耐药性低的优点，但因其影响骨骼发育，故孕妇、儿童、哺乳期妇女慎用。目前常用的有诺氟沙星、氧氟沙星、环丙沙星、培氟沙星、洛美沙星等。

（2）第三代头孢菌素：第三代头孢菌素在体外有强大的抗伤寒杆菌作用，临床应用效果良好。但因需要静脉给药，且价格昂贵，除儿童和孕妇外一般不作为首选药。常用药物有头孢噻肟、头孢哌酮、头孢他啶、头孢曲松等。

（3）氯霉素：用于氯霉素敏感株，在伤寒杆菌敏感地区仍可作为首选药物。

（4）其他：还可选用氨苄西林、复方磺胺甲基异噁唑等。

3. 对症治疗　高热时可进行物理降温，阿司匹林可引起低血压，宜慎用；便秘者可使用生理盐水300～500ml低压灌肠，禁用高压灌肠和泻剂；腹胀时饮食应减少易产气的食物，腹部使用松节油涂擦，或者肛管排气；严重毒血症状的高危患者，应在有效足量的抗菌药物配合下使用糖皮质激素。

4. 带菌者的治疗　根据药敏试验选择治疗药物，一般可选择氧氟沙星、左氧氟沙星或环丙沙星等。

5. 并发症的治疗

（1）肠出血：禁食，绝对卧床休息，注射镇静剂及止血剂，大出血者酌情多次输新鲜血，经积极治疗仍出血不止者，应考虑手术治疗。

（2）肠穿孔：禁食，胃肠减压，同时应用足量抗生素，及早手术治疗。

【预防】

1. 管理传染源　实施消化道隔离，体温正常后15天或每隔5天粪便培养1次，连续2次阴性则可解除隔离。密切接触者医学观察23天。对饮食业从业人员定期检查，发现带菌者，立即调离饮食服务业工作，并予以治疗。

2. 切断传播途径　为预防本病的关键。搞好“三管一灭”，即加强饮食管理、水源管理、粪便管理，消灭苍蝇，养成良好的个人卫生习惯。

3. 保护易感人群　易感人群可用伤寒、副伤寒甲、乙三联菌苗进行预防接种，皮下注射3次，间隔7～10天，各0.5ml、1.0ml、1.0ml，免疫期为1年。每年可加强1次，1.0ml皮下注射。亦可口服伤寒Ty21a活疫苗，第1天、3天、5天、7天各口服1个胶囊。以上疫苗仅有部分免疫保护作用，因此，虽已进行免疫的个体，仍需注意饮食卫生。

课堂互动

“伤寒玛丽”事件

玛丽·马伦（1869—1938年），美国一位给人做饭的女佣人，她得过伤寒病，好了之后还给人家做饭，可是她到哪家，哪家就有人得伤寒病，后查明就是被她传染的，政府将其强制隔离在一座孤岛上。但在那个年代，“健康带菌者”还是一个闻所未闻的概念，玛丽不相信医院的结论。她向美国卫生部门提起申诉。1909年，《纽约美国人报》刊出一篇有关玛丽的报道，引起公众一片唏嘘，卫生部门被指控侵犯人权。随后当地卫生部门与玛丽达成和解，解除对她的隔离，条件是玛丽同意不再做厨师。1915年，纽约一家妇产医院暴发了伤寒病，卫生部门很快在这家医院的厨房里找到了玛丽，她已经改名为“布朗夫人”。她被再次送去隔离，开始了长达二十余年的囚禁。据报道，她一生中直接传播了52例伤寒，其中7例死亡，间接被传染者不计其数。

请问：

1. 你怎样评论“伤寒玛丽”事件？

2. 控制传染源的具体措施有哪些？

【护理诊断及合作性问题】

1. 体温过高　与伤寒杆菌感染、释放大量内毒素有关。

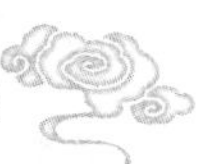

2. 营养失调　低于机体需要量，与高热、消化道症状有关。

3. 潜在并发症　肠穿孔、肠出血、中毒性心肌炎、中毒性肝炎等。

【护理措施】

（一）一般护理

1. 环境与休息　按消化道传染病隔离。发热期间患者应绝对卧床休息至热退后1周，进入恢复期无并发症时可逐渐增加活动，避免剧烈活动，预防肠出血及肠穿孔的发生。

2. 饮食　极期患者给予营养丰富、清淡的流质饮食，少量多餐，鼓励患者多饮水。肠出血时应禁食，静脉补充营养。缓解期，给予易消化的高热量、高蛋白、高维生素、少渣流质或半流质饮食，避免进食产气的食物。恢复期患者可逐渐恢复正常饮食，但因此期仍可发生肠道并发症，切忌暴饮暴食和进食生冷粗糙的食物。

（二）病情观察

1. 生命体征　监测体温、脉搏、呼吸、血压，了解体温上升特点、发热程度及热型，注意有无相对缓脉或脉细数及血压下降等。

2. 皮肤黏膜　检查皮疹出现的部位、颜色、大小和出疹的顺序，有无皮肤黏膜黄染等。

3. 消化道症状　注意大便的颜色、性状，有无腹胀、便秘、腹泻等情况。

4. 并发症的观察　注意观察有无便血、血压下降、脉搏增快、出冷汗等大量肠出血的表现；有无腹部疼痛、压痛、反跳痛和腹肌紧张等肠穿孔症状体征。

（三）对症护理

1. 高热　密切观察患者的体温及热型的变化。尤其在体温下降后，应警惕因复发、再燃导致体温再次上升。采取有效的降温措施，常用物理降温方法，如头部冷敷、温水或乙醇擦浴等，尽量避免应用发汗退热药，以防体温骤降，大汗虚脱。擦浴时避免在腹部加压用力，以免引起肠出血或肠穿孔。保证体液的入量，充足的水分可使尿量增加，利于伤寒杆菌内毒素的排出，从而使体温下降。加强皮肤护理，高热出汗后及时温水擦拭，更换内衣，保持皮肤清洁、干燥。

2. 腹胀、便秘　腹胀的患者停止易产气的饮食摄入，如牛奶、豆浆、含气饮料等。腹胀明显者遵医嘱用松节油涂擦腹部或肛管排气，禁用新斯的明，防止引起剧烈的肠蠕动，而诱发肠出血或肠穿孔。对于便秘的患者鼓励多饮水，同时指导其养成定时排便的习惯，必要时给予开塞露，禁用泻药，防止肠蠕动增强而诱发并发症。患者进入恢复期后应逐渐增加含纤维多的食物，如新鲜水果和蔬菜等，以缓解便秘。

3. 肠出血和肠穿孔　嘱患者绝对卧床休息，保持安静，必要时给予镇静剂。密切观察患者的面色、脉搏、血压变化及每次排便的量和颜色。肠出血时遵医嘱采取止血措施。肠穿孔患者在密切监测生命体征的同时，积极做好术前准备。

（四）用药护理

应用喹诺酮类抗生素时要密切观察血象变化、消化道症状、失眠等不良反应的发生。氯霉素能导致再生障碍性贫血和骨髓抑制，使用期间必须监测血象变化，预防粒细胞减少症的发生。

（五）心理护理

由于伤寒患者及家属缺乏伤寒有关的疾病知识和治疗、隔离知识，或疾病影响了患者的工作、学习或生活，患者常出现恐惧、忧虑、焦躁等心理。因此护理人员加强对患者及家属的知识宣教，在精神上给予安慰和支持，缓解心理压力，使患者积极配合治疗。

【健康指导】

教育患者养成良好的卫生与饮食习惯，坚持饭前、便后洗手，不饮生水，不吃不洁食物等。对被污染的食具、衣物、用品、地面、厕所等实施消毒，粪便用漂白粉消毒后方可倒掉。伤寒的恢复过程很慢，痊愈后仍需检查其粪便，以防止成为慢性带菌者。若有发热等不适，应及时随诊，以防止复发。若粪便或尿液培养呈阳性持续1年或1年以上者，不可从事饮食服务行业，且仍需用抗生素治疗。

第二节　细菌性食物中毒患者的护理

案例分析

患者，女，42岁，因腹痛、腹泻1天入院。患者1天前开始出现腹泻，大便8次，为黄色稀便，伴腹胀，无里急后重，无呕吐，无发热。曾自服黄连素3片，但效果欠佳。发病前一天，一家三口曾在餐馆用餐，进食过凉拌菜及肉食等，其丈夫也出现腹痛、腹泻情况，但症状较轻。体查：体温37.5℃，脉搏98次/分，呼吸20次/分，血压112/80mmHg，神志清，皮肤弹性良好，无脱水征。腹平软，无压痛、反跳痛。肝脾肋下未触及，肠鸣音活跃。实验室检查：外周血象：白细胞8.6×10^9/L，中性粒细胞70%。大便常规：白细胞+/HP，红细胞2～6个/HP。

请写出：

1. 该患者的疾病诊断和护理诊断是什么？
2. 请制定相应的护理措施。
3. 如何对患者进行健康指导？

细菌性食物中毒(bacterial food poisoning)是由进食被细菌或其毒素污染的食物引起的急性感染性中毒性疾病。根据临床表现分为胃肠型与神经型两大类，其中以胃肠型多见，故本节主要阐述此型。

【病原学】

引起胃肠型细菌的种类很多，常见有以下几种：

1. 沙门菌属　是引起胃肠型食物中毒最常见的细菌之一，广泛存在于家畜、家禽及鼠类的肠道、内脏与肌肉。细菌由粪便排出，污染水、食物、餐具，尤其肉、蛋、乳类易受本菌污染。该菌属在自然界的抵抗力较强，在水和土壤中能存活数月，粪便中能够存活1～2个月，在冰冻土壤中能越冬。但不耐热，60℃时10～20分钟可将其灭活，5%苯酚或1∶500氯化汞5分钟内即可将其杀灭。

2. 副溶血性弧菌　又称嗜盐杆菌，广泛存在于海产品及含盐较高的腌制食品中。本菌存活能力强，但对酸及热敏感，普通食醋中3分钟，或加热至56℃ 5～10分钟可将其灭活。

3. 大肠埃希菌　为两端钝圆的革兰阴性短杆菌，本菌为人和动物肠道正常菌群，目前已经发现170多个血清型。能引起食物中毒的菌种有16个血清型，亦称为致病性

大肠埃希菌，其中常见的血清型为O111、O114、O128、O55、O20、O119、O86、O125、O127等。大肠埃希菌对外界抵抗力较强，在水和土壤中能存活数月，在阴凉处室内尘埃可存活1个月。含余氯0.2mg/L的水中不能生存。

4. 金黄色葡萄球菌　革兰染色阳性球菌，引起食物中毒的金黄色葡萄球菌只限于能产生肠毒素的菌株。本菌可污染淀粉类、肉类、乳类等食品，在适宜的温度下大量繁殖并产生肠毒素，是致病的主要原因，产生的肠毒素耐高温，煮沸30分钟仍可保持毒性。

5. 蜡样芽孢杆菌　为厌氧革兰阳性粗大芽孢杆菌。芽孢体外抵抗力极强，可以在110℃存活1～4天，能分泌毒性强的外毒素。广泛分布于污水、垃圾、土壤、人和动物的粪便以及食品等。致病食物由于存放较久或加热不足，细菌大量繁殖，产生毒素引起中毒。

【流行病学】

1. 传染源　被致病菌感染的动物和人。

2. 传播途径　进食被细菌或其毒素污染的食物而传播。苍蝇和蟑螂可作为传播媒介。

3. 人群易感性　人群普遍易感。感染后所产生的免疫力弱，故可重复感染。

4. 流行特征　本病在5～10月份较多，7～9月份尤易发生，与夏季气温高、细菌易于在食物中大量繁殖有关。常因食不新鲜的食物而引起。可散发，亦可集体发病。潜伏期短，有可疑食物史。各年龄组均可发病。

【发病机制与病理改变】

1. 发病机制　细菌污染食物后，大量繁殖，并产生毒素是食物中毒的基本原因。发病与否及病情的轻重与食物污染的程度、进食量和人体的抵抗力等因素有关。细菌及其毒素随污染的食物进入人体后，肠毒素可激活肠上皮细胞膜上的腺苷酸环化酶而引起一系列酶反应，抑制肠上皮细胞对水和钠的吸收，促进肠液和氯离子的分泌，导致腹泻。细菌内毒素可引起发热等中毒症状和消化道症状。由于吐泻症状明显，细菌和毒素大多迅速排出，故较少引起败血症，病程较短。

2. 病理改变　细菌进入肠道后繁殖，侵袭肠黏膜上皮细胞及黏膜下层，导致黏膜充血、水肿，上皮细胞变性、坏死、脱落形成溃疡，导致黏液血便。部分病例可有肝、肾、肺等脏器的中毒性病理改变。

【临床表现】

潜伏期短，金黄色葡萄球菌一般为1～5小时，副溶血弧菌为6～12小时，大肠埃希菌为2～20小时，沙门菌为4～24小时等。各种细菌引起的症状基本相似，主要表现为恶心、呕吐、腹痛、腹泻等急性胃肠炎症状。起病急，先有腹部不适，随后出现恶心、呕吐，呕吐物多为所进食物。剧烈呕吐多见于葡萄球菌、蜡样芽孢杆菌食物中毒，可呕出胆汁，有时含有血液。侵袭性细菌引起的食物中毒可出现发热、腹部阵发性绞痛，里急后重和黏液脓血便。腹泻轻重不一，每天数次至数十次，多为黄色稀便和水样便。鼠伤寒沙门菌食物中毒的粪便呈水样或糊状，有腥臭味，也可见脓血便。肠出血性大肠埃希菌引起的食物中毒粪便可呈血水样。剧烈吐泻可引起脱水、酸中毒，甚至周围循环衰竭。查体可见上腹部、脐周轻度压痛，肠鸣音亢进。病程短，多在1～3天内恢复。

【实验室及其他检查】

1. 血常规　沙门菌感染者白细胞计数多正常。副溶血弧菌及金黄色葡萄球菌感染者，白细胞总数可高达 $10\times10^9/L$ 以上，中性粒细胞比例增高。

2. 粪便检查　稀水样大便镜检可见少量白细胞；血水样便镜检可见多数红细胞，少量白细胞；血性黏液便则可见到多数红细胞及白细胞。

3. 细菌培养　将患者的呕吐物、排泄物和进食的可疑食物做细菌培养，如能获得相同病原菌有利于确诊。

【治疗要点】

1. 一般治疗　消化道隔离，卧床休息，流质或半流质饮食。

2. 对症治疗　有脱水症状者口服补液盐溶液，不能口服者静脉补充葡萄糖生理盐水，保持水、电解质平衡。腹痛剧烈者可用解痉剂阿托品 0.5mg 肌内注射或口服丙胺太林等。有酸中毒者酌情补充 5% 碳酸氢钠注射液。休克者给予抗休克治疗。

3. 抗菌治疗　通常不用抗菌药物。伴高热或黏液脓血便的严重患者，选用敏感的抗生素，如喹诺酮类药物，第 2、3 代头孢菌素药物或根据细菌培养及药物敏感试验选用有效抗生素。

【预防】

1. 管理传染源　一旦发生可疑食物中毒后，立即向当地卫生防疫部门报告，及时进行调查、分析、制定防疫措施，及早控制疫情。

2. 切断传播途径　对食品的加工、运输和贮存过程进行卫生监督，做好禽、畜的宰前检疫和宰后检验，严禁出售腐败变质食物及病死动物的肉类；建立严格的卫生管理制度，食品制作应符合卫生要求，从业人员定期体检，发现带菌者暂时脱离原工作岗位。

3. 保护易感人群　大力进行卫生宣传教育，不暴饮暴食；不吃不洁、腐烂变质及未经合理烹制的食物；做好饮食用具的清洁消毒，消灭苍蝇、蟑螂、老鼠，防止食品被污染。

知识链接

家庭预防食物中毒的方法

购买鱼、肉、海鲜等食物时，注意其新鲜度。购买后，尽快回家冷藏，以保持食物新鲜；为了避免熟食受到生食污染，生食与熟食应该分开处理；烹调食物时尽量烹调至熟透再吃；不鼓励吃剩饭及剩菜，食前要加热煮透；处理任何食物前，先彻底洗手。

【护理诊断及合作性问题】

1. 腹痛　与肠道炎症及痉挛有关。

2. 有体液不足的危险　与呕吐、腹泻引起大量体液丢失有关。

3. 潜在并发症　酸中毒、休克。

【护理措施】

（一）一般护理

1. 环境与休息　消化道隔离。病室空气宜流通、清新，患者的呕吐物及排泄物及时清理，必要时可喷洒消毒液或清新剂。卧床休息，呕吐、腹泻、发热严重的患者绝对卧床休息，病情好转后，逐渐增加活动量。

2. 饮食　鼓励患者多饮淡盐水，以补充液体，促进毒素的排泄。呕吐停止后可给予易消化的流质或半流质食物。剧吐不能进食或腹泻频繁者，可静脉输入葡萄糖生理盐水。恢复期逐渐过渡到正常饮食。

（二）病情观察

严密观察呕吐和腹泻的次数、量及吐泻物的颜色、性状，及时将呕吐物和粪便送检。同时注意观察伴随症状，如畏寒、发热和腹痛等。注意观察患者的血压、神志、面色、皮肤黏膜弹性及温湿度，记录24小时出入量，及时发现脱水、酸中毒、周围循环衰竭等征象。

（三）对症护理

呕吐和腹泻有助于清除肠道内的毒素，一般不予止吐、止泻处理。呕吐较轻者给予易消化流质或半流质饮食，严重者暂时禁食，静脉补充水和电解质。腹痛者注意腹部保暖，禁食冷饮，腹痛明显者遵医嘱口服颠茄合剂或皮下注射阿托品，以缓解疼痛。

（四）用药护理

嘱患者正确用药，注意药物的种类、剂量及用药的时间等，注意观察药物的疗效及副作用。如阿托品用后可出现口干、心动过速、瞳孔变大、视力模糊等表现，应注意观察。

【健康指导】

指导患者识别病情变化，观察呕吐及腹泻的次数、量及性状，观察面色、神志、皮肤黏膜弹性的变化；保证身心两方面的休息；感染性食物中毒患者的呕吐物和排泄物可携带病菌，有传染性，应注意消毒；患者遵医嘱用药，向患者介绍药物的名称、剂量、给药时间和方法，教会其观察药物疗效和不良反应。

第三节　霍乱患者的护理

案例分析

男，33岁，从沿海城市出差回家，次日突起腹泻，水样大便，白天约20余次。不伴发热、呕吐，里急后重，来就诊前出现腹痛。查体：体温37℃，脉搏100次/分，呼吸20次/分，血压85/65mmHg，神清、精神差，皮肤弹性差，眼窝凹陷，心率100次/分，律齐，腹平软，无压痛，肠鸣音活跃。粪便常规检查：水样便，镜检白细胞0～2个/HP。

请写出：

1. 该患者的疾病诊断和护理诊断是什么？

2. 请制定相应的护理措施。

3. 如何对患者进行健康指导？

霍乱（cholera）是由霍乱弧菌所致的烈性肠道传染病，临床表现轻重不一，典型的临床表现有剧烈的腹泻、呕吐以及由此引起的脱水、电解质紊乱及酸碱失衡，甚至循环衰竭。在我国《传染病防治法》中被列为甲类传染病，需强制管理。

【病原学】

霍乱的病原体为霍乱弧菌，革兰染色阴性，菌体短小，呈逗点状或弧形，有军体尾端有一根鞭毛，运动活泼，在悬滴镜检时呈穿梭状运动。粪便直接涂片可见霍乱弧菌呈“鱼群”样排列。霍乱弧菌能产生肠毒素、神经氨酸酶、血凝素及菌体裂解时释放的内毒素。其中霍乱肠毒素是产生霍乱症状的关键物质，不耐热，56℃环境中 30 分钟即被破坏。

世界卫生组织腹泻控制中心将霍乱弧菌分为 3 群：O_1 群霍乱弧菌是本病的主要致病菌；不典型 O_1 群霍乱弧菌，无致病性；非 O_1 群霍乱弧菌，一般无致病性，少数血清型可引起散发性腹泻。近年来在孟加拉发现非 O_1 群新的血清型，定名为 O_{139} 霍乱弧菌，它含有与 O_1 群相同的毒素基因，能引起流行性腹泻。

霍乱弧菌对热、干燥、酸及一般消毒剂均敏感。干燥 2 小时或加热 55℃ 10 分钟，弧菌即可死亡，煮沸后立即被杀死。但霍乱弧菌在自然环境中存活时间较长。

【流行病学】

1. 传染源　患者和带菌者是霍乱主要传染源，尤其中、重型患者，排菌量较大，传染性强。轻型恢复期带菌者及健康带菌者不易被发现，也是重要的传染源。

2. 传播途径　通过消化道传播。患者及带菌者的吐泻物污染水源或食物后引起传播，其中经水传播是最重要的传播途径。其次，日常的生活接触和苍蝇也起着传播作用。

3. 人群易感性　人群对霍乱弧菌普遍易感，患病后有一定免疫力。

4. 流行特征　霍乱在热带地区全年均可发病，但在我国以夏季、秋季为流行季节，最早发病在 4 月份，最迟可到 12 月份，高峰期在 7～9 月。霍乱的分布有以沿江、沿海为主的地理特点。

【发病机制与病理改变】

1. 发病机制　霍乱弧菌经口进入胃内，在正常情况下被胃酸杀灭。但当胃酸分泌减少或入侵的弧菌数量较多时，未被胃酸杀死的弧菌进入小肠，黏附于小肠黏膜上皮细胞表面并迅速繁殖，产生霍乱肠毒素，是致病的主要原因。该毒素作用于腺苷酸环化酶使之活化，使三磷酸腺苷（ATP）不断转变为环磷酸腺苷（cAMP），当细胞内 cAMP 浓度升高时，刺激肠黏液隐窝细胞分泌水、氯化物及碳酸氢盐增多，同时抑制绒毛细胞对钠的正常吸收，以致大量水分和电解质聚集在肠腔，形成剧烈水样腹泻及呕吐。此外腹泻导致失水，胆汁分泌减少，导致“米泔水”样泻吐物。霍乱肠毒素还能促使肠黏膜杯状细胞分泌黏液增多，使腹泻水样便中含大量黏液。

2. 病理改变　本病病理特点主要是严重脱水引起的一系列改变。由于剧烈的呕吐和腹泻丢失大量水分和电解质，血容量骤减，血液浓缩，导致周围循环衰竭，进一步引起急性肾衰竭。钾、钠、钙及氯化物的丧失，可发生肌肉痉挛。因碳酸氢盐的大量丢失、组织缺氧时进行无氧代谢导致乳酸堆积、急性肾衰竭时酸性物质不能排出，均可导致代谢性酸中毒。由于脑供血不足，脑缺氧而出现意识障碍。

【临床表现】

（一）典型霍乱

潜伏期 1～3 天（数小时～5 天），多为突然起病。典型霍乱的病程分为 3 期：

1. 泻吐期　腹泻是第一个症状，其特点为无发热、无里急后重感、多数无腹痛。最初大便有粪质、呈黄稀水样，继之呈水样、无粪臭，部分患者大便呈“米泔水”样，肠道出血者可呈现洗肉水样。大便量多而且频繁，每天可达 10 余次，甚至大便失禁，腹

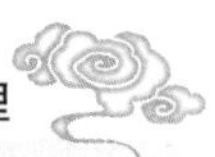

泻时多无腹痛及里急后重。腹泻后继之呕吐，呈喷射性，呕吐物初为胃内容物，后为水样，严重者呈“米泔水”样，少有恶心。一般无发热。本期持续数小时或1～2天。

2. 脱水期　由于频繁的泻吐使患者迅速出现脱水、电解质紊乱和代谢性酸中毒，严重者出现循环衰竭。此期一般为数小时至2～3天，病程长短主要取决于治疗是否及时和正确与否。

(1) 脱水：根据脱水程度分为轻度、中度和重度。轻度脱水：失水量约1000ml，儿童70～80ml/kg。患者表现为皮肤黏膜稍干燥，皮肤弹性略差；中度脱水：失水量3000～3500ml，儿童80～100ml/kg。临床表现为皮肤弹性差，眼窝凹陷，声音轻度嘶哑，血压下降及尿量减少；重度脱水：失水量约4000ml，儿童100～120ml/kg。出现皮肤干皱、无弹性，声音嘶哑，并可见眼眶下陷，两颊深凹，神志淡漠或不清的“霍乱面容”。患者极度无力，尿量明显减少。

(2) 肌肉痉挛：剧烈泻吐使钠盐大量丢失，引起腓肠肌和腹直肌痉挛、疼痛。

(3) 低血钾：由于腹泻使钾盐大量丢失，临床表现为肌张力减弱，腱反射减弱或消失，鼓肠，甚至心律失常。

(4) 尿毒症、酸中毒：临床表现为呼吸增快，重者有意识障碍，如嗜睡、感觉迟钝甚至昏迷。

(5) 循环衰竭：是严重失水所致的低血容量性休克。由于脑部供血不足，脑缺氧而出现意识障碍。

3. 恢复期或反应期　腹泻、呕吐停止，脱水纠正，体温、脉搏、血压恢复正常。少数患者因循环改善后肠毒素吸收增加出现反应性低热，一般持续1～3天后自行消退。

（二）临床类型

临床上除了根据脱水轻重分的轻、中、重三型外，尚有暴发型霍乱（极为罕见），以休克为首发症状，病情急骤发展，未见腹泻已死于循环衰竭，故称“干性霍乱”。

【并发症】

1. 急性肾衰竭　发病初期由于剧烈呕吐、腹泻导致脱水，出现肾前性少尿，经及时补液能迅速增加尿量，可不发生肾衰竭。若补液不及时，肾供血不足，肾小管缺血性坏死，出现少尿、无尿，导致氮质血症，严重者发生尿毒症。

2. 急性肺水肿　代谢性酸中毒导致肺循环高压，加之脱水严重时，需要快速补液，若不注意同时纠正酸中毒，加重肺循环高压，可导致急性肺水肿的发生。

【实验室及其他检查】

1. 血液检查　失水引起血液浓缩，红细胞及血红蛋白增高，白细胞可达(10～30)×10^9/L以上，中性粒细胞和单核细胞增多。失水期间，血清钾、钠、氯正常或降低，碳酸氢钠下降。

2. 尿液检查　可见少量蛋白，镜检有少量红细胞、白细胞和管型。

3. 粪便检查

(1) 常规检查：可见黏液和少许红细胞、白细胞。

(2) 涂片染色：粪便涂片并做革兰染色，显微镜下可见革兰染色阴性的弧菌，呈“鱼群”样排列。

(3) 动力试验和制动试验：将新鲜粪便做悬滴或暗视野显微镜检，可见穿梭状运动的弧菌，即为动力试验阳性。随后加上一滴O_1群抗血清，细菌如停止活动，证明

有 O_1 群霍乱弧菌。如细菌仍活动，再加入一滴 O_{139} 抗血清，细菌活动消失，则证明为 O_{139} 霍乱弧菌。

（4）细菌培养：粪便标本直接接种于碱性蛋白胨水增菌培养后，于碱性琼脂培养基上进行分离培养，可检出霍乱弧菌。

4. 血清学检查　霍乱弧菌的感染者，能产生抗菌抗体和抗肠毒素抗体。血清免疫学检查主要用于流行病学的追溯诊断和粪便培养阴性可疑患者的诊断。若抗凝集素抗体双份血清滴度4倍以上升高，有诊断意义。

【治疗要点】

治疗原则：严格隔离，及时补液，辅以抗菌和对症治疗。

1. 补液　及时补充液体和电解质是治疗本病的关键，包括口服补液和静脉补液。轻度脱水患者以口服补液为主，中、重型脱水患者进行静脉补液。

（1）口服补液：霍乱患者肠道对葡萄糖的吸收能力仍然完好，葡萄糖的吸收能带动水的吸收，水的吸收又带动 Na^+、K^+ 等电解质的吸收。口服补液不仅适用于轻、中度脱水患者，重度脱水患者在纠正低血容量性休克后，也可给予口服补液。世界卫生组织推荐的口服补液盐（ORS）配方：葡萄糖 20g、氯化钠 3.5g、碳酸氢钠 2.5g 和氯化钾 1.5g，溶于 1000ml 可饮用水内。ORS 用量在最初 6 小时，成人 750ml/h，不足 20kg 的儿童为 250ml/h，以后的用量约为腹泻量的 1.5 倍。

（2）静脉补液：补液原则是早期、迅速、足量、先盐后糖、先快后慢、纠酸补钙、见尿补钾。对老人、婴幼儿和心功能不全的患者补液不可过快，边补边观察治疗反应。

1）静脉补液的种类：目前国内广泛应用与患者丧失电解质浓度相似的 541 溶液（每升含氯化钠 5g、碳酸氢钠 4g 和氯化钾 1g，另加 50% 的葡萄糖 20ml，以防低血糖），其配制可按以下比例：0.9% 氯化钠 550ml、1.4% 碳酸氢钠 300ml、10% 氯化钾 10ml 以及 10% 葡萄糖 140ml。幼儿由于肾脏排钠功能较差，为避免高血钠，其比例调整为每升液体含氯化钠 2.65g、碳酸氢钠 3.75g、氯化钾 1g、葡萄糖 10g。

2）输液量及速度：输液量应根据失水程度决定。轻型脱水者：静脉输液 3000～4000ml/d，儿童 120～150ml/kg；中型脱水者：输液量 4000～8000ml/d，儿童 150～200ml/kg。成人最初 1～2 小时内按 20～40ml/min 的速度输入 2000～3000ml，待血压、脉搏恢复正常后，速度减为 5～10ml/min；重型脱水者：输液量 8000～12 000ml/d，儿童 200～250ml/kg。建立两条静脉通道，先按 40～80ml/min 速度输液，半小时后按 20～30ml/min 速度继续输入，直至休克纠正后，减慢输入速度。脱水纠正且有尿者应补充钾盐，同时注意纠正酸中毒。

课堂互动

患者，男，22 岁，腹泻、呕吐 20 小时，大便 30 多次，米泔水样，无腹痛，无发热。尿量明显减少。患者皮肤干皱、无弹性，声音嘶哑，眼眶下陷，两颊深凹，神志淡漠，患者极度无力。实验室检查：Hb 160g/L，WBC 10.5×10^9/L。

请回答以下问题：

1. 该患者脱水的程度属于哪种类型？

2. 如何为该患者补液？

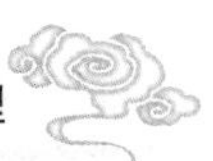

2. 抗菌治疗　抗菌药物能减少腹泻次数、缩短病程、清除病原菌，是液体治疗的辅助措施。常用药物有喹诺酮类如环丙沙星和诺氟沙星、多西环素、复方磺胺甲基异噁唑等。

3. 对症治疗　重症患者补足液体后，血压仍不回升，可加用血管活性药物。出现急性肺水肿及心力衰竭时应暂停输液，给予镇静剂、利尿剂及强心剂。严重低钾血症者应静脉滴入氯化钾。对急性肾衰竭者应纠正酸中毒及电解质紊乱，如出现高血容量、高血钾、严重酸中毒，酌情采用透析治疗。

【预防】

1. 管理传染源　患者按甲类传染病进行严格隔离，及时上报疫情。确诊患者和疑似患者应尽早分别隔离。患者症状消失后6天，隔日粪便培养1次，连续3次粪便培养阴性方可解除隔离。对接触者严密检疫5天，留粪便培养并服药预防。

2. 切断传播途径　改善环境卫生，加强饮水消毒和食品管理。对患者或带菌者的粪便、呕吐物及用具等均应严格消毒，杀蛆灭蝇。

3. 保护易感人群　随着霍乱弧菌致病机制研究的深入，认识到肠道黏膜免疫在霍乱免疫保护中起主要作用，霍乱疫苗的研制开始向口服的方向发展。目前口服霍乱疫苗主要有两种：一种是由纯化的重组霍乱类毒素B亚单位和灭活O_1群全菌体组成的疫苗rBS/WC；另一种是利用基因工程技术使霍乱弧菌缺失主要毒力基因，保留有效抗原基因构建成高效的口服减毒活疫苗CVD103-HgR，主要用于保护地方性流行区的高危人群。

【护理诊断及合作性问题】

1. 腹泻　与霍乱肠毒素导致肠腺细胞分泌功能增强有关。

2. 组织灌注无效　与大量腹泻、呕吐导致严重脱水、循环衰竭有关。

3. 恐惧　与突然起病、病情发展迅速及与外界隔离有关。

4. 潜在并发症　休克、电解质紊乱、急性肾衰竭。

【护理措施】

（一）一般护理

1. 环境与休息　绝对卧床休息，最好卧于带孔的床上，床下对着床孔处放置便器，便于患者排便，减少搬动。并应注意保持床铺清洁、平整、干燥。

2. 饮食　泻、吐剧烈者暂禁食，病情控制后可给予低脂流质饮食如果汁、米汤、淡盐水等，少食用牛奶、豆浆等加重肠胀气、不易消化的食物。

（二）病情观察

观察及记录泻吐物的颜色、性质和量，正确记录24小时出入液量；观察有无脱水、电解质紊乱症状，特别是低血钾表现；密切观察生命体征、神志及尿量的变化，如出现血压下降、尿量明显减少、意识障碍时，提示循环衰竭的可能。

（三）对症护理

1. 口腔及皮肤护理　做好口腔护理，每次呕吐后协助患者用温水漱口。对排便频繁者，便后宜用软纸擦拭，每天用温水坐浴，然后局部涂以消毒凡士林油膏，以保护局部皮肤。

2. 肌肉痉挛的护理　有腹直肌及腓肠肌痉挛者，可用局部热敷、按摩、针灸的方法止痛，或按医嘱给予药物治疗。

（四）用药护理

遵医嘱迅速补充液体是治疗霍乱的关键。迅速建立至少两条静脉通道或做中心静脉穿刺，同时监测中心静脉压的变化，以判断病情和疗效。做好周密的输液计划，使患者迅速得到救治。大量、快速输入的溶液应适当加温至37～38℃，以免发生输液反应。还应注意观察输液效果及有无急性肺水肿表现，出现异常，并及时报告医师，采取急救措施。遵医嘱正确使用抗菌药物、血管活性药物、氯化钾等，用药过程中注意观察疗效和不良反应。

（五）心理护理

本病起病急、病情发展快，剧烈吐泻、腓肠肌与腹直肌痉挛性疼痛，导致患者极度不适与极度恐惧。护士多方位的关心和及时有效的护理能够增强患者的安全感，消除其紧张与恐惧感。了解患者顾虑、困难，满足其合理需要。积极向患者及家属讲述严格隔离的重要性，主动、热情地对待患者，帮助患者主动配合治疗和护理。

【健康指导】

向患者宣教霍乱有关知识，指导患者及家属观察病情，遵医嘱用药，观察药物的疗效和不良反应，特别是低血钾表现。向社区群众介绍霍乱的早期症状，并指出霍乱早期发现、早期隔离、早期治疗的重要意义；教育群众养成良好的个人卫生习惯，不吃生或半熟水产品，不喝生水，饭前便后洗手。

第四节　细菌性痢疾患者的护理

案例分析

男，36岁，干部，因发热、腹痛、脓血便3天来诊。患者因出差有不洁饮食史。于3天前回来后突然发热，体温38.2℃，畏冷，无寒战。同时有下腹部阵发性疼痛和腹泻。大便每天十余次至数十次，为少量脓血便，伴里急后重。无恶心和呕吐，自服黄连素和退热药无好转。查体：T: 38.5℃，P: 96次/分，R: 20次/分，BP: 120/80mmHg。急性热病容，腹平软，左下腹有压痛，肠鸣音5次/分。实验室检查：WBC 16.4×10^9/L，N 88%，L 12%，PLT 200×10^9/L；粪便常规：外观脓血便，镜检可见满视野的红细胞、白细胞；尿常规（-）。

请写出：

1. 该患者的疾病诊断和护理诊断是什么？
2. 请制定相应的护理措施。
3. 如何对患者进行健康指导？

细菌性痢疾（bacillary dysentery）简称菌痢，是由志贺菌属（痢疾杆菌）引起的肠道传染病，故亦称志贺菌病。主要临床表现为腹痛、腹泻、黏液脓血便以及里急后重等。严重者可出现感染性休克和（或）中毒性脑病。

【病原学】

痢疾杆菌，革兰染色阴性，有菌毛，无鞭毛、荚膜、芽孢。按其抗原结构和生化反应不同分4个血清群，即A群（痢疾志贺菌）、B群（福氏志贺菌）、C群（鲍氏志贺菌）、D群（宋内志贺菌）。我国流行的菌群以B群为主，其次为D群。共47个血清型或亚

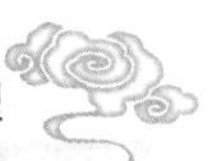

型。各菌群及血清型之间无交叉免疫。痢疾杆菌主要致病力是其侵袭力。各血清型均可产生内毒素，是引起全身毒血症的主要因素。痢疾杆菌还可产生外毒素（志贺毒素），具有神经毒性、细胞毒性和肠毒性，分别导致相应的临床表现。

该菌在外界环境中生存能力较强，可在瓜果、蔬菜以及污染物上生存1～3周，但对理化因素的抵抗力较弱，日光直接照射30分钟、加热56～60℃ 10分钟、煮沸2分钟均可死亡，对各种化学消毒剂敏感。

【流行病学】

1. 传染源　急、慢性菌痢患者和带菌者是传染源。非典型患者、慢性患者及带菌者易被忽略，流行病学意义更大。

2. 传播途径　经粪—口途径传播。该菌随患者粪便排出体外，污染食物、水、生活用品或手，经口使人感染，也可由苍蝇等污染食物而传播。

3. 人群易感性　人群普遍易感。患病后可获得一定的免疫力，但持续时间较短，且不同菌群和血清型之间无交叉免疫，易于反复感染。

4. 流行特征　终年散发，但有明显季节性，以夏秋季多见，与苍蝇活动、气候条件、夏季饮食习惯等因素有关，多见于卫生条件较差地区。全球每年志贺菌感染人数估计为1.65亿，其中发展中国家占99%。约70%的患者和60%的死亡患者为5岁以下的儿童。目前我国菌痢的发病率仍显著高于发达国家，但总体来看发病率有逐年下降的趋势。

【发病机制与病理改变】

1. 发病机制　痢疾杆菌进入人体后是否发病，取决于细菌数量、致病力以及人体的抵抗力。痢疾杆菌进入消化道后，大部分被胃酸杀死，少量细菌进入肠道，由于正常肠道菌群的拮抗作用、肠黏膜上的分泌型IgA阻止其对肠黏膜的吸附而不发病。

当机体免疫力低下或细菌数量多时，痢疾杆菌依靠自身的侵袭力直接侵入肠黏膜上皮细胞并在其内繁殖，然后进入固有层继续繁殖，并引起结肠的炎症反应。肠黏膜炎症反应和固有层小血管循环障碍，导致肠黏膜坏死、溃疡，引起腹痛、腹泻、脓血便等症状。痢疾杆菌可释放内、外毒素，内毒素不但可引起全身毒血症，而且可致血管活性物质释放增加，引起急性微循环障碍，进而出现感染性休克、DIC和重要脏器功能衰竭，表现为中毒性菌痢，以儿童多见，其发生可能与特异性体质有关。外毒素能不可逆性抑制蛋白质合成，导致上皮细胞损伤，引起出血性结肠炎和溶血性尿毒综合征等。

2. 病理改变　病变主要累及结肠，以乙状结肠和直肠最为显著。急性期的肠黏膜基本病理变化是弥漫性纤维蛋白渗出性炎症，并有多数不规则浅表溃疡。慢性期可有肠黏膜水肿和肠壁增厚，肠黏膜溃疡不断形成与修复，导致瘢痕与息肉形成，少数病例可引起肠腔狭窄。中毒性菌痢肠道病变轻微，突出的病理改变为大脑及脑干水肿，神经细胞变性。部分病例肾上腺充血，肾上腺皮质萎缩。

【临床表现】

潜伏期1～4天。根据病程长短分为急性菌痢和慢性菌痢。

（一）急性菌痢

1. 普通型（典型）　起病急，有畏寒、发热，体温可达39℃，伴头痛、乏力，继而出现腹痛、腹泻及里急后重，每天排便十余次至数十次，初为稀便或水样便，可迅速转

变为黏液脓血便，量少，里急后重明显，可出现左下腹压痛和肠鸣音亢进。由于便量少，出现水、电解质紊乱及酸中毒者少见。多数患者1周左右痊愈，少数患者可转为慢性。

2. 轻型(非典型)　全身毒血症状轻，腹泻次数少，大便糊状或稀便，常无脓血，腹痛轻，病程短，3～6天后可自愈，少数患者亦可转慢性。

3. 重型　多见于年老体弱患者。急起发热，腹泻每天30次以上，为稀水脓血便，甚至大便失禁，腹痛、里急后重明显。后期可出现中毒性肠麻痹，常伴呕吐，严重失水导致循环衰竭。部分患者表现为中毒性休克，少数出现心、肾功能不全。

4. 中毒性菌痢　2～7岁儿童多见，成人偶发。起病急骤，突起畏寒、高热，体温可达40℃以上，全身毒血症状严重，精神萎靡、反复惊厥甚至昏迷，可迅速发生循环衰竭和呼吸衰竭，而消化道症状多较轻，可无腹泻和脓血便。按其临床表现可分为3型：

(1) 休克型(周围循环衰竭型)：较为常见，以感染性休克为主要表现。患者可出现面色苍白、四肢湿冷、脉搏细速、血压逐渐下降甚至测不出，皮肤花斑、发绀，并可出现心、肾功能不全和意识障碍等症状。

(2) 脑型(呼吸衰竭型)：较为严重。表现为中枢神经系统症状。由于脑血管痉挛导致脑缺血、缺氧，从而导致脑水肿，颅内压增高，甚至发生脑疝。患者可出现剧烈头痛、频繁呕吐、惊厥、昏迷、瞳孔不等大和对光反射消失等，重者出现中枢性呼吸衰竭，最终可因呼吸衰竭而死亡。

(3) 混合型：具有以上两型的表现。常先出现高热、惊厥，如未能及时抢救，则迅速发展为呼吸衰竭和循环衰竭。此型预后最为凶险，病死率极高。

(二) 慢性菌痢

菌痢反复发作或迁延不愈，病程超过2个月以上者，即为慢性菌痢。根据临床表现可分为3型：

1. 慢性迁延型　最多见。急性菌痢发作后，迁延不愈，时轻时重，可有便秘和腹泻交替出现。左下腹部可有压痛，部分患者可触及增粗的乙状结肠。长期腹泻者可导致营养不良、贫血及乏力等。

2. 急性发作型　有慢性菌痢病史，常因进食生冷食物或劳累等因素，又出现急性菌痢的表现，但发热等全身毒血症症状不明显。

3. 慢性隐匿型　最少见。1年内有急性菌痢病史，近期(2个月以上)无明显腹痛、腹泻等临床症状，但乙状结肠镜检查有肠黏膜炎症甚至溃疡等病变，大便培养可检出志贺菌。

【实验室及其他检查】

1. 血常规　急性期白细胞总数增高，多在$(10～20)\times10^9$/L，中性粒细胞亦有增高。慢性患者可有轻度贫血。

2. 粪便常规　粪便量少，外观多为黏液脓血便。镜检可见白细胞≥15个/HP、脓细胞和少数红细胞，如有巨噬细胞则有助于诊断。

3. 病原学检测

(1) 细菌培养：大便培养检出志贺菌有助于菌痢的确诊。在抗菌药物使用前采集新鲜标本，及时取脓血部分送检以及早期多次送检均有助于提高细菌培养阳性率。

(2) 特异性核酸检测：采用核酸杂交或聚合酶链反应可直接检查粪便中的痢疾杆

菌核酸，具有特异性强、灵敏度高、对标本要求低等优点，但临床较少使用。

4. 免疫学检查　采取免疫学方法检测抗原有早期、快速的优点，对菌痢的早期诊断有一定帮助，但由于粪便中抗原成分较复杂，易出现假阳性。

【治疗要点】

（一）病原治疗

1. 急性菌痢　喹诺酮类药物抗菌谱广，口服吸收好，不良反应小，耐药菌株较少，可作为首选药物。首选环丙沙星，其他喹诺酮类也可酌情选用。当志贺菌菌株对环丙沙星耐药时可考虑使用匹美西林、头孢曲松、阿奇霉素等。因黄连素有减少肠道分泌的作用，故在使用抗生素时可同时使用。

2. 中毒性菌痢　药物选择与急性菌痢基本相同，但应采用静脉用药，可采用环丙沙星、左旋氧氟沙星等喹诺酮类或三代头孢菌素抗生素，病情好转后改为口服，剂量和疗程同急性菌痢。

3. 慢性菌痢　根据药敏结果选用有效抗菌药物，可采用 2 种不同类型的抗菌药物联合应用，疗程需适当延长，必要时可给予多个疗程治疗。亦可用药物保留灌肠疗法，如 0.3% 小檗碱液、5% 的大蒜素液或 2% 的磺胺嘧啶银悬液中的一种灌肠，每次 100～200ml，每晚 1 次，10～14 天为一疗程，灌肠液中添加小剂量肾上腺皮质激素可提高疗效。

（二）对症治疗

高热患者可用退热药物或物理降温；腹痛剧烈者给予解痉药如阿托品；慢性菌痢长期使用抗菌药物导致菌群失调，从而引起慢性腹泻，可予微生态制剂如益生菌、乳酸杆菌或双歧杆菌等；中毒性菌痢采取抗休克、脱水降颅压，防止呼吸衰竭等对症处理。

【预防】

1. 管理传染源　急性菌痢患者应隔离治疗。对炊管人员、饮食品制售人员、水源管理人员、托幼机构保教人员等行业中的患者应立即调离原工作岗位，并给予彻底治疗，直至症状消失后，2 次大便培养阴性方可解除隔离。接触者医学观察 1 周。

2. 切断传播途径　搞好个人及环境卫生，注意饮食及饮水卫生。加强包括水源、饮食、环境卫生、消灭苍蝇、蟑螂及其滋生地在内的综合性防治措施，即做好三管一灭（管水、管饮食、管粪、消灭苍蝇）。

3. 保护易感人群　据世界卫生组织报告，目前尚无获准生产的有效预防志贺菌感染的疫苗。我国采用口服活菌苗，主要通过刺激肠道产生分泌型 IgA 及细胞免疫而获得免疫性，免疫期可维持 6～12 个月。对同型志贺菌保护率可达 80%，对其他型菌痢无保护作用。流行期间，口服大蒜、马齿苋、白头翁等也有一定预防效果。

【护理诊断及合作性问题】

1. 体温过高　与痢疾杆菌感染有关。

2. 腹泻　与痢疾杆菌引起的肠道病变有关。

3. 组织灌注量改变　与内毒素导致微循环障碍有关。

4. 潜在并发症　中枢性呼吸衰竭。

【护理措施】

（一）一般护理

1. 休息　急性期应卧床休息，对频繁腹泻伴发热、虚弱无力者协助其床边排便以减少体力消耗。中毒性菌痢患者绝对卧床休息，专人监护，安置平卧位或休克位，注意保暖。

2. 饮食 严重腹泻、呕吐时暂禁食，可静脉补充所需营养，待病情缓解，给予高蛋白、高维生素易消化流质或半流质饮食，少量多餐，忌生冷、多渣、油腻或刺激性食物，逐渐过渡到正常饮食。

（二）病情观察

注意患者排便次数、量和性状；密切观察生命体征，准确记录 24 小时出入量，及时发现休克、脑水肿及脑疝等并发症。

（三）对症护理

腹痛剧烈者可用热水袋热敷，或遵医嘱使用阿托品或颠茄制剂；发热时除采取常规降温措施外，可用 2% 冷盐水低压灌肠，以达到降温和清除肠内积物的目的；有休克者遵医嘱采取补充血容量、纠正酸中毒等措施，注意保暖，吸氧；对惊厥患者应注意安全，防止跌伤或舌咬伤，并保持病室安静，避免声光刺激。

（四）用药护理

注意喹诺酮类药物给药剂量、用法、间隔时间及观察不良反应，如环丙沙星可引起头痛、腹痛、呕吐、皮疹等；休克型患者早期如静脉注射山莨菪碱时，观察患者是否出现口干、视力模糊等不良反应；如用多巴胺静脉滴注时，注意防止剂量过大或滴注过快而出现呼吸困难、心律失常及肾功能减退等副作用。

（五）心理护理

护士要注意与患者进行有效沟通，了解患者顾虑、困难，消除恐惧心理，帮助患者主动配合治疗和护理。

【健康指导】

向患者进行菌痢相关知识宣教，使患者积极配合治疗和护理。遵医嘱用药，争取急性期彻底治愈，以防转变为慢性痢疾，教会患者观察药物的疗效和不良反应。指导患者养成良好生活习惯，注意饮食和饮水卫生，不喝生水，瓜果蔬菜彻底清洗，食品做熟后再吃，慎用凉拌菜，防止苍蝇叮爬食物。注意个人卫生，饭前便后要洗手。加强体育锻炼，保持生活规律，避免过度劳累、暴饮暴食，以防菌痢复发，复发时及时治疗。

第五节 其他感染性腹泻病患者的护理

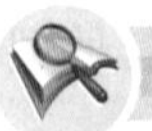

案例分析

男性，43 岁，因工作原因经常在外就餐。入院前 3 天出现无诱因发热，体温 39.0℃，伴寒战，食欲下降，左下腹痛，腹泻，每天 15 次左右，开始为水样便，逐渐发展为黏液脓血便。自服抗生素，效果不佳。实验室检查：血常规 WBC 15.5×10^9/L，N 92%。便常规：WBC 20 个 /HP，RBC 3～4 个 /HP。粪便培养出产志贺毒素大肠埃希菌。

请问：

1. 该患者的护理诊断有哪些？
2. 如何预防该病的发生？

其他感染性腹泻病是指除霍乱、痢疾、伤寒、副伤寒以外的细菌感染性腹泻。是一组以腹泻为主要表现的常见肠道传染病，常伴有脱水和（或）电解质紊乱。临床表现以胃肠道症状为主，轻重不一，多为自限性，但少数可发生严重并发症，导致死亡。

【病原学】

1. 大肠埃希菌　属于埃希菌属，短杆状革兰阴性菌，无芽孢。在15～46℃均能生长，在水中可存活数周至数月，在冰箱中可长期生存。对酸有较强的抵抗力，对高温和化学消毒剂敏感，75℃以上1分钟死亡。与人类腹泻有关的大肠埃希菌包括：肠致病性大肠埃希菌、肠毒素性大肠埃希菌、肠侵袭性大肠埃希菌、产志贺毒素大肠埃希菌及弥漫黏附性大肠埃希菌。

2. 耶尔森菌　为革兰阴性短小杆菌，无芽孢，兼性厌氧。对酸碱稳定，煮沸、干燥、常规消毒剂可杀灭，常见的腹泻病原菌是小肠结肠炎耶尔森菌。

3. 变形杆菌　属肠杆菌科，为革兰阴性杆菌，无芽孢和荚膜，能产生肠毒素。该菌对外界适应力强，生长繁殖迅速，存在于人及动物的肠内，在鱼、蟹及肉类中变形杆菌污染率较高。

4. 艰难梭菌　为革兰阳性杆菌，专性厌氧，有芽孢。能产生肠毒素，对酶作用有抵抗性。为人畜肠道中的正常菌群，在婴儿时带菌率较高。

5. 类志贺邻单胞菌　为革兰阴性菌，兼性厌氧，无芽孢和荚膜。不耐高盐，存在于淡水、温血及冷血动物体内。

6. 气单胞菌　为革兰阴性杆菌，无芽孢和荚膜。广泛存在于自然界，在河水、海水、供水系统中均可检测到。

【流行病学】

1. 传染源　患者、携带者、某些动物也可成为贮存宿主。

2. 传播途径　粪—口途径，可通过食用污染的水、食品而引起食源性细菌性腹泻。人与动物的密切接触，或者通过医务人员的手或污染公共物品造成医院内感染引起医院内腹泻。

3. 人群易感性　普遍易感，无交叉免疫。儿童、老年人、有免疫抑制或慢性疾病者为高危人群。正在使用抗生素的患者是抗生素相关性腹泻的高危人群；旅游者易发生细菌性腹泻，称旅游者腹泻。

4. 流行特征　广泛流行于世界各地，全年均可发病，好发于夏秋季。可侵犯各年龄组，但最易感染儿童、年老体弱者。一般为散发感染，也可发生暴发流行，危害较大。

【发病机制与病理改变】

（一）发病机制

1. 分泌性腹泻　病原菌进入肠道后，仅在小肠内繁殖，黏附于肠黏膜，释放肠毒素，刺激肠黏膜分泌过多的水、Na^+ 到肠腔，当分泌量超过吸收能力时可导致腹泻，称分泌性腹泻。

2. 侵袭性腹泻　细菌直接侵入肠上皮细胞，生长繁殖分泌外毒素，导致细胞蛋白合成障碍，造成细胞的功能障碍、黏膜坏死、炎性渗出，肠内渗透压升高，使水、电解质吸收发生障碍，同时产生前列腺素，进而刺激分泌，增加肠动力，引起腹泻。脓血便为其特征性表现。

（二）病理改变

1. 分泌性腹泻　作用于空肠和十二指肠，黏膜病变轻微，绒毛顶端黏膜下水肿，隐窝细胞有伪足样突起。上皮杯状细胞的黏膜分泌增加，黏膜上皮固有层毛细血管充血，上皮细胞出现线粒体肿胀和嵴的消失、高尔基体泡囊增加及内质网的扩张和囊泡形成等。

2. 侵袭性腹泻　病变部位在小肠末端和结肠黏膜，肠上皮细胞肿胀、线粒体消失、内积脂质的膜样囊泡增多及核固缩，上皮细胞内可见病原菌。

【临床表现】

潜伏期数小时至数天、数周，多起病急。临床表现轻重不一，以胃肠道症状最突出，出现纳差、恶心、呕吐、腹胀、腹痛、腹泻，可伴里急后重，腹泻次数可多至 10～20 次，粪便呈水样便、黏液便、脓血便。分泌性腹泻一般不出现腹痛，侵袭性腹泻多出现腹痛。常伴有畏寒、发热、乏力、头晕等表现，严重者可休克。病程数天至 1～2 周，常为自限性。超过 14 天，成为迁延性腹泻。

1. 产志贺毒素大肠埃希菌感染　发病前多有不洁饮食史。起病急，轻者水样泻，典型者突起剧烈腹痛、水样便，数天后出现血性便，严重者伴有剧烈腹痛、高热、血便，感染 1 周后可合并溶血性尿毒症综合征（HUS）、血栓性血小板减少性紫癜、脑神经障碍危及生命。

2. 耶尔森菌感染　易在低温下生长，在寒冷的国家地区或者寒冷季节较常见，因此也称其为“冰箱病”。婴幼儿及儿童胃肠炎症状突出，成人以肠炎为主。起病急，以发热、腹泻、腹痛为主要表现。热程多为 2～3 天，腹泻一般 1～2 天，重者 1～2 周。多为水样，带黏液，可有脓血便，腹痛常见，可局限在右下腹，容易误诊为阑尾炎。

3. 变形杆菌感染　条件致病菌。主要表现为发热、恶心、呕吐、腹痛、腹泻，腹痛部位在上腹部和脐周，腹泻轻者每天数次，重者 20～30 次。

4. 医院内腹泻　多由艰难梭菌引起，成为艰难梭菌相关性腹泻（CDAD），即假膜性肠炎，是医院感染性腹泻的主要病因。大多数表现为轻到中度水样腹泻、发热、腹胀、下腹或全腹散在痉挛性疼痛。重者也见黏液便，可并发脱水、低蛋白血症、电解质紊乱、肠麻痹和肠穿孔。

5. 旅游者腹泻　其中细菌占 61%，其他包括产毒性大肠埃希菌、肠集聚性大肠埃希菌、志贺菌属等。起病较急，40% 腹泻症状轻微，重者出现明显腹泻症状，伴有腹部绞痛、恶心以及发热等症状。

【并发症】

脱水、酸中毒和电解质紊乱、菌血症、溶血性尿毒症综合征、吉兰—巴雷综合征、反应性关节炎和虹膜炎、感染后肠易激综合征等。

【实验室及其他检查】

1. 血常规　一般白细胞总数升高或正常，中性粒细胞增多或核左移。

2. 粪便常规　肉眼观察粪便的外形、量、稠度及有无食物残渣、黏液、脓血。不同细菌感染后的粪便可呈稀水样便、洗肉水样便、脓血便、血便、黏液便等性状。

3. 粪便培养　为确诊依据。要注意在应用抗生素前取材；取新鲜粪便的黏液脓血部分；标本保温及时送检；连续多次培养；根据可疑致病菌选择相应的培养基和培养条件。

4. 其他检查　免疫学检查、核酸检测等。

【治疗要点】

（一）一般治疗及对症治疗

腹泻时一般不禁食，可进流质或半流质。腹泻频繁伴有呕吐、高热者，应禁食、卧床休息，鼓励多饮水。若腹痛剧烈者，可给予阿托品类药物，但慎用或禁用阿片制剂，因其强烈抑制肠蠕动，使肠毒素易被吸收加重中毒或诱发中毒性巨结肠。

（二）补充水和电解质

1. 口服补液疗法（ORS）　适用于急性腹泻轻、中度脱水及重度脱水的辅助治疗。

2. 静脉补液疗法　适用于重度腹泻伴脱水、电解质紊乱、酸中毒或休克者，补液推荐用乳酸林格液，遵循补液原则，当患者脱水纠正、呕吐好转后改为口服补液。

3. 补锌　世界卫生组织建议，刚开始腹泻即补锌，可以降低腹泻的病程、严重程度及脱水的危险。

（三）抗菌治疗

耶尔森菌导致的腹泻，轻症多为自限性，不必应用抗菌药。侵袭性、致病性或产肠毒素性大肠杆菌科腹泻选用喹诺酮类或磺胺类。肠出血性大肠埃希菌 O_{157} 和疑似患者导致的腹泻禁止使用抗生素。疫区内的其他一般腹泻患者应慎用抗生素。医院内腹泻轻症停用抗生素即可使正常菌群恢复，症状缓解，否则可使用甲硝唑和万古霉素。AIDS 相关性腹泻应及时早期足量应用抗菌药物，如头孢菌素或氟喹诺酮类。

（四）微生态治疗

目的是恢复肠道正常菌群，重建肠道生物屏障，拮抗病原菌定植侵袭。常用制剂有益生菌和益生元。值得注意的是口服活菌制剂应该与抗生素相隔 2 小时左右，以免被杀灭，影响疗效。

【预防】

1. 管理传染源　设置肠道专科门诊，早期发现并对部分感染性腹泻的患者进行隔离与治疗。对吐泻物及饮食用具要严格消毒，受感染动物就地处理。对多发或暴发疫情，尽快查明病原菌，确定传染源。

2. 切断传播途径　是预防和控制腹泻的重要措施。加强饮食、饮水的卫生管理。对重点人群、集体单位积极采取综合性预防措施。

3. 保护易感人群　目前尚无有关疫苗。

【护理诊断及合作性问题】

1. 舒适的改变　与腹痛炎症导致肠蠕动增强、肠痉挛有关。

2. 体温升高　与细菌感染，毒素吸收有关。

3. 营养失调　低于机体需要量，与呕吐、腹泻有关。

4. 焦虑　与疼痛及排便习惯改变有关。

5. 知识缺乏　缺乏疾病的防治知识。

6. 潜在并发症　脱水、酸中毒和电解质紊乱、溶血性尿毒症综合征。

【护理措施】

（一）一般护理

1. 休息　患者腹泻频繁、全身症状明显者应卧床休息，协助患者床旁排便，以减少体力消耗。

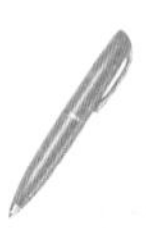

2. 饮食　严重腹泻伴呕吐者可暂禁食，静脉补充所需营养。能进食者给予高热量、高蛋白、高维生素、少渣、少纤维素，易消化清淡流质或半流质饮食，避免生冷、多渣、油腻及刺激性食物，少量多餐，待病情好转逐渐过渡至正常饮食。

（二）病情观察

观察排便的次数、量、性状及伴随症状。观察患者的生命体征、神志、尿量，观察有无面色苍白、四肢湿冷、血压下降、脉细速、尿少等休克征象。结合实验室检查，评估水、电解质、酸碱平衡的情况。

（三）对症护理

粪便的刺激使肛周皮肤引起糜烂及感染，排便后应使用软纸揩拭，每次便后清洗肛周并使其保持清洁干燥，涂无菌凡士林或抗生素软膏，以保护肛周皮肤。每天温水或1∶5000高锰酸钾坐浴，预防感染。伴里急后重者，嘱患者排便时不要过度用力，以免脱肛。发生脱肛时，可戴橡胶手套助其回纳。对于休克的患者，迅速建立静脉通路，遵医嘱扩容、纠正酸中毒等抗休克治疗。

（四）用药护理

遵医嘱使用有效抗菌药物，注意观察胃肠道反应、肾毒性、过敏、粒细胞减少等不良反应。早期禁用止泻药，便于毒素排出。

（五）心理护理

慢性腹泻治疗效果不明显时，患者常会出现担心、焦虑的负性情绪，护理人员应热情地开导、鼓励患者，使其积极地配合检查和治疗。

【健康指导】

患者应及时隔离、治疗，应向患者及家属说明粪便消毒对于传染源的控制极为重要，同时做好饮水、食品的卫生管理及防蝇灭蝇工作。遵医嘱坚持服药。养成良好的个人卫生习惯，餐前便后洗手，避免进食生冷、不洁的食物，加强体育锻炼，保持生活规律。

技能要点

其他感染性腹泻病的预防宣传

1. 抓好饮食卫生　提倡喝开水，不吃生的、半熟的食品。

2. 改变农村人畜共舍的生活习惯。

3. 加强饮用水卫生　保护水源，改善饮用水卫生，实行饮用水消毒。

4. 加强宣传和严格执行《中华人民共和国食品卫生法》　特别要加强对饮食行业、农贸集市、集体食堂等的食品卫生管理。

第六节　布鲁菌病患者的护理

案例分析

患者，男性，26岁，牧民。多汗、不规则发热2周，伴有腰部、膝关节疼痛，单侧睾丸肿痛。诉发热时无明显不适，体温下降后自觉症状反而加重。查体：T：38.5℃，P：96次/分，肝肋

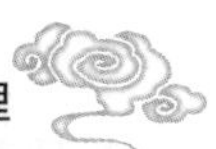

下 2.5cm，脾肋下 1cm，腋窝和腹股沟处淋巴结肿大。血常规：白细胞 $3.5 \times 10^9/L$，中性粒细胞 44%，淋巴细胞 67%。

请问：

1. 该患者的初步诊断是什么？
2. 如何进行健康指导？

布鲁菌病（brucellosis）又称波浪热、地中海弛张热或马耳他热，是由布鲁菌（Brucella）所引起的动物源性传染病，临床以长期发热、多汗、关节疼痛及肝脾、淋巴结肿大为临床特征。该病复发率高，易转变为慢性。

【病原学】

布鲁菌是一组球杆状革兰阴性菌，无鞭毛、芽孢和荚膜。该菌属分为 6 个种，即羊种菌、猪种菌、牛种菌、犬种菌、绵羊附睾种菌、沙林鼠种菌，其中羊、猪、牛和犬四种对人类致病，其致病力有所差异，以羊种菌致病力最强，临床感染症状重，猪种菌次之。

布鲁菌在自然环境中生存力较强，在乳及乳制品、冻肉、皮毛等中能长时间存活，在病畜的分泌物、排泄物及死畜的脏器中能生存 4 个月左右，在食品中约生存 2 个月。本菌属对紫外线、热和常用消毒剂敏感，日光曝晒 10～20 分钟、加热至 60℃、3% 漂白粉和甲酚皂作用数分钟均可杀灭此菌。

【流行病学】

（一）传染源

目前已知有 60 多种家畜、家禽、野生动物是布鲁菌的宿主。与人类有关的传染源，以羊多见，其次为牛和猪。狗、鹿、马、猫和骆驼等其他动物亦可为传染源。大量的病原菌存在于病畜的皮毛、羊水、胎盘、阴道分泌物、尿液和乳汁中。人与人之间一般不易发生传染。

（二）传播途径

1. 接触传播　直接接触病畜或其分泌物、排泄物、娩出物，或接产羊羔、挤奶、剪毛、屠宰以及加工畜产品过程中未注意防护，病原菌可通过伤口或体表皮肤黏膜而感染。

2. 消化道传播　进食未煮熟的肉类或饮用被布鲁菌污染的生奶、乳制品、水等而感染。

3. 呼吸道传播　吸入含布鲁菌的气溶胶，通过呼吸道黏膜进入人体。

4. 其他　病原菌可以通过性传播、母婴传播、苍蝇携带等方式传播。

（三）人群易感性

人群普遍易感，高危人群有兽医、畜牧者、屠宰工人、皮毛工和进食被污染的动物产品或制品者。感染后可获得一定的免疫力。

（四）流行特征

本病遍布全球，以欧洲疫情最重。国内发病以内蒙古、西北等牧区为主，大城市可见散发病例。本病全年均可发病，以春末夏初家畜繁殖季节为多。发病年龄以青壮年为主，男性多于女性。

【发病机制与病理改变】

1. 发病机制　布鲁菌经皮肤或黏膜侵入人体后，经淋巴管进入局部淋巴结，若人体免疫功能强，局部淋巴结内的布鲁菌被杀灭，则成为无临床症状的隐性感染；若免疫功能低下，淋巴结内的布鲁菌繁殖到一定数量后，冲破淋巴屏障侵入血流，并释放内毒素，引起菌血症和毒血症。病原菌随血流播散至全身各部位，主要在肝、脾、骨髓、淋巴结等处的单核—吞噬细胞生长、繁殖，形成多发性病灶。病原菌可反复进入血液引起临床症状，反复发作，发热呈波浪形，故该病又被称为“波浪热”。

2. 病理改变　本病病变累及全身多个组织器官，以单核—吞噬细胞系统、骨关节系统、神经系统等常见。急性期可见组织细胞变性、坏死，炎性细胞渗出；单核—吞噬细胞炎症引起细胞弥漫性增生，形成结节；慢性期在肝、脾、淋巴结等处可见增殖性结节和肉芽肿。部分患者肉芽组织发生纤维硬化性变，造成组织器官硬化，则临床上出现后遗症。

【临床表现】

潜伏期一般为 1～3 周，平均 2 周。临床上可分为亚临床感染、急性感染、亚急性感染、慢性感染、局限性感染和复发。急性感染是指患病 3 个月以内；亚急性感染 3 个月到 1 年；慢性感染 1 年以上。

（一）亚临床感染

亚临床感染常发生于高危人群，血清学检查 30% 以上有高水平的抗布鲁菌抗体。

（二）急性和亚急性感染

多慢性起病，少数突然起病。主要表现为发热、多汗、乏力、睾丸肿痛等。

1. 发热　多为不规则热，5%～20% 出现典型波浪形，其特点是发热持续 2～3 周，间歇数天至两周无热期后再度发热，如此反复。高热时可无明显不适，体温下降后自觉症状反而加重，这种现象具有诊断意义。

2. 多汗　是本病的突出症状之一，每于夜间或凌晨退热时大汗淋漓，大汗后软弱无力，甚至发生虚脱。

3. 关节疼痛及睾丸肿痛　70% 以上患者伴有大关节（如膝、腰、髋）游走性疼痛，两侧臀部及大腿肌肉常呈痉挛性疼痛。男性患者可有睾丸炎或附睾炎导致睾丸肿痛，多为单侧。坐骨神经、腰神经、肋间神经、三叉神经等均可因神经根受累而疼痛。

4. 肝、脾及淋巴结肿大　体格检查约 50% 患者可发现肝、脾和淋巴结肿大，淋巴结肿大常见于颈、颌下、腋窝和腹股沟等处。

（三）慢性感染

病程持续 1 年以上称为慢性期，可由急性期发展而来，也可缺乏急性病史，发现时已为慢性。慢性期表现多不明显，也不典型，主要分为 2 类，一类类似于神经官能症和慢性疲劳综合征表现。另一类是器质性损害，其中以骨骼—肌肉系统最多见，如大关节损害、肌腱挛缩等。神经系统病变也较常见，泌尿生殖系统病变也可出现。

（四）局限性感染

该病可以局限于几乎所有器官，最多局限于骨、关节、中枢神经系统，出现相应症状和特征。

（五）复发

治疗后约 10% 患者出现复发，复发常发生在初次治疗结束后 3～6 个月。

【实验室及其他检查】

1. 血常规　白细胞计数正常或轻度减少，淋巴细胞相对增多，分类可达 60% 以上。红细胞沉降率在各期均增快。久病者有轻、中度贫血。

2. 病原学检查　取血液、骨髓、组织、脓性脑脊液等做细菌培养，细菌生长缓慢，需 10 天以上方可获得阳性结果。近年来开展的 PCR 检测布鲁菌 DNA，能快速准确做出临床诊断，但尚未广泛推广。

3. 血清学检查　常用试管凝集试验来检测抗布鲁菌抗体，滴度为 1∶100 及以上，或病程 1 年以上滴度 1∶50 及以上，或半年内有布鲁菌疫苗接种史，滴度达 1∶100 及以上者可诊断。

【治疗要点】

（一）急性和亚急性感染

1. 一般治疗和对症治疗　注意卧床休息、补充水分和维生素，给予易消化饮食。高热患者应用物理降温；头痛、关节疼痛剧烈时可用镇痛剂；中毒症状和睾丸炎明显者，可短期内应用肾上腺皮质激素。

2. 病原治疗

（1）成人及 8 岁以上儿童：布鲁菌在细胞内生长、繁殖，药物难以进入细胞，故疗效慢，易复发。WHO 推荐多西环素（每次 100mg，每天 2 次，口服）与利福平（每次 600～900mg，每天 1 次，口服）联合使用，连用 6 周作为首选方案。该方案能够提高疗效、减少复发和防止耐药菌株的产生。或多西环素（每次 100mg，每天 2 次，口服，6 周）联用链霉素（每次 1000mg，每天 1 次，肌内注射，2～3 周）。如果上述药物效果不佳，可采用多西环素联合复方磺胺甲噁唑治疗。有神经系统受累者多西环素、链霉素联合复方磺胺甲噁唑治疗。

（2）8 岁以下儿童：可采用利福平联合复方磺胺甲噁唑治疗，也可采用利福平联合氨基糖苷类药物治疗。

（3）孕妇：可采用利福平联合复方磺胺甲噁唑治疗。若在妊娠 12 周内可选用三代头孢菌素类药物联合复方磺胺甲噁唑治疗，可减少妊娠中断的发生。

（二）慢性感染

治疗较为复杂，包括病原治疗、脱敏治疗和对症治疗。病原治疗同急性感染，多需要重复治疗几个疗程；脱敏治疗既可避免引起严重的组织损伤，又起到一定脱敏作用，方法为用布鲁菌菌苗，少量多次注射；慢性关节炎疼痛患者亦可用理疗、中医中药等相应的对症治疗。

【预防】

1. 管理传染源　疫区应定期检查传染源，隔离病畜，流产的胎羔应加生石灰后深埋。急性期患者应隔离至症状消失，血、尿细菌培养阴性方可解除隔离。

2. 切断传播途径　加强对畜产品的卫生监督，生乳应用巴氏消毒法消毒后才可出售，乳品需煮沸后饮用。禁止销售和食用病畜肉及乳品。皮毛应使用环氧乙烷消毒或存放 4 个月后方可出售。加强粪便、水源管理，对病畜污染场所严格消毒，防止病畜、患者排泄物污染水源。对牲畜进行普查、普治，必要时宰杀。

3. 保护易感人群　对有可能感染的人员和牲畜均应进行菌苗接种。凡从事畜牧、屠宰、兽医及畜产品加工者，工作中均应做好个人防护，穿工作服、戴帽子、口罩、手套及穿胶鞋，工作结束后更衣及用消毒水或肥皂水洗手。必要时可用药物预防。

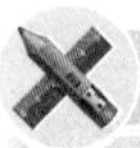

技能要点

布鲁菌疫苗的接种

目前多采用M-104冻干活菌苗皮肤划痕接种法，免疫期1年，第2年复种1次。疫区人员在产羔季节前2～4个月接种。

【护理诊断及合作性问题】

1. 体温过高　与布鲁菌感染有关。
2. 疼痛　关节痛、肌肉痛或神经痛，与布鲁菌病变累及骨关节、肌肉和神经有关。
3. 焦虑　与知识缺乏、担心预后有关。
4. 有体液不足的危险　与高热、出汗过多有关。

【护理措施】

（一）一般护理

急性感染卧床休息，减少活动。给予营养丰富、富含维生素、易消化的饮食，以利于机体的修复、增强机体抵抗力。患者出汗较多时，多饮开水或糖盐水，成人每天入量3000ml，出汗多或入量不足者，可静脉补充水分和电解质。出汗后应给予温水擦浴，及时更换衣被，保持皮肤清洁、干燥，注意保暖，预防受凉感冒。

（二）病情观察

应重点观察体温的变化，有无多汗、骨关节红肿、疼痛，男性患者注意有无睾丸肿大、疼痛等，观察神经系统症状及肝、脾、淋巴结肿大等表现。汗出较多时，观察有无脱水现象。

（三）对症护理

1. 发热　详见第一章第六节“传染病常见症状和体征的护理”。

2. 多汗　汗出较多时，应及时协助患者温水擦浴，更换内衣裤和床单被服，保持其皮肤清洁干燥以促进舒适。

3. 疼痛　协助患者取舒适体位，保持关节功能位，必要时采用石膏托、小夹板固定。关节疼痛者可服用解热镇痛药，或局部用5%～10%硫酸镁湿热敷，每天2～3次，也可用短波透热疗法、水浴疗法等以减轻疼痛。协助患者翻身，增加肢体被动运动，按摩或采用针刺疗法等，防止关节强直、肌肉挛缩、关节活动障碍。神经痛明显者，遵医嘱给予消炎止痛剂，也可采用0.25%～0.5%普鲁卡因20～40ml局部封闭。睾丸肿大、胀痛不适者，可用“十”字吊带托扶。指导患者学会放松术，如听音乐、深呼吸、肌肉放松等。

（四）用药护理

应告知患者本病宜采用多疗程及联合给药的治疗方法，嘱患者坚持治疗。注意观察药物的不良反应，如利福平可引起肝脏损害，应定期检查肝功能，此药还可使分泌物、排泄物变成橘黄色，服药前应告诉患者，以免引起恐惧。四环素可引起恶心、呕吐、腹部不适、腹痛及皮疹；链霉素可引起听神经损害，有唇周或指端麻木感、耳鸣、听力减退、平衡失调等症状。

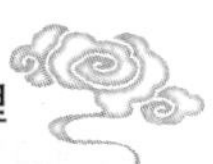

脱敏疗法注意给药剂量准确、方法正确，指导患者卧床休息，以减轻用药过程中的不适。用药后，重点观察寒战、高热、大汗淋漓、全身关节肌肉疼痛是否加剧等情况，及时报告并配合医生处理。

（五）心理护理

急性感染患者由于发热、多汗、关节和肌肉疼痛、睾丸肿痛等症状，常感重病在身，易有恐惧、焦虑表现，尤其在不能确诊时，更使上述心理加重。慢性期患者由于疾病反复发作，迁延不愈，常有抑郁表现。护士应根据患者不同心理表现进行心理疏导，以利于疾病早日康复。

【健康指导】

1. 进行布鲁菌病预防知识的教育，对牧区的居民尤为重要。告知管理传染源及切断传播途径的措施，指导其个人防护及预防接种的方法，以防再次感染。

2. 介绍本病有关知识，如临床表现、治疗方法等。说明本病复发率较高，急性感染彻底治疗的重要性，以免转变为慢性。

3. 急性和亚急性感染症状较重者需要住院治疗，慢性感染患者或急性感染症状较轻者可在家中接受治疗、护理。

4. 本病一般预后良好，经正规、足疗程的治疗是可以治愈的，但复发率较高。治愈后仍应避免过度劳累、注意增加营养，1 年内应定期复查。

第七节 百日咳患者的护理

案例分析

患儿，6 岁。阵发性痉挛性咳嗽两月余，咳后伴有鸡鸣样吸气吼声。查体：体温 37.8℃，脉搏 102 次 / 分。血常规：白细胞 35×10^9/L，淋巴细胞分类为 70%，细菌学检查培养阳性率达 90%；酶联免疫吸附试验测定患者血清中特异性抗体 IgM 阳性。

请问：

1. 临床诊断是什么？

2. 患儿痉咳发作时，如何对症护理？

百日咳（pertussis，whooping cough）是由百日咳杆菌所引起的急性呼吸道传染病，临床以阵发性、痉挛性咳嗽和咳嗽终止时伴有鸡鸣样吸气吼声为特征。病程较长，未经治疗，咳嗽可持续 2～3 个月，故称“百日咳”。本病以儿童多见。

【病原学】

百日咳杆菌属鲍特菌属，为革兰染色阴性短小杆菌。该菌为需氧菌，最适宜生长温度为 35～37℃，最适 pH 为 6.8～7.0。百日咳杆菌具有外膜蛋白中的凝集抗原（丝状血凝素）和百日咳杆菌黏附素。另外，还能产生百日咳外毒素、不耐热毒素、内毒素、气管细胞毒素、皮肤坏死毒素等毒性物质。目前认为凝集抗原、黏附素和外毒素等具有诱导宿主产生保护性抗体的作用。

本菌对理化因素抵抗力较弱，加热 56℃经 30 分钟或干燥 3～5 小时可死亡，对紫外线和一般消毒剂敏感。

【流行病学】

1. 传染源　患者、隐性感染者、带菌者为本病的传染源。从潜伏期1～2天至发病后6周均有传染性，尤以潜伏期末至病程初期2～3周内传染性最强。

2. 传播途径　通过患者咳嗽、打喷嚏时喷出的飞沫传播。家庭成员间传播多见。

3. 人群易感性　人群普遍易感，以5岁以下小儿易感性最强。胎儿不能从母体获得足够的保护性抗体，所以新生儿可发病，6个月以下婴儿发病率较高。儿童通过接种菌苗若超过12年，其发病率可高达50%以上，近年来国外报告有成人百日咳患者。百日咳病后不能获得终生免疫。

4. 流行特征　百日咳是世界性疾病，多见于温带和寒带。该病一年四季都可发生，以冬、春季多见。一般为散发，在儿童集体机构如托儿所、幼儿园等场所可引起流行。我国因计划免疫的实施，百日咳的发病率已明显下降。

【发病机制与病理改变】

1. 发病机制　百日咳杆菌侵入呼吸道后，首先黏附于呼吸道上皮细胞纤毛上，繁殖并产生各种毒性物质，引起呼吸道上皮细胞纤毛麻痹，细胞变性、坏死，导致支气管分泌物排出障碍，潴留的分泌物不断刺激神经末梢，兴奋咳嗽中枢，产生反射性痉挛性咳嗽，直至分泌物咳出为止。连续性的痉咳使吸气暂时中断，体内缺氧，随之出现深长的吸气，大量气体极速通过痉挛的声门，即发出一种特殊、高音调的鸡鸣样特殊吼声。长期的咳嗽刺激，使咳嗽中枢形成持续的兴奋灶，所以检查咽部、进食等刺激均易引起痉挛性咳嗽。

2. 病理改变　百日咳杆菌主要引起气管、支气管、毛细支气管、肺泡壁的上皮细胞坏死、脱落。支气管和肺泡间质炎性细胞浸润明显。分泌物阻塞支气管时可引起肺不张、支气管扩张等。并发脑病者脑组织可有充血、水肿、弥散性出血及神经细胞变性等。

【临床表现】

潜伏期2～21天，平均7～10天。典型临床过程可分为以下3期：

1. 卡他期　从发病至出现阵发性痉咳，持续7～10天。此期可有低热、喷嚏、流涕、咳嗽和乏力等类似感冒的症状。开始为单声干咳，3～4天后体温恢复正常，但咳嗽加剧，尤以夜晚为甚。此期传染性最强。由于此期缺乏特征性症状，易漏诊。

2. 痉咳期　病程2～6周或更长。此期主要特征为阵发性、痉挛性咳嗽。表现为10余声或20～30声短促的咳嗽，继而有一次深长的吸气，发出一种鸡鸣样吸气声，接着是阵咳，如此反复，直至咳出黏稠痰液和吐出胃内容物，痉咳方可暂停。痉咳一般在夜间，咽部检查及情绪波动、剧烈活动、进食、受凉等均可诱发。痉咳前有咽痒和胸闷，痉咳时儿童表情痛苦，面红耳赤，因胸腔压力增高影响静脉回流，会出现颈静脉怒张。另外，腹压增高可导致大小便失禁。

痉咳频繁者可出现颜面水肿，毛细血管压力增高而破裂导致球结膜下出血或鼻出血。痉咳时舌外伸，舌系带与下门齿摩擦引起系带溃疡。一般肺部无阳性体征。

婴幼儿和新生儿的声门狭小，无痉咳表现，因声带痉挛出现呼吸暂停，加上分泌物堵塞而窒息，出现明显发绀，脑缺氧而致抽搐，称为窒息性发作。此发作多发生在夜晚，常因抢救不及时而危及生命。

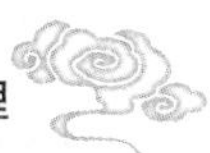

3. 恢复期　阵发性痉咳逐渐减少至消失，一般持续2～3周。若有并发症，病程可长达数周至数月。

【并发症】

支气管肺炎是最常见并发症，发生于痉咳期为多，由感染所致。严重者可并发肺不张、肺气肿、皮下气肿和百日咳脑病，可危及患者生命。

【实验室及其他检查】

1. 血常规　痉咳期白细胞总数增高，可达$(20\sim40)\times10^9/L$，最高可达$100\times10^9/L$。淋巴细胞增高，多在60%～90%。

2. 细菌学检查　鼻咽拭子培养法是目前常用方法。培养越早，阳性率越高，卡他期培养阳性率可达90%，发病第3～4周阳性率为50%。

3. 血清学检查　应用ELISA法检测百日咳患者血清中特异性抗体IgM，阳性有助于早期诊断。

【治疗要点】

1. 对症治疗　痰液黏稠者可用祛痰剂或雾化吸入，痉咳剧烈者可给镇静剂。重症婴幼儿可应用泼尼松每天1～2mg/kg，能减轻症状，疗程3～5天。

2. 抗菌治疗　若在卡他期能及时治疗，疗效最好。应用抗生素治疗可减轻或阻断卡他期的痉咳。红霉素，每天30～50mg/kg，分3～4次服用。也可用罗红霉素，小儿每天2.5～5mg/kg，分2次服用；成人每次150mg，每天服用2次，疗程至少10天。

3. 并发症治疗　肺不张并发感染者应用抗生素治疗，同时体位引流，必要时用纤维支气管镜清除堵塞的分泌物。百日咳脑病发生惊厥时可给予苯巴比妥钠，每次5mg/kg，肌内注射；或用地西泮，每次0.1～0.3mg/kg，静脉注射。并发脑水肿时给予甘露醇每次1～2g/kg，静脉注射。

【预防】

1. 管理传染源　确诊的患者应立即呼吸道隔离，隔离至病后40天，对密切接触者应观察至少3周，若有前驱症状应尽早治疗。

2. 切断传播途径　定时开窗通风，保持空气清新，病室每天用紫外线照射消毒。对患者的痰液及口鼻分泌物进行消毒后处理。

3. 保护易感人群　百日咳菌苗接种是预防百日咳的重要手段。目前国内多采用百日咳、白喉、破伤风三联制剂，可获得4～5年的免疫力。在流行期间，对易感儿童可普种百日咳疫苗。

【护理诊断及合作性问题】

1. 清理呼吸道无效　与痰液黏稠不易排出有关。

2. 营养失调　低于机体的需要量，与痉咳引起呕吐或食欲下降有关。

【护理措施】

（一）一般护理

保持病室清洁、空气新鲜，温湿度适宜。对咳嗽频繁、体弱、年龄小及有并发症者应卧床休息。6个月以下婴儿常突然发生窒息，应有专人守护。给予高热量、高蛋白、高维生素易消化的流质或半流质饮食，少量多餐，避免过冷、过热或辛辣刺激性食物。摄入量不足、呕吐频繁者，遵医嘱进行静脉输液以保持水、电解质平衡。各种护理操作宜在餐前半小时进行。

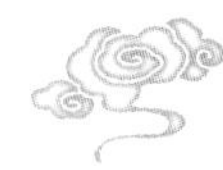

（二）病情观察

注意观察痉咳次数、发作表现，呕吐次数、量、性状以及痰液的颜色、量及性状等。及时发现发作诱因。观察并记录体温、脉搏和呼吸。观察有无并发症，如出现持续高热、气促、发绀、肺部啰音为并发肺炎的表现；出现高热、惊厥或抽搐、昏迷为百日咳脑病的表现。发现病情变化及时报告医师，并配合治疗抢救。

（三）对症护理

患儿痉咳发作时，协助坐起或抱起，轻拍背部，帮助痰液排出，遵医嘱应用祛痰药或痰液黏稠者雾化吸入。并发窒息或抽搐者应专人守护，遵医嘱及时吸痰、给氧、给予镇静剂；夜间痉咳影响睡眠可遵医嘱服用镇静剂。避免痉咳诱发因素，如进食、寒冷、劳累、情绪激动、吸入烟尘等，保持患儿精神愉快。若有舌系带溃疡引起疼痛，注意饮食、饮水不宜过热，给予口腔护理以防继发感染。

（四）用药护理

应向患者及家属说明药物名称、剂量、用法等。服药应在痉咳后 10～20 分钟进行，以避免诱发痉咳及呕吐。口服红霉素易引起胃部不适，应指导患者餐后用药。

【健康指导】

讲解该病的主要临床表现、治疗药物及护理方法。指导家属给予患儿正确的饮食，注意休息，适当活动等。告知家属痉咳发作的诱因，并设法避免，减少发作次数。宣传百日咳菌苗接种的重要意义。保持居室空气清新，讲究室内卫生。告知百日咳流行期间不去公共场所，减少感染的机会。

第八节　猩红热患者的护理

案例分析

患儿，男，4 岁。1 天前畏寒、发热、全身不适、咽痛，第 2 天开始出皮疹。体检：T: 39.2℃，P: 100 次 / 分，R: 26 次 / 分，BP: 112/72mmHg。面部潮红，口周皮肤苍白，咽及扁桃体明显充血，颈部和颌下淋巴结肿大；舌面光滑呈绛红色，舌乳头凸起；全身皮肤弥漫性充血，皮疹呈均匀分布的针尖大小鲜红色丘疹，压之退色，伴有痒感。实验室检查：白细胞 19×10^9/L，中性粒细胞 86%。

请问：

1. 该患儿存在的护理问题有哪些？
2. 如何护理患儿的皮疹？

猩红热（scarlet fever）是由 A 组 β 型溶血性链球菌感染引起的急性呼吸道传染病。临床上以发热、咽峡炎、全身弥漫性鲜红色皮疹和疹后明显脱屑为临床特征。少数患者病后可出现变态反应性心、肾、关节损害。

【病原学】

A 组 β 型溶血性链球菌也称化脓性链球菌，革兰染色阳性。初从体内检出时有荚膜，无芽孢、鞭毛，在含血的培养基上易生长，产生完全（β 型）溶血。按其菌体细胞壁上所含多糖类抗原的不同，可分为 19 个组，A 组是猩红热的主要病原体。A 组又

可依其表面蛋白抗原 M 分为 100 多个血清型。链球菌能产生抗原性不同的致热性外毒素即红疹毒素，均能致发热和猩红热皮疹，并可抑制吞噬系统和 T 淋巴细胞功能，触发内毒素出血性坏死（Schwartzman）反应。链球菌还能产生链球菌溶血素，分为 O 和 S 两种溶血素，有溶解红细胞、杀伤白细胞、血小板和损伤心脏的作用。该菌外界生命力较强，在痰及脓液中可生存数周，但对热及干燥较敏感，加热 56℃ 30 分钟及一般消毒剂均可将其杀灭。

【流行病学】

1. 传染源　以患者和带菌者为主。自发病 24 小时至疾病高峰传染性最强。A 组 β 型溶血性链球菌引起的咽峡炎患者，排菌量大且不被重视，是重要的传染源。

2. 传播途径　主要经空气飞沫传播。亦可经皮肤伤口或产妇产道等处感染，称“外科型猩红热”或“产科型猩红热”。

3. 人群易感性　人群普遍易感。感染后机体可产生抗毒素免疫和抗菌免疫。抗红疹毒素的免疫力较持久，但由于红疹毒素有 5 种血清型，其间无交叉免疫，故若感染另一种红疹毒素的 A 组链球菌仍可再发病。抗菌免疫有型特异性，且型间多无交叉免疫，对不同型的链球菌感染无保护作用。

4. 流行特征　本病多见于温带地区。全年均可发病，但冬春季多见。5～15 岁儿童发病率高。近数十年来，猩红热的临床表现渐趋轻症化。轻症化原因认为与下列因素有关：①敏感的抗生素广泛应用及长时间外界环境作用下，引起链球菌变异；②早期应用抗生素致使链球菌很快被抑制或杀灭，控制了症状进一步加重。

【发病机制与病理改变】

病原体侵入机体后，主要产生化脓性、中毒性、变态反应性三种病变，并引起机体相应的病理改变。

1. 化脓性病变　A 组 β 型溶血性链球菌侵入机体后，借助溶血性链球菌脂磷壁酸（LTA）的作用黏附于黏膜上皮细胞，进入组织引起炎症，同时可通过其 M 蛋白保护细菌不被吞噬，在透明质酸酶、链激酶及溶血素的作用下，使炎症扩散并引起组织坏死。

2. 中毒性病变　病原菌所产生的红疹毒素进入血液循环，引起发热、头痛、头晕、食欲缺乏等全身中毒症状。红疹毒素使皮肤和黏膜充血、水肿、上皮细胞增生和白细胞浸润，以毛囊周围最明显，形成典型的猩红热皮疹。恢复期表皮细胞死亡，形成脱屑。肝、脾、淋巴结可有不同程度的充血及脂肪变性，心肌可有混沌肿胀和变性，严重者可坏死。肾脏可有间质性炎症改变。

3. 变态反应性病变　在病程第 2～3 周时，个别病例心、肾、关节滑膜等组织产生浆液性炎症反应，可能因 A 组链球菌某些型与被感染者的心肌、心脏瓣膜、肾小球基底膜或关节滑膜囊的抗原相似引起的交叉免疫反应，或可能因抗原抗体复合物沉积在上述部位所致。

【临床表现】

潜伏期为 1～7 天，一般 2～3 天。

（一）普通型

流行期间大多数患者属此型。典型临床表现有：

1. 发热　多为持续性，可达 39℃左右，伴有头痛、全身不适等全身中毒症状，发热持续约1周。发热的高低及热程均与皮疹的多寡及其消长相一致。

2. 咽峡炎　表现有咽痛、咽及扁桃体充血并可覆有脓性渗出物。腭部有充血或出血性黏膜疹，可先于皮疹出现，颌下及颈淋巴结呈非化脓性炎症病变。

3. 皮疹　发热后24小时内开始发疹，始于耳后、颈部及上胸部，24小时内迅速蔓延至全身。典型皮疹是在全身皮肤弥漫性充血的基础上，均匀分布的针尖大小的丘疹，压之退色，伴有痒感。少数患者可见带黄白色脓头且不易破溃的皮疹，称为“粟粒疹”。严重者可见出血性皮疹。在皮肤皱褶处，皮疹密集或因摩擦出血而呈紫红色线状，称为“线状疹”，亦称Pastia线，帕氏线。如颜面部位仅有充血无皮疹，而口鼻周围充血不明显，与面部充血相比之下显得发白，则称为“口周苍白圈”。与发疹的同时出现舌乳头肿胀，初期舌覆盖白苔，肿胀的舌乳头凸出白苔之外，称为“草莓舌”。2～3天后舌苔脱落，舌面光滑呈绛红色，舌乳头凸起，称为“杨梅舌”。皮疹多于48小时达高峰，继之依出疹顺序开始消退，2～3天内退尽，重者可持续1周。疹退后开始皮肤脱屑，皮疹越多、越密则脱屑越明显，以粟粒疹为重。可呈片状脱皮，面部及躯干常为糠屑状，手、足掌、指（趾）处由于角化层较厚，片状脱皮常完整，呈手套或袜套状。

课堂互动

猩红热和麻疹的皮疹有何区别？

（二）非典型猩红热

1. 轻型　近年来多见，表现为轻至中等度发热，咽峡炎轻微，皮疹亦轻且仅见于躯干部，疹退后脱屑不明显，病程短，但仍有可能发生变态反应并发症。

2. 中毒型　病死率高，近年来少见。主要表现为毒血症，可出现中毒性心肌炎、中毒性肝炎及中毒性休克等。

3. 脓毒型　罕见。主要表现为咽部严重的化脓性炎症、坏死及溃疡，常可波及邻近组织引起颈淋巴结炎、中耳炎、鼻窦炎等，亦可侵入血液循环引起败血症及迁延性化脓性病灶。

4. 外科型或产科型　病原菌经伤口或产妇产道侵入而致病，故没有咽峡炎。皮疹始于伤口或产道周围，然后延及全身，中毒症状较轻。

【并发症】

近年来由于早期应用抗生素得以控制病情，故并发症少见。

1. 化脓性或中毒性并发症　在初期发生，如化脓性淋巴结炎、中耳炎、中毒性心肌炎、中毒性肝炎等。

2. 变态反应性并发症　发生于病程第2～3周，肾和关节均可累及，主要有急性肾小球肾炎、风湿性关节炎等。

【实验室及其他检查】

1. 血常规　白细胞总数增高，多在（10～20）$\times 10^9$/L，中性粒细胞常在80%以上，严重患者可出现中毒颗粒。出疹后嗜酸性粒细胞增多者占5%～10%。

2. 尿常规　无明显异常，若发生肾脏变态反应并发症，则尿蛋白增加并出现红细胞、白细胞和管型。

3. 血清学检查　免疫荧光法检测咽拭涂片可以快速诊断。

4. 病原学检查　可用咽拭子或其他病灶分泌物培养溶血性链球菌。

【治疗要点】

1. 病原治疗　多数A组链球菌对青霉素仍较敏感，故青霉素为首选药物。轻症成人每次80万U，儿童每次（2～4）万U/kg，每天2～4次。根据病情选择肌注或静脉给药途径，疗程5～7天。中毒型或脓毒型可加大用药剂量，成人（800～2000）万U/d，儿童20万U/（kg•d），分2～3次静脉给药。多数患者用药24小时后可退热，4天左右咽峡炎消失，皮疹亦随之逐渐消退。对青霉素耐药者可选用头孢菌素治疗，而对青霉素过敏者则可选用红霉素、罗红霉素或阿奇霉素等。

2. 对症治疗　中毒型或脓毒型猩红热，除应用大剂量青霉素外，还可给予肾上腺皮质激素。若发生休克，应积极抗休克治疗，补充血容量，纠正酸中毒，加用血管活性药物等。对已化脓的病灶，必要时给予切开引流或手术治疗。

3. 并发症治疗　除针对风湿热、急性肾小球肾炎的相应治疗外，尚应给予抗生素进行病原治疗。

【预防】

1. 管理传染源　猩红热患者应及早进行呼吸道隔离。隔离期限为症状消退后1周或每天1次咽拭子培养连续3次阴性。有化脓性并发症者，应隔离至治愈为止。接触者医学观察7天，发现咽峡炎症状患者应立即隔离治疗。幼托机构中如发现带菌者，应暂时调离工作岗位并治疗，经细菌培养3次阴性后恢复工作。

2. 切断传播途径　病房通风换气，每天3～4次，或紫外线照射进行空气消毒。被患者鼻咽分泌物污染的物品，如食具、玩具、书籍、衣物、被褥等，应随时消毒，可分别采取消毒液浸泡、擦拭、蒸煮或日光曝晒等。患者鼻咽分泌物须以2%～3%氯胺或漂白粉澄清液消毒。接触及护理患者应戴口罩。流行期间不带儿童去公共场所。

3. 保护易感人群　本病目前无理想疫苗，对密切接触者可用青霉素或磺胺药预防。

【护理诊断及合作性问题】

1. 体温过高　与毒血症、链球菌感染有关。

2. 皮肤完整性受损　与细菌产生红疹毒素引起皮肤损害有关。

3. 疼痛　咽痛，与咽及扁桃体炎症有关。

4. 潜在并发症　急性肾小球肾炎、风湿性关节炎。

【护理措施】

（一）一般护理

1. 环境与休息　病室经常开窗通风，或用紫外线照射进行空气消毒。室内安静，减少不必要的人员探视。发热期嘱患儿卧床休息2～3周，并发心肌炎应绝对卧床休息。

2. 饮食　急性期给予患儿高热量、营养丰富、清淡易消化的流质或半流质饮食，供给充足的水分，以利散热及排出毒素，鼓励患者进食富含维生素C的食物。并发肾炎者应进低盐饮食。恢复期后，可给予软食。

（二）病情观察

密切观察生命体征的变化，尤其要监测体温；观察皮疹及咽部症状，观察有无其他化脓性病灶；病程中注意观察血压变化，有无眼睑水肿、尿量减少及血尿等，每周送尿常规检查两次，警惕急性肾小球肾炎。

（三）对症护理

1. 高热　给予适当物理降温，可头部冷敷、温水擦浴或遵医嘱服用解热镇痛剂，忌冷水及乙醇擦浴。高热时患儿衣被穿盖应适宜，忌捂汗，出汗后需及时擦干更换衣被。

2. 皮肤护理　衣着应宽松，内衣裤勤换洗，床褥应保持清洁、松软、平整、干燥。注意保持皮肤清洁，每天用温水轻擦皮肤，注意禁用肥皂水。有皮肤瘙痒者应避免搔抓，勤给患儿修剪指甲，若其自制能力差，可将其手包起来，防止抓伤皮肤造成感染。瘙痒严重者，用炉甘石洗剂涂擦局部，亦可扑止痒粉。疹退后若皮肤干燥可涂以润肤露保护皮肤。皮肤脱皮时应让其自行脱落，不可强行撕脱，翘起的部分可用消毒剪刀剪去。

3. 咽部护理　加强口腔清洁，常规口腔护理，可用温水或复方硼砂溶液含漱，每天4次，咽痛明显者可用2%硼酸液漱口，口含溶菌酶含片。

（四）用药护理

应用青霉素治疗时，注意观察疗效及过敏反应。红霉素则应饭后服，以减轻恶心、呕吐等胃肠道反应。

【健康指导】

向患者及其家属进行猩红热相关知识宣教，介绍典型猩红热和并发症的临床表现、治疗及护理措施。轻型患者可在家中隔离、治疗，指导家属进行皮肤、口腔护理。嘱其密切观察病情变化，在病程第2～3周易出现并发症，其中以急性肾小球肾炎最为常见，嘱患者定期检查尿常规，若出现眼睑水肿、高热不退等，及时到医院检查，以便早期治疗。

第九节　流行性脑脊髓膜炎患者的护理

案例分析

患儿，男性，9岁，因发热、头痛2天，伴频繁呕吐1天收治入院。体检：T: 39℃，P: 120次/分，R: 30次/分，BP: 90/60mmHg，神志清，精神差，右下肢及臀部有散在瘀点、瘀斑，心肺无异常发现，腹部平软，颈项强直，凯尔尼格征(+)，布鲁津斯基征(+)。实验室检查：WBC: 25×10^9/L，脑脊液外观浑浊。

请问：

1. 患儿的护理诊断有哪些？

2. 如何护理？

流行性脑脊髓膜炎(meningococcal meningitis)简称流脑，是由脑膜炎奈瑟菌引起的一种经呼吸道传播的急性化脓性脑膜炎。突发高热、剧烈头痛、频繁呕吐、皮肤黏膜瘀点、瘀斑及脑膜刺激征为其主要临床表现，严重者出现败血症休克和脑实质损害，常危及生命。本病呈全球分布，散发或流行，在小儿化脓性脑膜炎的发病率中居于首位。

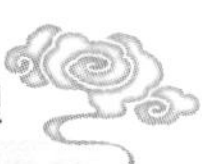

【病原学】

脑膜炎奈瑟菌又称脑膜炎球菌，属奈瑟菌属，为革兰染色阴性，呈肾形双球菌，多呈凹面相对成双排列，有多糖荚膜。该菌只能从人类转铁蛋白和乳铁蛋白获取生长必需的铁，因此仅存于人体。可在带菌者鼻咽部和患者的血液、脑脊液、皮肤瘀斑中检出，在脑脊液中的细菌多见于中性粒细胞内，仅少数在细胞外。

根据该菌表面特异性荚膜多糖抗原分为13个血清群，其中A、B、C三群最为常见，我国流行菌群以A群为主，占97.3%，B群其次，C群少见，但近年来B群和C群有增多的趋势，尤其是在个别省份先后发生了C群引起的局部流行。

本菌裂解后可释放内毒素，是致病的重要因子。该菌尚可产生自溶酶，致其在体外极易自溶而死亡。在体外生活力及抵抗力很弱，不耐热，在体外高于50℃、低于30℃或干燥环境中极易死亡。对常用消毒剂敏感，遇漂白粉、乳酸等1分钟死亡，紫外线照射15分钟死亡。

【流行病学】

1. 传染源　带菌者和患者是本病的传染源。本病隐性感染率高，流行期间人群带菌率可达50%以上。感染后细菌寄生于正常人鼻咽部，但无任何临床症状。带菌者数量多、不易被发现，是造成本病流行的重要传染源。

2. 传播途径　飞沫传播为主，病原菌主要经咳嗽、打喷嚏借飞沫通过呼吸道传播。在空气流通不良处2m以内的接触者均有被感染的危险。因本菌在外界生活力极弱，故间接传播的机会较少，但密切接触如同睡、怀抱、接吻、喂奶等，对2岁以下婴幼儿的发病有重要意义。

3. 人群易感性　人群普遍易感，与其免疫水平密切相关。6个月以内的婴儿及成人很少发病。6个月至2岁婴幼儿发病率最高。感染后60%～70%为无症状带菌者，25%表现为皮肤瘀点，7%表现为上呼吸道感染，仅约1%出现典型临床表现。人感染后产生持久免疫力，各菌群之间有交叉免疫，但不持久。

4. 流行特征　本病呈全球分布，散发或流行。全年均可发病，但有明显季节性，多见于冬春季，3、4月份为高峰。

【发病机制与病理改变】

1. 发病机制　脑膜炎奈瑟菌在机体免疫力低下的情况下从鼻咽部进入血液循环，形成短暂菌血症，表现为皮肤、黏膜出血点。少数患者发展为败血症，病原菌可通过血脑屏障侵犯脑脊髓膜，导致化脓性脑脊髓膜炎。败血症期间，细菌侵袭皮肤血管内皮细胞，迅速繁殖并释放内毒素，作用于小血管和毛细血管，引起局部出血、坏死、细胞浸润及栓塞，临床可见皮肤黏膜瘀点、瘀斑，重者出现休克。内毒素引起脑血管痉挛、缺氧、酸中毒，血管通透性增加，血浆渗出而形成脑水肿、颅内压增高，引起惊厥、昏迷等症状，严重者可发生脑疝，出现瞳孔改变及呼吸衰竭。

2. 病理改变　败血症期主要病变是血管内皮损害。血管壁炎症、坏死和血栓形成，血管周围出血。皮肤黏膜局灶性出血，肺、心、胃肠道及肾上腺皮质亦可有广泛出血。也常见心肌炎和肺水肿。脑膜炎期主要病变部位在软脑膜和蛛网膜，表现为血管充血、出血、炎症和水肿，引起颅内高压。大量纤维蛋白、中性粒细胞及血浆外渗，导致脑脊液混浊。颅底部由于化脓性炎症的直接侵袭和炎症后粘连，可引起视神经、展神经、动眼神经或听神经等脑神经损害，并出现相应症状。暴发型脑膜脑炎病变主要在脑实质，引起脑组织充血、出血、水肿及坏死，颅内压显著升高，严重者发生脑疝。少数患者由于脑室孔阻塞，造成脑脊液循环障碍，可引起脑积水。

【临床表现】

潜伏期一般为2～3天，最短1天，最长7天。

（一）普通型

最常见，占全部病例的90%以上。

1. 前驱期（上呼吸道感染期） 多数患者无明显症状，部分患者可有低热、鼻塞、咽痛、咳嗽等上呼吸道感染表现，持续1～2天。多数患者发病急、进展快，此期常被忽视。

2. 败血症期 多数起病后迅速出现此期表现。突发寒战、高热，体温迅速上升至40℃左右，伴头痛、肌肉酸痛、食欲减退及精神萎靡等毒血症症状。幼儿则有哭闹、皮肤感觉过敏、拒抱、惊厥等。70%～90%的患者有皮肤黏膜瘀点或瘀斑，大小为1～2mm至1～2cm，开始为鲜红色，后变为紫红色，病情严重者瘀点或瘀斑迅速扩大，中央呈紫黑色坏死或大疱，皮疹以肩、肘、臀等处多见。多数病例于1～2天后进入脑膜脑炎期。

3. 脑膜炎期 血症期的毒血症状外，出现神经系统症状，表现为剧烈头痛、频繁呕吐、烦躁不安、惊厥、意识障碍及脑膜刺激征阳性。患者通常在2～5天内进入恢复期。

4. 恢复期 体温逐渐降至正常，皮肤瘀点、瘀斑消失，症状逐渐好转，神经系统检查正常，患者在1～3周内痊愈。10%～40%患者病后2天左右在口唇周围可出现单纯疱疹。

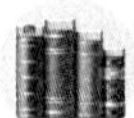

课堂互动

流行性乙型脑炎与流行性脑脊髓膜炎如何鉴别？

（二）暴发型

多见于儿童，起病急骤，病情凶险，不及时治疗24小时内可危及生命，病死率高。根据临床表现可分为3型：

1. 休克型 寒战、高热，短期内出现全身皮肤及黏膜广泛瘀点、瘀斑，并迅速融合成大片伴中央坏死。循环衰竭为本型重要特征，表现为面色苍白、四肢厥冷、皮肤呈花斑状、口唇及指趾发绀、脉搏细速、血压下降、尿量减少，多无脑膜刺激征，本型易并发DIC。

2. 脑膜脑炎型 以脑实质损害的临床表现为主要特征。患者除高热、瘀斑外，还可有剧烈头痛、频繁呕吐、意识障碍等颅内压增高表现，脑膜刺激征阳性，锥体束征阳性。严重者可发展为脑疝，以枕骨大孔疝最为常见，也可有天幕裂孔疝。

3. 混合型 兼有上述两型临床表现，同时或先后出现，治疗困难，是本病最严重的类型，病死率极高。

（三）轻型

多见于流脑流行后期。病变轻微，临床表现为低热、轻微头痛及咽痛等上呼吸道症状，皮肤可有少数细小出血点和脑膜刺激征。脑脊液多无明显变化，咽拭子培养

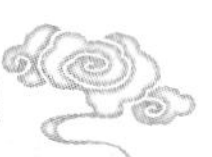

可有病原菌。

（四）慢性型

罕见，多见于成年人。表现为间歇性发热，反复出现皮肤瘀点或皮疹，关节痛，少数患者脾大，但一般状态良好。个别病例可发生脑膜炎或心内膜炎导致病情恶化。本型易漏诊或误诊。

知识链接

婴幼儿流脑和老年人流脑的特点

婴幼儿流脑的特点：因神经系统发育尚未成熟，主要表现为高热、拒食、吐奶、烦躁和啼哭不安，惊厥、腹泻和咳嗽较成人为多见，而脑膜刺激征可缺如，前囟未闭者可隆起，少数患儿因频繁呕吐、出汗致失水反而出现前囟下陷。

老年人流脑的特点：①老年人免疫功能低下，对内毒素敏感性增加，故暴发型发病率高；②临床表现上呼吸道感染症状多见，意识障碍明显，皮肤黏膜瘀点、瘀斑发生率高；③病程长，多 10 天左右；④并发症多，预后差，病死率高；⑤实验室检查白细胞数可能不高，提示病情严重，机体反应性差。

【并发症】

由于早期应用抗生素治疗，并发症和后遗症均已极少见。并发症主要见于因菌血症或败血症期间细菌播散所致的继发感染，如中耳炎、化脓性关节炎、心内膜炎、心包炎、肺炎、脓胸等，以肺炎最多见。此外，还会因脑膜炎对脑实质的损害而发生瘫痪、癫痫和精神障碍。

【实验室及其他检查】

1. 血常规　白细胞总数明显升高，多在（10～20）$\times 10^9$/L，中性粒细胞也明显升高至 80%～90% 或以上，并发 DIC 者血小板减少。

2. 脑脊液检查　是明确诊断的重要方法。早期或败血症休克型患者，仅有压力增高，外观正常。典型的脑膜炎期，可见脑脊液压力增高，外观呈浑浊米汤样或脓样，白细胞数明显升高，在 1.0×10^9/L 以上，以多核细胞为主，蛋白含量增高，糖及氯化物明显降低。

3. 细菌学检查

（1）涂片：取瘀斑处组织液涂片染色镜检，简便易行，阳性率高达 80%。脑脊液沉淀后涂片的阳性率为 60%～70%。

（2）细菌培养：是临床诊断的金标准。应在使用抗菌药物前进行。取血液或脑脊液培养，但阳性率较低。若为阳性，则必须进行菌株分型和药敏试验。

4. 免疫学检查　多应用于已使用抗生素而细菌学检查阴性者。检测患者早期血液和脑脊液中的特异性抗原，可用于早期诊断。

【治疗要点】

（一）普通型

1. 一般治疗　保证足够液体量和电解质，保持呼吸道通畅，做好皮肤护理，预防并发症。

2. 病原治疗　尽早、足量应用敏感并能透过血脑屏障的抗菌药物，常选用以下抗菌药物：

（1）青霉素：对脑膜炎球菌高度敏感，尚未出现明显耐药。虽然其不易透过血脑屏障，发生脑膜炎时仅有 10%～30% 的药物透过，但大剂量能在脑脊液中达到治疗有效浓度，治疗效果满意，尤其用于败血症患者疗效更佳。成人剂量 800 万 U，每 8 小时 1 次。儿童（20～40）万 U/kg，分 3 次加入 5% 的葡萄糖液内静滴，疗程 5～7 天。

（2）头孢菌素：第三代头孢菌素对脑膜炎球菌抗菌活性强，易透过血脑屏障，且毒性低。头孢噻肟，成人 2g，儿童 50mg/kg，每 6 小时静滴 1 次；头孢曲松，成人 2g，儿童 50～100mg/kg，每 12 小时静滴 1 次，疗程 7 天。

（3）氯霉素：易透过血脑屏障，脑脊液浓度为血浓度的 30%～50%，除对脑膜炎球菌有良好的抗菌活性外，对肺炎球菌和流感杆菌也敏感，但需警惕其对骨髓造血功能的抑制，故仅用于不能使用青霉素或病原体不明患者，儿童不主张应用。成人剂量 2～3g，儿童 50mg/kg，分次静滴，症状好转后改为肌注或口服，疗程 5～7 天。

3. 对症治疗　高热时行物理或药物降温；颅内压升高，可用 20% 甘露醇 1～2g/kg，儿童每次 0.25g/kg，每 4～6 小时一次，静脉快速滴注。

（二）暴发型

1. 休克型

（1）尽早应用有效抗菌药物：联合用药，用法同普通型，但首剂应加倍。大剂量青霉素静脉滴注，不宜应用磺胺药。

（2）迅速纠正休克：经扩充血容量和纠正酸中毒后，如果休克仍未纠正，可应用血管活性药物。

（3）肾上腺皮质激素：可增强心肌收缩力，降低血管外周阻力，一般应用不超过 3 天。

（4）抗 DIC 治疗：如皮肤瘀点、瘀斑不断增加，且融合成片，并有血小板明显减少者，应及早应用肝素治疗，高凝状态纠正后，应输入新鲜血液、血浆及维生素 K，以补充被消耗的凝血因子。

（5）保护重要脏器功能：注意心、脑、肾、肝和肺功能，必要时进行对症治疗。

2. 脑膜脑炎型

（1）尽早使用有效抗菌药物：用法同休克型。

（2）减轻脑水肿、防止脑疝：本型患者治疗的关键是早期发现颅压升高，及时脱水治疗，防止脑疝。

（3）肾上腺皮质激素：肾上腺皮质激素有减轻脑水肿、降低颅压的作用，常用地塞米松，成人每天 10～20mg，儿童 0.2～0.5mg/kg，分 1～2 次静脉滴注。

（4）防治呼吸衰竭：在应用脱水剂治疗脑水肿的同时，保持呼吸道通畅，吸氧，必要时应用呼吸兴奋剂。如呼吸衰竭症状仍不见好转或加重，应尽早气管插管，使用呼吸机治疗。

3. 混合型的治疗　此型患者既要积极抗休克治疗，又要兼顾脑水肿的治疗，应根据具体病情，有所侧重。

【预防】

1. 管理传染源　疫情监测，发现患者就地进行飞沫隔离措施和治疗，隔离至症状消失后 3 天，一般不少于发病后 7 天，接触者医学观察 7 天。

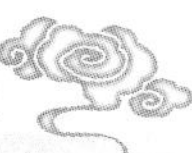

2. 切断传播途径　流行期间做好卫生宣传工作，搞好个人及环境卫生，保持室内通风，避免到拥挤的公共场所，减少集会，外出戴口罩等，均有利于降低发病率。

3. 保护易感人群　流行季节前应用脑膜炎球菌A群多糖菌苗，0.5ml皮下注射，保护率达90%以上。近年来C群有局部流行，我国已开始接种A+C群流脑多糖疫苗。对密切接触者可用磺胺甲噁唑进行预防，成人每天2g，儿童50～100mg/kg，连服3天。

【护理诊断及合作性问题】

1. 体温过高　与脑膜炎球菌感染有关。

2. 有组织灌注量不足的危险　与脑膜炎球菌内毒素引起微循环障碍有关。

3. 潜在并发症　休克、脑水肿、脑疝、呼吸衰竭。

4. 皮肤完整性受损　与皮肤血管受损有关。

5. 营养失调　低于机体需要量，与呕吐、昏迷有关。

【护理措施】

（一）一般护理

1. 隔离措施　应在标准预防的基础上，采用飞沫传播的隔离和预防措施。加强通风，或进行空气的消毒。患者病情容许时，应戴外科口罩，定期更换，并遵循呼吸卫生（咳嗽）礼仪。应限制患者的活动范围。患者之间、患者与探视者之间相隔距离在1m以上，探视者应戴外科口罩。

2. 环境与休息　病室应保持空气流通、舒适、安静，减少不必要的人员探视。患者安静卧床休息，发现休克症状者立即将患者置于平卧位或中凹卧位并采取保暖措施，防止烫伤。

3. 饮食　给予高热量、高蛋白、高维生素、易消化的流质、半流质饮食。鼓励患者少量、多次饮水，保证入量2000～3000ml/d，频繁呕吐不能进食及意识障碍者应按医嘱静脉补充营养和水分，保持水、电解质平衡。

（二）病情观察

流脑可从普通型转为暴发型，病情急剧恶化，此阶段密切观察病情十分重要。监测生命体征，定时测量体温、心率、脉搏、血压，观察皮肤颜色、温度、湿度，准确记录24小时出入量，如发现面色苍白、四肢厥冷、发绀、皮肤呈花斑状、血压下降或瘀点、瘀斑迅速融合成片，提示休克的可能。观察意识障碍是否加重，有无抽搐先兆，瞳孔对光反射是否迟钝，眼球是否固定，及早发现颅内高压或脑疝征象。观察有无呼吸快慢深浅不匀等中枢性呼吸衰竭表现。

（三）对症护理

1. 发热　体温超过39℃者给予物理降温，或遵医嘱给予解热镇痛药。高热造成反复惊厥者，遵医嘱给予亚冬眠疗法。

2. 头痛　轻者无需处理，较重者可按医嘱给予止痛药或进行脱水治疗，并向患者说明头痛原因。

3. 呕吐　呕吐时患者应取侧卧位；呕吐后及时清洗口腔，并更换脏污的衣服、被褥，创造清洁环境；呕吐频繁者可给予镇静剂或脱水剂，并观察有无水、电解质紊乱表现。

4. 皮疹　流脑患者可出现大片瘀斑，甚至坏死，因此应注意皮肤护理：对有大片瘀斑的皮肤应注意保护，翻身时应避免拖、拉、拽等动作，防止皮肤擦伤，也可使用保护性措施，如海绵垫、气垫等，尽量不使其发生破溃。皮疹发生破溃后应及时处理，按外科换药处理，医务人员操作前后做好手卫生。患者内衣应宽松、柔软，并应勤换洗。床褥应保持干燥、清洁、松软、平整，必要时被服可高压灭菌后使用。

5. 循环衰竭　一旦发生应立即通知医生紧急处理。将患者处平卧位或中凹卧位，保暖、给氧，迅速建立静脉通道，备齐各种抢救药物和物品，遵医嘱用药。

（四）用药护理

1. 抗菌药　青霉素、头孢菌素应注意给药剂量、间隔时间、疗程及过敏反应。应用氯霉素者应注意观察患者皮疹状况、胃肠道反应，定期查血象。

2. 脱水剂　脱水剂治疗时应注意按规定时间输入药物（250ml 甘露醇应在 20～30 分钟内注射完毕），准确记录出入量，注意观察有无水、电解质、酸碱平衡紊乱，注意监测患者心功能。

3. 抗凝剂　肝素进行抗凝治疗时应注意用法、剂量、间隔时间，并注意观察有无自发性出血征象，如皮肤及黏膜出血、注射部位渗血、发现血尿、便血等，应立即通知医生。

（五）心理护理

因暴发型流脑病情危重、死亡率高，患者、家属均可产生紧张、焦虑及恐惧心理。此时，护理人员要镇静，守候在患者床前，密切观察病情变化，以认真、负责的工作作风和娴熟的操作技术，取得患者及家属的信赖，使其产生安全感。还应耐心做好安慰、解释工作，使患者增强治疗信心，与医护人员合作，争取抢救获得成功。

【健康指导】

指导患者卧床休息，进食富含营养、易消化的流质或半流质，多饮水。向患者及家属讲解隔离的方法和时间、病情观察内容、治疗、用药的知识、皮肤自我护理方法等。如有神经系统后遗症者应指导患者实施功能锻炼、按摩等措施，促进早日康复。

第十节　结核病患者的护理

案例分析

孙某，女性，20 岁，学生。因“发热、咳嗽、胸痛 2 周”入院。患者于两周前出现无明显原因的发热，体温 37.7℃左右，多于午后出现，同时伴有胸痛，尤以深吸气及咳嗽时明显。在当地进行“抗炎”等输液治疗，但症状不缓解。体格检查：T：37.9℃，P：86 次 / 分，BP：120/80mmHg。神志清，精神可。痰涂片阳性，胸部 X 线检查发现右上肺野有一直径 3cm 的空洞，洞壁较厚，外周有浸润病灶。

请问：

1. 该患者护理评估要点有哪些？

2. 如何预防该疾病的传播？

结核病是由结核分枝杆菌引起的慢性感染性疾病，以肺结核最常见。临床多呈慢性过程，表现为长期低热、咳痰、咯血等。除肺外尚可侵袭浆膜腔、淋巴结、泌尿生殖系统、肠道、肝脏、骨关节和皮肤等多种脏器和组织。

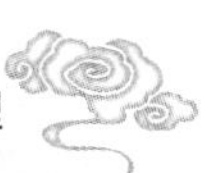

【病原学】

结核分枝杆菌属分枝杆菌，分为人型、牛型、鸟型和鼠型4类，其中引起人类结核病的主要为人型，少数为牛型菌感染。结核分枝杆菌的生物学特性有：①抗酸性：结核分枝杆菌耐酸染色呈红色，可抵抗盐酸酒精的脱色作用。②生长缓慢：结核分枝杆菌为需氧菌，培养4～6周才能形成1mm左右的菌落。③抵抗力强：结核分枝杆菌对干燥、酸、碱、冷的抵抗力较强。对紫外线比较敏感，阳光下曝晒2～7小时或紫外线灯消毒30分钟均有明显杀菌作用。湿热对结核分枝杆菌杀伤力强，80℃ 5分钟、95℃ 1分钟或煮沸5分钟即可杀死。常用杀菌剂中，75%的酒精最佳，接触2分钟即可杀菌。5%的苯酚（石碳酸）24小时亦可杀菌。将痰吐在纸上直接焚烧是最简易的灭菌方法。④菌体结构复杂：结核分枝杆菌菌体成分主要是类脂质、蛋白质和多糖类。其中的类脂质与结核病的组织坏死、干酪液化、空洞发生以及结核变态反应有关。⑤耐药性：分为原发耐药和继发耐药，耐药的产生与基金突变、不合理的抗菌治疗等有关。

【流行病学】

1．传染源　排菌的患者和动物（主要是牛），排菌的开放性肺结核患者是主要传染源。

2．传播途径　空气传播为主。肺结核患者在咳嗽、打喷嚏或高声说笑时痰沫中附着结核分枝杆菌，接触者直接吸入带菌飞沫核而感染；痰干燥结核杆菌随尘埃吸入也可感染。次要的感染途径是经消化道感染，如饮用消毒不彻底的牛奶，与患者共餐或食用带菌食物而引起肠道感染。其他感染途径如母婴传播及通过皮肤、泌尿生殖系统感染很少见。

3．人群易感性　普遍易感。婴幼儿、青春后期及老年人发病率高，尤其是与结核病患者密切接触者、免疫抑制或滥用药物者、HIV感染者、居住环境拥挤者、流浪人员、经济收入低下者、山区及农村居民移居到城市生活者。

4．流行现状　结核病是全球流行的传染性疾病之一，在全球所有的传染性疾病中，仍是成年人的首要死因。20世纪80年代中期以来，结核病出现全球恶化趋势。2015年，据估算：全球约有1040万人罹患结核病，180万人死于结核病（其中包括40万艾滋病毒感染者）。从全球看，2000—2015年结核病死亡率下降22%，2014—2015年发病率的下降速度仅为1.5%。目前我国仍是全球30个结核病高负担国家之一，每年新发结核病患者约90万例，位居全球第3位。结核病发患者数仍然较多，中西部地区、农村地区结核病防治形势严峻。疫情呈“六多”，即感染人数多、患者数多、新发患者多、死亡人数多、农村患者多、耐药患者多。

知识链接

世界防治结核病日

3月24日为世界防治结核病日。1882年3月24日，德国著名的微生物学家罗伯特•科赫宣布发现结核病病原菌。1995年，世界卫生组织为了纪念科赫对结核病病原菌的发现，决定将每年的3月24日作为世界防治结核病日。2017年世界防治结核病日的主题是：“联合起来消除结核：不让任何人掉队”。

结核分枝杆菌可侵及全身几乎所有的脏器，但以肺部最为常见。肺结核是结核分枝杆菌引起的肺部慢性传染性疾病。近年来我国耐多药肺结核危害日益凸显，未来数年内可能出现以耐药菌为主的结核病流行态势。因此，结核病的防治仍然是一个严重的、需要高度重视的公共卫生和社会问题。

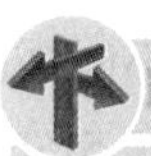

知识链接

近5年我国肺结核的流行情况

据中国疾病预防控制中心统计，近5年全国肺结核发病数均占乙类传染病的第2位。2012年度951508例，2013年度904434例，2014年度889381例，2015年度864015例，2016年度全国发病836236例，虽然总体来看，发病率有逐年下降的趋势，但结核病的防治仍然面临巨大的挑战。

【发病机制与病理改变】

（一）发病机制

吸入肺泡的结核杆菌可被吞噬细胞吞噬和杀灭。经吞噬细胞处理的结核杆菌特异性抗原传递给T淋巴细胞使之致敏，机体可产生两种形式的免疫反应，即细胞介导的免疫反应和迟发型超敏反应。

1. 细胞介导的免疫反应（CMI）　是机体获得性抗结核免疫力最主要的免疫反应。当致敏的$CD4^{+}$T细胞再次受到抗原刺激而激活，产生、释放氧化酶和多种细胞因子，加强对结核杆菌的杀灭作用。当$CD8^{+}$T细胞溶解已吞噬结核杆菌和受抗原作用的吞噬细胞时，可导致宿主细胞和组织的破坏，并同时伴有结核杆菌的释放与扩散。

2. 迟发型超敏反应（DTH）　机体再次感染结核杆菌后对细菌及其产物产生的一种超常免疫反应。1890年Koch观察到，将结核分枝杆菌注射到未感染的豚鼠，10～14天后注射局部红肿、溃烂，形成深的溃疡，最后结核分枝杆菌全身播散，豚鼠死亡。将同量结核分枝杆菌注射到4～6周前已受少量结核分枝杆菌感染的豚鼠体内，2～3天后注射局部皮肤出现剧烈反应，但不久即愈合且无局部淋巴结肿大和全身播散。这种机体对结核分枝杆菌的初感染和再感染所表现不同反应的现象称为Koch现象。前者为初次感染，后者为再次感染，这种现象可解释原发型结核和继发型结核的不同发病机制。

（二）病理改变

结核病的基本病理变化是炎性渗出、增生和干酪样坏死，结核结节和干酪性坏死是特征性病变。①渗出为主的病变：往往出现在结核炎症的早期或病灶恶化时，经及时治疗渗出性病变可完全消散吸收。②增生为主的病变：多在菌量较少而机体抵抗力较强、病变恢复阶段时发生。典型改变是结核结节形成，为结核病的特征性病变。③干酪样坏死为主的病变：肉眼观病灶呈黄灰色，干酪灶含菌量大，传染性强。三种病变多同时存在，或以某种变化为主，且可相互转化，这取决于结核分枝杆菌的感染量、毒力大小以及机体的抵抗力和变态反应状态。

【临床表现】

（一）临床类型

根据结核病的发病过程和临床特点，结核病可分为以下5型：

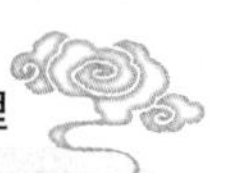

1．原发型肺结核（Ⅰ型）　为初次感染后发生的肺结核。包括原发综合征和胸内淋巴结结核。多见于儿童及从边远山区、农村初进城市的成人。症状多轻微而短暂，有结核病接触史，结核菌素试验多为强阳性。X线胸片表现为哑铃形阴影，即原发病灶、引流淋巴管炎和肿大的肺门淋巴结，形成典型的原发综合征。

2．血行播散型肺结核（Ⅱ型）　多由原发型肺结核发展而来。包括急性、亚急性及慢性血行播散型肺结核。结核杆菌短期大量入侵引起急性血行播散性肺结核，有全身毒血症状，常伴发结核性脑膜炎等肺外结核。

3．继发型肺结核（Ⅲ型）　最常见的肺结核类型，病程长，易反复。临床症状视其病灶性质、范围及人体反应性而定。好发于肺上叶尖后段或下叶尖段。包括浸润性肺结核、空洞性肺结核、结核球、干酪样肺炎、纤维空洞性肺结核。

4．结核性胸膜炎（Ⅳ型）　是结核杆菌及其代谢产物进入高度过敏状态的胸膜引起的炎症。常发生于原发感染后数月，为播散型结核病的一部分。在病情发展的不同阶段有干性胸膜炎、渗出性胸膜炎及结核性脓胸等表现，以结核性渗出性胸膜炎最常见。

5．肺外结核（Ⅴ型）　是结核杆菌感染了肺部以外的脏器而引起的临床结核病。按部位和脏器命名，如骨关节结核、肾结核、肠结核等。

（二）症状

结核病的临床表现多种多样，与病灶类型、性质和范围以及机体反应性有关。

1．全身症状　发热最常见，多为长期午后低热。部分患者有乏力、食欲减退、盗汗、体重减轻等全身中毒症状。若肺部病灶进展播散时，可有不规则高热、畏寒等。育龄女性可有月经失调或闭经。

2．呼吸系统症状

（1）咳嗽、咳痰：是肺结核最常见症状。多为干咳或有少量白色黏液痰。若继发细菌感染，痰可呈脓性。有空洞形成时，痰量增多。

（2）咯血：1/3～1/2患者有不同程度的咯血，咯血量不等。

（3）胸痛：病变累及壁层胸膜时有胸壁刺痛，并随呼吸和咳嗽而加重，患侧卧位可减轻疼痛。

（4）呼吸困难：多见于干酪样肺炎和大量胸腔积液患者，也可见于纤维空洞性肺结核患者。

3．其他系统表现　淋巴结结核常出现淋巴结无痛性肿大，可坏死、液化、破溃等。结核性心包炎表现为心前区疼痛、呼吸困难、心界扩大、颈静脉怒张等。结核性脑膜炎多有头痛、呕吐、意识障碍等表现。肠结核以回盲部多见，表现为腹泻与便秘交替。

【实验室及其他检查】

1．一般检查　外周血白细胞计数一般正常，可有血红蛋白降低。急性活动性结核患者血常规白细胞计数可在正常范围或轻度增高。

2．病原体检查　方法有涂片检查、病原菌分离检查、特异性核酸检测等。

3．影像学检查　是诊断肺结核的重要手段，可以判断病变部位、范围、性质、有无空洞或空洞大小、洞壁厚薄等。常见X线表现如原发综合征呈哑铃状阴影；纤维钙化的硬结病灶表现为密度较高、边缘清晰的斑点、条索或结节；干酪样病灶表现为密度较高、浓淡不一、有环形边界的不规则透光区。肺部CT检查可发现隐蔽、微小病变。

4. 结核菌素试验 结核菌素是结核杆菌的特异代谢产物，是鉴定人体是否感染结核杆菌和感染反应程度的一种生物制剂，包括旧结核菌素（OT）和结核杆菌纯蛋白衍生物（PPD）。WHO 推荐使用 PPD。

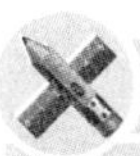

技能要点

PPD 试验

1. 试验方法 左前臂屈侧中部皮内注射 0.1ml（5IU）PPD，72 小时后测量皮肤硬结直径。

2. 结果判断 硬结直径≤4mm 为阴性；5～9mm 为弱阳性；10～19mm 为阳性，提示结核杆菌感染；直径≥20mm 或局部有水疱、坏死及淋巴管炎为强阳性，提示活动性结核病的可能。

5. 内镜检查 包括支气管镜、胸腔镜、肠镜、腹腔镜、膀胱镜等，对某些结核病可提供病原学和病理学诊断。

6. 其他检查 血清学检查、活体组织检查等。

【并发症】

肺结核可并发自发性气胸、脓气胸、支气管扩张、慢性肺源性心脏病。结核性脑膜炎可并发脑疝、癫痫等。结核性心包炎可有心包缩窄、循环障碍等。肠结核可并发肠粘连、肠梗阻及肠出血等。生殖系统结核可并发不孕、不育等。

【治疗要点】

合理的化学治疗可使病灶内细菌消失，最终达到痊愈。传统的休息和营养疗法起辅助作用。

（一）化学药物治疗

1. 化学治疗的原则 早期、联合、适量、规律和全程治疗是化学治疗的原则。治疗方案分强化和巩固两个阶段。

2. 常用抗结核药物 WHO 制定的一线抗结核药物为异烟肼（INH）、利福平（RFP）、链霉素（SM）、吡嗪酰胺（PZA）、乙胺丁醇（EMB），其中除乙胺丁醇外均是杀菌药。

知识链接

肺结核的正规治疗

只要坚持正规治疗，绝大多数肺结核患者是可以治愈的。新发传染性肺结核彻底治愈一般需要服药 6～8 个月，而且中途不能漏服和间断服药。如果私自停药或间断服药，不但极易复发，还有可能产生耐药性。耐药后的肺结核患者治疗复杂、治疗时间更长（18～24 个月）、治疗费用更大（非耐药肺结核治疗费用的 100 倍左右）。

（二）对症治疗

中毒症状重者卧床休息，予以富含营养及维生素饮食。对咯血、胸痛、失眠及盗汗者，给予相应处理。

（三）手术治疗

适用于经正规抗结核治疗 9～12 个月，痰菌仍阳性的干酪病灶、厚壁空洞；结核

性脓胸、支气管胸膜瘘和反复大量咯血保守治疗无效者。但如患者全身情况差，或有重要脏器功能不全，不能手术。

【预防】

1. 控制传染源　早发现、早诊断、早治疗痰菌阳性肺结核患者。直接督导下短程化疗是控制本病关键。

2. 切断传播途径　痰涂片阳性肺结核患者入院治疗时需进行空气隔离，保持室内良好通风，每天紫外线消毒。注意个人卫生，咳嗽或打喷嚏时用双层纸巾遮住口鼻，防止飞沫传播。管理好患者痰液，留置于容器中的痰液需经消毒处理再弃去。接触痰液后用流动水清洗双手。

3. 保护易感人群　新生儿出生后接种卡介苗，卡介苗不能预防感染，但可减轻感染后的病情。密切接触者应定期到医院进行检查，必要时给予预防性治疗。对易受结核杆菌感染的高危人群，如HIV感染者、硅沉着病、糖尿病等，可应用预防性化疗。

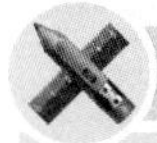

技能要点

卡介苗接种

新生儿于出生后24～48小时皮内注射0.1ml。免疫期5～10年，城市7岁儿童，农村7岁、12岁儿童加强注射。

【护理诊断及合作性问题】

1. 体温过高　与结核分枝杆菌感染有关。

2. 疲乏　与结核病毒性症状有关。

3. 焦虑　与不了解疾病的预后有关。

4. 有孤独的危险　与呼吸道隔离有关。

5. 潜在并发症　呼吸衰竭、肺源性心脏病、胸腔积液、气胸。

【护理措施】

（一）一般护理

1. 隔离措施　在标准预防的基础上，采用空气传播的隔离与预防措施。尽可能将患者安置于负压病房。无负压病房时，将患者安置在单间病房，病房应通风良好，有空气消毒装置，内设手卫生设施。无条件收治时，应尽快转送至有条件收治呼吸道传染病的医疗机构进行收治。当患者病情容许时，应戴外科口罩，定期更换并遵循呼吸卫生（咳嗽）礼仪；并限制其活动范围。

2. 休息与活动　肺结核症状明显，有咯血、高热等严重结核病毒性症状，或结核性胸膜炎伴大量胸腔积液者，应卧床休息。恢复期可适当增加户外活动，如散步、打太极拳、做保健操等，提高机体的抗病能力。轻症患者在坚持化疗的同时，可进行正常工作，但应避免劳累和重体力劳动，保证充足的睡眠和休息，做到劳逸结合。

3. 饮食　为患者提供高热量、高蛋白、富含维生素的饮食。增加饮食的种类，保持进食的愉快心情。每周监测体重并记录，判断患者的营养状况是否改善。

（二）病情观察

监测生命体征，评估患者咯血的量、颜色、性质及出血的速度；评估血压、脉搏、呼吸、瞳孔、意识状态等方面的变化。

（三）对症护理

1. 咳嗽、咳痰的护理　观察咳嗽的性质、时间、有无痰液产生，痰液的颜色和量，指导患者有效的咳嗽、咳痰。遵医嘱给予相应的止咳祛痰药，痰多时采取体位引流。

2. 发热、盗汗的护理　应卧床休息，多饮水。监测体温变化，必要时遵医嘱给予物理降温或给予小剂量镇静药。盗汗时及时擦身，更换衣服，避免衣被过厚。保持室内适宜的温湿度，定时开窗通风，注意勿使患者着凉。

3. 咯血的护理　嘱患者卧床休息，床旁备好负压吸引器。给予心理安慰，使患者保持镇静，解除恐惧，鼓励患者将血咳出。注意观察有无咽痒、发绀、心悸、胸闷、面色苍白等大咯血先兆，有异常及时通知医生，必要时采取抢救措施。

（四）用药护理

有计划、有目的地向患者及家属介绍有关药物治疗的知识，强调全程化疗的重要性。督促患者按医嘱服药，解释药物的不良反应，如出现巩膜黄染、肝区疼痛、胃肠不适、眩晕、耳鸣等不良反应要及时就诊，不要自行停药。

（五）心理护理

肺结核为传染性慢性消耗性疾病，病程长，许多人担心不能完全治愈，加之社会对结核病的偏见和歧视，患者常出现恐惧、自卑心理。因此，医务人员要耐心细致地安慰患者，让他们对结核有一个新的认识，帮助患者尽快适应角色，并以积极、良好的心态接受治疗。

【健康指导】

指导患者合理安排生活，保证充足的睡眠和休息时间。注意营养搭配和饮食调理，增加机体抗病能力，避免复发。告知消毒隔离的方法，预防传染，尽可能和家人分餐、分床、分碗、分筷、分毛巾等，物品定时消毒。严禁随地吐痰，不要对着他人咳嗽或打喷嚏。说明药物治疗的重要性，介绍有关药物的剂量、用法，取得患者及家属的主动配合。定期复查，以便调整治疗方案。

知识链接

我国肺结核诊断和治疗的免费政策

我国省、地、县三级都设有结核病防治专业机构，包括结核病防治所、疾病预防控制中心和结核病定点医院[具体可咨询当地疾控中心（结防所）]。在各地的结核病防治专业机构，为初次就诊的肺结核可疑症状者或疑似肺结核患者提供免费胸片和痰涂片检查，为初次确诊并治疗的肺结核患者和复治痰菌涂阳的肺结核患者提供免费抗结核治疗药品（包括国家标准化疗方案中规定的抗结核药品、注射器和注射用水）。

（孟晓红　陈少蕾　梅　莉）

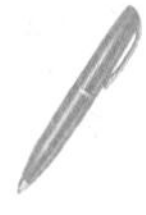

复习思考题

1. 如何综合预防伤寒的传播？
2. 试述霍乱的预防措施。

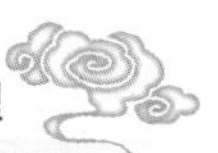

3. 猩红热患者护理体检时可见哪些阳性体征？

4. 试述中毒型菌痢的临床特点。

5. 中毒型痢疾的护理措施有哪些？

6. 患者，男性，35岁。持续发热10天伴乏力、厌食入院。护理体检：T: 39.4℃，P: 92次/分钟，肝肋下2cm，脾肋下1cm。血常规：WBC 4.0×10^9/L，N 0.62，L 0.35，M 0.33，血培养伤寒杆菌生长，经氯霉素治疗5天后体温正常，发病第20天解黑便1次。

请问：

（1）该病患者最严重的并发症是什么？

（2）传染性最强的时期是什么时期？

（3）最严重并发症的主要护理措施有哪些？

7. 流行性脑脊髓膜炎的综合预防措施有哪些？

8. 结核病的临床表现有哪些？

第五章

钩端螺旋体病患者的护理

学习要点

重要概念：钩体病、赫氏反应。

重要知识点：钩体病传播途径、临床表现、预防、护理措施。

技能要点：钩体病的护理诊断、实施护理措施、健康宣教。

钩端螺旋体病（leptospirosis）简称钩体病，是由致病性钩端螺旋体引起的急性动物源性传染病。鼠类和猪是主要传染源，经皮肤和黏膜接触含钩体的疫水而感染。临床特征早期为钩体败血症，中期为各脏器损害和功能障碍，后期为各种变态反应后发症，重症患者有明显的肝、肾、中枢神经系统损害和肺弥漫性出血，常危及生命。

知识链接

钩体病的发现

有关钩体病的最早记载是1886年，德国医师Weil观察到4例具有传染性的黄疸病例，因而钩体病又称Weil病。我国于1937年，汤泽光首先报告了3例Weil病，将患者血液注入豚鼠后，在豚鼠肝脏切片中，观察到了典型的钩体。1939年钟惠澜报告2例脑膜炎症状钩体病患者，并得到血清学证实。

【病原学】

钩体菌体细长，有12～18个螺旋，长6～20μm，运动活泼，两端或一端常弯曲成钩状，革兰染色呈阴性，镀银法易发现。钩体有很多型，我国已发现19个群74个型，常见的有黄疸出血群、波摩那群、犬群、流感伤寒群、澳洲群、秋季群和七日热群等。不同型别的钩体对人和动物的致病性也有差别。

钩体为需氧菌，在28～30℃、pH 7.0～7.5的水或潮湿土壤中可存活1～3个月，在干燥环境中易死亡。对日光、常用消毒剂（如苯酚、75%乙醇等）、漂白粉、肥皂水均敏感。

【流行病学】

1. 传染源　钩体的动物宿主很多，在我国证实有80多种动物，但主要宿主和传

染源为鼠类和猪。鼠类是我国南方稻田型钩体病的主要传染源，由尿排出钩体污染水、土壤和食物；猪是我国北方钩体病的主要传染源，易引起洪水型或雨水型流行。犬的带菌率也较高，由于犬的活动范围广，是造成雨水型流行的传染源。牛、羊、马等亦能长期带菌，但其传染源作用远不如猪和犬重要。人带菌时间短，排菌量小，人尿为酸性不宜钩体生存，故患者作为传染源的可能性小。

2. 传播途径　直接接触传播是主要的途径，带钩体动物尿污染周围环境，人与环境中的污水接触是本病主要感染方式。破损的皮肤、黏膜是钩体侵入人体最主要的途径。在饲养或屠宰家畜过程中，可因接触病畜或带菌牲畜的排泄物、血液和脏器等而受感染。食入被污染的食物和水可经口腔和食管黏膜而感染。

3. 人群易感性　人群普遍易感，感染后可获得较强的同型免疫力，但部分型间或群间也有一定的交叉免疫力。新到疫区的人群较疫区人群易感性高。

4. 流行特征　本病主要流行于夏、秋季节，6～10月发病最多。以农村居民为多，主要为农民、渔民、屠宰人员、野外工作者和矿工等。青壮年为主，男性高于女性。疫区儿童也易感染。本病分布甚广，几乎遍及世界各地，以热带、亚热带居多。我国有28个省、直辖市、自治区有本病存在和流行。

【发病机制与病理改变】

钩体经皮肤和黏膜侵入人体后，迅速经淋巴管或血管进入血液循环，在血流中繁殖产生毒素，形成钩体败血症。多数患者为单纯败血症，少数患者有较重的内脏损害，出现肺出血、黄疸、肾衰竭、脑膜脑炎等。

本病的基本病变是全身毛细血管中毒性损伤，严重者可出现脏器损害的病理改变。双肺可呈弥漫性出血病变；肝细胞呈退行性变及坏死、炎性细胞浸润导致黄疸、出血倾向及肝功能损害；肾脏肿大，肾小管呈退行性变和坏死，肾间质内有炎性细胞浸润；骨骼肌（特别是腓肠肌）肿胀，肌纤维变性、出血、坏死；心肌呈出血和退行性变；脑膜及脑实质充血，有出血灶和炎性细胞浸润。

【临床表现】

潜伏期为7～14天，长至28天，短至2天。典型的临床经过分为早期、中期和后期。

（一）早期（钩体败血症期）

起病后3天内，典型临床表现为：三症状（即寒热、酸痛、全身乏力）和三体征（即眼红、腿痛、淋巴结肿大）。①发热：起病急，伴畏寒或寒战，体温39℃左右，多为稽留热，部分患者为弛张热，热程约为7天，亦可达10天。②疼痛：全身肌肉酸痛，尤以腓肠肌和腰背肌明显。双侧腓肠肌压痛，重者拒按。③乏力：全身乏力，特别是腿软症状明显。④结膜充血：发病第1天即出现眼结膜充血，以后迅速加重，甚至出血。咽部亦可疼痛和充血，扁桃体肿大，软腭小出血点。⑤淋巴结肿大：病后第2天出现浅表淋巴结肿大、压痛，以腹股沟淋巴结多见，其次是腋窝淋巴结群。部分患者肝脾轻度增大。

（二）中期（器官损伤期）

起病后3～10天，为症状明显阶段，其表现因临床类型而异。

1. 流感伤寒型　此型最多见，是早期临床表现的继续，无明显器官损害，经治疗热退或自然缓解，病程一般5～10天。

2. 肺出血型　在感染中毒表现的基础上，于病程3～4天开始，病情加重而出现

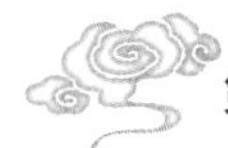

不同程度的肺出血。

（1）肺出血轻型：痰中带血或咯血，肺部无明显体征或闻及少许啰音，X线检查仅见肺纹理增多、点状或小片状阴影。

（2）肺弥漫性出血型：是目前钩体病死亡的主要原因。起病后3～4天出现大出血，亦可起病后迅速发生。其进展可分为先兆期、出血期和垂危期。①先兆期：患者表现为气促、心慌、烦躁、呼吸、脉搏进行性增快，肺部呼吸音增粗，双肺可闻及散在而逐渐增多的湿啰音，可有血痰或咯血。②出血期：如先兆期未得到有效治疗进入出血期，患者出现极度烦躁、气促、发绀、有窒息感；呼吸、心率明显加快，双肺布满湿啰音，多数有不同程度的咯血。③垂危期：患者神志不清或昏迷，呼吸不规则，高度发绀，大量咯血，继而可在口鼻涌出不凝泡沫状血液，迅即窒息而死亡。

3. 黄疸出血型　此型又称外耳病（Weil disease）。于病程第4～8天后出现进行性加重的黄疸、出血和肾损害。①肝损害：肝功能异常、黄疸，患者伴有食欲减退、恶心、呕吐等消化道症状，重者可出现肝性脑病；②出血：可有鼻出血，皮肤、黏膜瘀点、瘀斑，咯血，尿血，阴道流血，严重者发生消化道大出血导致休克或死亡；③肾损害：轻者仅少量蛋白尿，镜下血尿，少量白细胞和管型。重者出现少尿、大量蛋白尿和肉眼血尿、电解质紊乱、氮质血症等肾衰竭表现。

4. 肾衰竭型　各型钩体病均有不同程度肾损害，黄疸出血型的肾损害最为突出，单纯肾衰竭型较少见。

5. 脑膜脑炎型　本型少见，病程2～3天。出现严重头痛、烦躁、颈项强直等脑膜炎表现，以及嗜睡、谵妄、瘫痪、抽搐与昏迷等脑炎表现。严重者可发生脑水肿、脑疝和呼吸衰竭。脑脊液检查压力增高，蛋白稍增加，白细胞多在500×10^6/L以下，淋巴细胞为主，糖正常或稍低，氯化物多正常。

（三）后期（恢复期或后发症期）

少数患者退热后于恢复期可再次出现症状，称钩体后发症。

1. 后发热　热退后1～5天，再次出现发热，38℃左右，不需抗菌药物治疗，经过1～3天而自行退热。后发热与青霉素剂量、疗程无关。

2. 眼后发症　常见于波摩那群钩体感染，退热后1周至1个月出现。以葡萄膜炎、虹膜睫状体炎常见。

3. 反应性脑膜炎　少数患者在后发热的同时出现脑膜炎表现，但脑脊液钩体培养阴性，预后良好。

4. 闭塞性脑动脉炎　病后半个月至5个月出现，表现为偏瘫、失语、多次反复短暂肢体瘫痪。脑血管造影显示有脑基底部多发性动脉狭窄。

【实验室及其他检查】

1. 一般检查　血白细胞计数和中性粒细胞轻度增高或正常。约2/3患者的尿中出现蛋白、管型、红细胞及白细胞等。

2. 病原学检查

（1）血培养：从早期患者的血液、脑脊液或尿中可检出病原体。在第1周抽血接种于柯氏培养基，需培养1～8周，对急性期诊断帮助不大。

（2）分子生物学检查：应用聚合酶链反应（PCR）检测钩体DNA，具有早期诊断意义。

3．血清学检查　用显微凝集试验检测血清中特异性抗体，一般发病后1周出现阳性，1次血清效价≥1∶400或早、晚期两份血清比较，效价增高4倍为阳性。近年来国外较广泛应用酶联免疫吸附试验（ELISA）测定血清钩体IgM抗体，其特异性和敏感性高。

【治疗要点】

（一）病原治疗

早期应用有效的抗菌药物是治疗的关键。钩体对多种抗菌药物敏感。首选青霉素，40万U/次，每6～8小时肌内注射1次，7天为1疗程，或至热退后3天。为避免赫氏反应，有人主张从小剂量开始，首剂5万U，4小时后10万U，渐渐过渡到每次40万U，或者在应用青霉素首剂的同时静脉滴注氢化可的松200mg。对青霉素过敏的钩体病患者，亦可选用庆大霉素或四环素等。

知识链接

赫氏反应

多发生在首剂青霉素注射后半小时至4小时，是因为短时间内大量钩体被杀死而释放毒素引起。突然出现寒战、高热、头痛、全身酸痛、心率和呼吸加快等表现，原有症状加重，部分患者出现体温骤降、低血压、四肢厥冷，甚至休克。还可诱发肺弥漫性出血。

（二）对症治疗

1．赫氏反应　患者一旦发生赫氏反应，应尽快使用镇静剂和氢化可的松。

2．肺出血型　及早使用镇静药，给予大剂量氢化可的松静脉滴注或缓慢静脉注射，监测心脏功能，酌情给予强心药，应用止血药及输血，保持呼吸道通畅。

3．黄疸出血型　可参照病毒性肝炎的治疗。

【预防】

1．管理传染源　加强防鼠、灭鼠；开展圈猪积肥，避免畜尿、粪外流；消灭野犬，拴养家犬，定期检疫。

2．切断传播途径

（1）改造疫源地：开沟排水，消除死水。兴修水利，防止洪水泛滥。

（2）环境卫生和消毒：做好牲畜饲养、屠宰场所的环境卫生，加强消毒工作。

（3）注意防护：流行地区、流行季节，不要在池沼或水沟中捕鱼、游泳，避免与疫水接触。工作时可穿长筒橡皮靴，戴胶皮手套。

3．保护易患人群　在流行季节前1个月对疫区易感人群进行多价钩体菌苗的预防接种，免疫力可持续1年左右。对于高危人群可服用多西环素200mg，1次/周。

课堂互动

患者，男，34岁，渔民。因畏寒、发热，全身酸痛4天，咯血2天入院。患者2周前曾到湖内捕鱼，当地有类似病例。4天前出现畏寒、发热，伴头痛、腰痛及双下肢疼痛，在当地医院予以青霉素治疗后稍好转，未继续治疗。2天前病情加重，出现咳嗽、咯血，血量较多。查体：贫血貌，

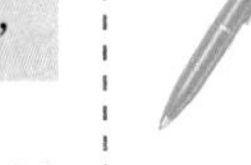

腋下、腹股沟淋巴结0.5～1.5cm，双下肺可闻及干、湿性啰音，双肾叩击痛明显。实验室检查：尿常规有轻度蛋白尿。用显微凝集试验检测出患者血清中特异性抗体，1次血清效价为1∶500。

讨论：患者诊断为何病？如何做好自我防护，预防本病的发生？

【护理诊断及合作性问题】

1. 体温过高　与钩体引起的毒血症有关。

2. 活动无耐力　与钩体感染引起肌肉损伤、高热有关。

3. 气体交换受损　与肺弥漫性出血有关。

4. 潜在并发症　出血、急性肾衰竭等。

【护理措施】

（一）一般护理

1. 休息和活动　各型患者均应早期严格卧床休息，要强调其重要性，对预防心肌炎、休克及肺出血有重要作用，以防病情加重。待症状体征消失后可下床适当活动，活动量视体力恢复情况逐渐增加。

2. 饮食　急性期一般应给予高营养、高维生素、易消化的流质饮食，少量多餐，多饮水，保持尿量>1500ml/d，有利于排毒、退热。病情好转后，逐渐恢复到正常饮食。如患者有严重的肝、肾功能损害，应限制或禁食蛋白质饮食。肾损害严重者限制水、盐的摄入。

3. 皮肤、黏膜护理　注意皮肤、黏膜的清洁卫生，口腔护理2～3次/天。如有呕吐、腹泻，应及时更换污染衣服，保持床单位整洁。

（二）病情观察

由于钩体病的病情变化较快，必须密切观察病情：①监测病情动态变化，重点监测呼吸、脉搏、血压、神志、面色等；②若患者突然出现烦躁不安、面色苍白、呼吸急促、咯血等表现，提示肺弥漫性出血；③如皮肤、巩膜黄染提示肝功能受损；④出现少尿、无尿表示肾功能损害，严格记录24小时出入量；⑤在应用青霉素后要密切观察是否发生赫氏反应；⑥在恢复期要注意观察是否出现后发症。

（三）对症护理

1. 高热　监测体温变化，及时进行评估。高热时可采用冷敷或乙醇擦浴，有皮肤出血倾向者避免乙醇擦浴。钩体病患者一般不使用退热剂，因使用退热剂后体温骤降，易引起周围循环衰竭。

2. 疼痛　评估疼痛的部位、性质和程度，采用心理疗法，分散患者注意力可缓解疼痛。肌肉疼痛者，可用局部热敷，同时将肢体置于舒适体位。头痛、全身肌痛明显者，遵医嘱给予镇静药和糖皮质激素。

3. 弥漫性肺出血　①保持病室环境安静，患者绝对卧床休息，精神放松；②遵医嘱给予镇静剂、止血药和激素；③及时清除呼吸道血块，保持呼吸道通畅，吸氧；④备好急救器械及药品，如气管切开包、人工呼吸器等。

（四）用药护理

患者应用青霉素首剂后，有可能发生赫氏反应，应加强观察。患者一旦发生，应遵医嘱尽快使用镇静剂和氢化可的松，并给予降温、补液、强心等措施。

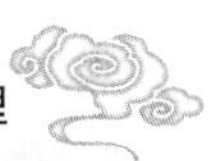

（五）心理护理

钩体病大多为单纯型，预后较好，但部分严重患者有生命危险，病情恶化快，患者及其家属可能会出现焦虑、恐惧等心理反应。评估患者及家属的心理状况和应对方式，及时做好患者和家属的思想工作，耐心解释病情，既要认识到疾病的严重性，更要认识到疾病的可治性，树立战胜疾病的信心，消除不良心理反应。

【健康指导】

向社区居民宣传钩体病的预防知识，介绍本病的早期表现，早发现、早治疗。指导患者及家属加强病情观察，及早发现并发症。患者出院后仍需避免过度劳累，加强营养，如有视力障碍、发音不清等，可能是钩体病的后发症，应及时就医。

（梅　莉）

复习思考题

蔡女士，40岁，因畏寒、发热、全身酸痛5天，咯血3天，2007年7月23日入院。患者4天前无明显诱因出现畏寒、发热，无咳嗽，无咽痛，伴头痛、腰痛、双腿疼痛，于当天在村卫生院给予青霉素、退热剂治疗后，稍感好转。昨天病情加重，并出现咳嗽，咯血3次，每次咯血量为2～3ml，门诊以“钩端螺旋体病”收入病房。查体：体温39℃，呼吸48次/分，脉搏128次/分，血压100/70mmHg。急性重病容，贫血貌，腋下、腹股沟淋巴结为0.5～1cm大小，无触痛。咽红、双侧扁桃体不肿大。呼吸急促、表浅，双肺叩诊呈清音，双肺呼吸音粗，双下肺可闻及干、湿性啰音，心率128次/分，律齐。双肾区叩击痛明显，双下肢腓肠肌压痛明显。血常规：血红蛋白75g/L，白细胞22.8×10^9/L，中性粒细胞0.97，淋巴细胞0.3。尿常规：红色、浑浊，红细胞++++/HP，白细胞+/HP，蛋白(+)。

请回答以下问题：

(1) 该患者存在哪些护理问题？

(2) 试述该患者的护理要点。

第六章

性传播疾病患者的护理

学习要点

重要概念：淋病、梅毒、尖锐湿疣。

重要知识点：淋病、梅毒、尖锐湿疣的临床表现、护理诊断、护理措施、预防措施及健康教育。

技能要点：能够宣传梅毒、淋病、尖锐湿疣的防治知识。

传统观念的性病（venereal disease）是指通过性交行为传染的疾病，主要病变发生在生殖器部位，包括梅毒、淋病、软下疳、性病性淋巴肉芽肿和腹股沟肉芽肿五种。性病是在世界范围内广泛流行的一组常见传染病，并呈现流行范围扩大、发病年龄降低、耐药菌株增多的趋势，尤其是艾滋病的大幅增加，已成为严重的公共健康问题。性病的防治工作将是一个十分艰巨而长期的任务。

1975年，世界卫生组织（WHO）把性病的范围从过去的五种疾病扩展到各种通过性接触、类似性行为及间接接触传播的疾病，统称为性传播疾病（sexually transmitted diseases，STD）。目前性传播疾病的涵盖范围已扩展至包括最少50种致病微生物感染所致的疾病，其中包括传统的五种性病及非淋菌性尿道炎、尖锐湿疣、生殖器疱疹、艾滋病、细菌性阴道病、外阴阴道念珠菌病、阴道毛滴虫病、疥疮、阴虱和乙型肝炎等。我国目前要求重点防治的性传播疾病是梅毒、淋病、生殖道沙眼衣原体感染、尖锐湿疣、生殖器疱疹及艾滋病。软下疳和性病性淋巴肉芽肿在我国极为罕见。本节重点阐述梅毒、淋病和尖锐湿疣患者的护理。

第一节　梅毒患者的护理

案例分析

男性，28岁，曾有不洁性交史。2周后在龟头部位出现椭圆形略高出皮面浅溃疡，直径1～2cm，软骨样硬度，无疼痛，上附少量黏液性分泌物。

请问：

1. 患者可能患的疾病是什么？

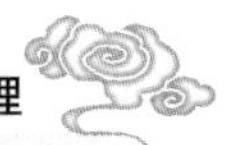

2. 如何确诊？
3. 如何治疗并追踪复查？

梅毒（syphilis）是由梅毒螺旋体（或苍白螺旋体）引起的一种全身慢性传染病，主要通过性接触和血液传播。本病可以侵犯全身各组织器官，造成多器官损害。早期主要侵犯皮肤、黏膜，晚期可侵犯血管、中枢神经系统和全身各器官。中医称为“杨梅疮”“花柳病”。

【病原学】

梅毒螺旋体（treponema pallidum，TP），因透明不易着色，又称为苍白螺旋体。梅毒螺旋体是小而纤细，末端尖的螺旋状微生物，长 4～14μm，宽 0.2μm，由 8～14 个整齐规则、固定不变、折光性强的螺旋构成。梅毒螺旋体以旋转、蛇行、伸缩三种方式缓慢而有规律地运动。

梅毒螺旋体属厌氧微生物，离开人体不易生存。煮沸、干燥、肥皂水和一般消毒剂（如 0.1% 石碳酸液、2% 的盐酸、双氧水及 75% 乙醇等）均易将其杀灭。在潮湿的器具或毛巾上可存活数小时。耐寒力强，0℃可存活 48 小时，-78℃低温冰箱保存数年仍维持形态。

【流行病学】

（一）传染源

显性和隐性梅毒患者是唯一的传染源。患者的皮损分泌物、血液、精液、乳汁和唾液中均含有梅毒螺旋体。

（二）传播途径

1. 性接触　是梅毒的主要传播途径，由皮肤黏膜微小破损感染，占 95% 以上。

2. 母婴传播　妊娠 4 个月后 TP 可通过胎盘和脐静脉传给胎儿，分娩过程中新生儿通过产道时皮肤擦伤处感染。

3. 其他途径　少数通过输血、接吻、握手、哺乳或接触污染物、用具而感染。

（三）人群易感性

人类对梅毒螺旋体普遍易感，但梅毒侵犯的主要对象是有性乱的人群。因此，性放纵是促成梅毒感染的最危险因素。凡卖淫、嫖娼、同性恋及吸毒者均属高危人群。

（四）流行特征

梅毒为世界性分布的性传染病，其流行受社会环境、道德观念、年龄、性别、文化程度、经济状况等因素影响。近一百年来，由于青霉素等抗生素的广泛应用，全球梅毒的年均发病率已逐渐减少。但近年来全世界很多国家的梅毒发病率再度上升，我国也不例外。

【发病机制与病理改变】

（一）发病机制

梅毒的发病与梅毒螺旋体在体内大量繁殖及其引起宿主免疫反应密切相关。性接触过程中，梅毒螺旋体可通过破损的皮肤黏膜由感染者传给性伴。梅毒螺旋体侵入人体后，潜伏 2～4 周，在此期间，梅毒螺旋体在入侵部位大量繁殖，通过免疫反应引起侵入部位出现破溃，即硬下疳。由于局部免疫力的增强，硬下疳经 3～8 周可自

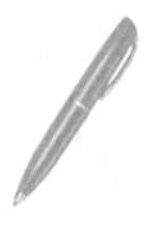

行消失。螺旋体在原发病灶大量繁殖后，可侵入附近的淋巴结，再经血液播散到全身其他组织和器官，出现梅毒疹和系统性损害如关节炎等。如不经治疗，部分患者的病情可进一步发展到晚期，发生心血管或神经系统损害，以及皮肤、骨骼与内脏的树胶肿损害。梅毒感染后，机体产生抗心磷脂抗体和抗梅毒螺旋体抗体，但这些抗体对机体无免疫保护作用。早期梅毒治愈后，可再感染；而晚期梅毒则不发生再感染，可能与机体已产生细胞免疫有关。

（二）病理改变

病理改变主要是闭塞性动脉内膜炎、小血管周围炎和树胶样肿。闭塞性动脉内膜炎是由于血管内皮细胞和成纤维细胞增生，血管狭窄闭塞。小血管周围炎是由于围管性单核细胞、淋巴细胞和浆细胞浸润。树胶样肿又称梅毒瘤。该肉芽组织质韧而有弹性，如树胶，故得名。其镜下结构类似结核结节，中央为凝固性坏死，但弹力纤维尚保存。

【临床表现】

根据传染途径分为后天（获得性）梅毒和先天性（胎传性）梅毒。依据病程分为早期梅毒（2 年之内）和晚期梅毒（2 年以上）。

梅毒潜伏期一般为 9～90 天，此期血清反应呈阳性。

（一）后天梅毒

1. 一期梅毒　主要表现为硬下疳和硬化性淋巴结炎。

(1) 硬下疳：发生不洁性交后 2～4 周，螺旋体侵入部位首先发生硬下疳（chancre），即为一期梅毒。硬下疳初起为单个暗红色斑丘疹或丘疹，继之出现圆形或椭圆形略高出皮面红色糜烂面或浅溃疡，直径 1～2cm，软骨样硬度，无疼痛。上附少量黏液性分泌物，内含大量梅毒螺旋体，传染性较强。3～6 周内可自行愈合，遗留轻度暗红色浅表瘢痕或色素沉着。硬下疳多发生在生殖器部位，男性发生于龟头、冠状沟、包皮及系带等。女性则在大小阴唇、阴唇系带、子宫颈、尿道和会阴。同性恋患者，硬下疳可见于肛门、直肠或口腔内等处。

(2) 硬化性淋巴结炎：硬下疳发生后 1～2 周，出现单侧或双侧腹股沟淋巴结肿大，肿大的淋巴结大小不等、质硬、光滑、不粘连、无疼痛、无压痛、不破溃，表面皮肤正常。

2. 二期梅毒　部分螺旋体进入到血液循环，播散到全身各系统，如皮肤黏膜、肝、脾、骨骼及神经系统，形成梅毒性损害，出现各种临床表现，称为二期梅毒。常发生在感染后 7～10 周，患者通常先有不同程度的全身不适、头痛、发热等流感样综合征及全身淋巴结肿大。皮肤黏膜损害是该期最常见的表现，80%～95% 患者可发生，皮疹分布广泛、对称，疹型多种多样，以斑丘疹最常见，手掌和足底部对称性红斑和阴肛部扁平湿疣可单独存在，也可与躯干皮疹并存，是较有特征的损害。部分患者还可出现骨关节、眼、神经系统的损害。如不治疗可自行消退，但可反复发作，每次发作后潜伏期越来越长，而皮损的数目越来越少。

3. 三期梅毒　可侵及神经系统和心血管系统，病程长，破坏性大，常造成器质性毁坏而致功能异常和丧失。

(1) 皮肤黏膜损害：主要有结节性梅毒疹和梅毒性树胶肿。

结节性梅毒疹好发于头面部、肩背及四肢伸侧，为簇集性排列，铜红色，直径 0.3～1cm 的浸润性结节，质硬，表面光滑或覆盖黏着性的鳞屑。梅毒性树胶肿是三期

梅毒主要表现，可出现在全身各处，而以头面及小腿伸侧多见，为破坏性最大的一种损害。表现为深溃疡，萎缩性瘢痕形成。树胶肿发生在口腔腭部及鼻部，累及软骨而溃烂，使软腭、鼻中隔穿孔。

（2）近关节结节：是梅毒性纤维瘤缓慢生长的皮下纤维结节，呈对称分布，大小不等，表皮正常，触之质硬，无痛，不活动，不破溃，无炎症表现，可自行消退。

（3）心血管梅毒：主要侵犯主动脉弓部位，可产生主动脉炎、主动脉瘤、主动脉瓣关闭不全等，即梅毒性心脏病。

（4）神经梅毒：主要表现为脑膜梅毒、脑血管梅毒、脑脊髓实质梅毒和麻痹性痴呆等。

（二）先天梅毒（又称胎传梅毒）

通常约在妊娠4个月后梅毒螺旋体经胎盘传染给胎儿，受感染的胎儿可发生死产、流产及早产。分为早期先天梅毒和晚期先天梅毒。

1. 早期先天梅毒　发病年龄在2岁以下，多数在出生后2周～3个月内出现症状。表现为营养不良，消瘦，皮肤松弛多皱，哭声低弱嘶哑，发育迟缓等。①皮肤损害：与二期梅毒疹相似，呈斑疹、丘疹及脓疱疹，肛门周围和皱褶部位出现扁平湿疣；②黏膜损害：最常见为梅毒性鼻炎，鼻部有血性黏液样分泌物，可引起鼻塞，严重者可致鼻软骨和骨质破坏，最终导致鼻中隔穿孔或马鞍状鼻；③骨损害：常见为骨软骨炎、梅毒性指炎等，有四肢疼痛，不能活动，出现梅毒性假瘫；④其他病变：还可有全身淋巴结及肝、脾大，肾病综合征及肾小球肾炎等表现。

2. 晚期先天梅毒　一般多在2岁以后发病，患儿发育不良，智力低下，皮肤黏膜损害与成人相似。

（三）胎传潜伏梅毒

指有梅毒感染史，无临床症状，梅毒血清学反应阳性，脑脊液检查正常。这类患者虽无症状，但体内仍存在梅毒螺旋体，当机体抵抗力降低时即发病。

【实验室及其他检查】

1. 暗视野显微镜检查　取患者的可疑皮损（如硬下疳、扁平湿疣、湿丘疹等），在暗视野显微镜下见到可运动的梅毒螺旋体，可作为梅毒的确诊依据。

2. 梅毒血清学试验　有非梅毒螺旋体血清试验和梅毒螺旋体试验。非梅毒螺旋体血清试验的抗原分为心磷脂、卵磷脂和胆固醇的混悬液，用来检测抗心磷脂抗体，用于临床筛选和疗效观察。梅毒螺旋体试验特异性高，主要用于诊断试验。

3. 梅毒螺旋体-IgM抗体检测　感染梅毒后，首先出现IgM抗体，随着疾病发展，IgG抗体随后才出现并慢慢上升。经有效治疗后IgM抗体消失，IgG抗体则持续存在。TP-IgM抗体不能通过胎盘，如果婴儿TP-IgM阳性则表示婴儿已被感染。

4. 脑脊液检查　梅毒患者出现神经症状者，或者经过驱梅治疗无效者，应做脑脊液检查。对神经梅毒的诊断、治疗及预后的判断均有帮助。

【治疗要点】

强调早诊断，早治疗，疗程规则，剂量足够。治疗后定期进行临床和实验室随访。性伙伴要同查同治。对早期梅毒患者要求彻底治愈，力争血清反应转阴，预防复发；对晚期梅毒要求减轻症状，控制发展，部分血清转阴性。青霉素类抗生素目前仍是治疗梅毒的首选药物，过敏者可选用四环素或红霉素。

1. 早期梅毒　普鲁卡因青霉素G，80万U，每天1次，肌内注射，连续10～15天。苄星青霉素G，240万U，臀部肌注，每周1次，连续2～3次。对青霉素过敏者，可选用头孢曲松钠1.0g/d静滴，连续10～14天。亦可连续口服四环素类药物（多西环素、米诺环素等）15天，或连续口服大环内酯类如阿奇霉素等15天。

2. 晚期梅毒　普鲁卡因青霉素G，80万U，肌内注射，1次/天，连续20天。苄星青霉素G，240万U，每周1次，共3次。对青霉素过敏者，可用四环素、红霉素，一次0.5g，4次/天，共服30天。

3. 早期先天梅毒　普鲁卡因青霉素G，5万U/(kg·d)，共注射10天，总量150万～300万U。

4. 晚期先天梅毒　按成人患者的青霉素剂量治疗。

【预防】

1. 控制和监测传染源　各级医疗单位发现梅毒患者时，除做诊疗外需填写性病登记卡，上报主管单位。与此同时还必须对患者家属、子女和各种高危人群（卖淫、嫖娼、劳教、收容和饮服行业等）进行监测检查。另外，应在婚检、产前、就业和各行业健康检查时，需做梅毒血清学检查，加强监测的范围和力度。梅毒患者正规治疗后应在第1年每3个月复查梅毒螺旋体非特异性抗体检测（RPR），以后每半年复查1次，连续2～3次，如RPR由阴性转为阳性或滴度升高4倍，属复发，应加倍复治。

2. 切断传播途径　要根据梅毒传染性强、病程长、临床表现复杂的特点对不同人群（包括普通人群、高危人群、医务人员）进行健康教育，提倡洁身自爱、不搞性乱，提高人群防范性病的认识。梅毒主要是由性接触传染，提倡良好性道德观和推广使用安全套。做好梅毒患者家庭内的管理，包括衣物、毛巾、被褥的清洗，水池、浴具和便具的消毒。

3. 保护易感人群　要动员患者的性伴做血清学检查，凡早期梅毒确诊之前的90天内，与此患者有过性接触的人，尽管血清学试验阴性，仍可能已感染，应给予预防性治疗。妊娠梅毒疗后所分娩的婴儿应每2～3个月查1次RPR，直至RPR转成阴性，一般RPR在生后3个月下降，6个月转阴，如异常，即应治疗。

【护理诊断及合作性问题】

1. 自尊紊乱　与社会和家人对梅毒患者的歧视有关。

2. 知识缺乏　与对梅毒疾病的危害认识不足有关。

3. 皮肤完整性受损　与梅毒螺旋体感染导致硬下疳、梅毒丘疹和梅毒性树胶肿等有关。

4. 有传播的可能　与疾病传染性强有关。

【护理措施】

1. 一般护理　早期梅毒传染性极强，应加强消毒隔离措施，晚期患者因内脏器官出现一系列感染和衰竭症状，应进行保护性隔离。减少剧烈活动以防病理性骨折。治疗期间禁止性生活，性伙伴同时治疗。忌饮酒、辛辣、浓茶等刺激食物。患有梅毒的产妇，应避免母乳喂养。

2. 心理护理　多与患者沟通，取得患者信赖，保护其隐私，有目的地进行心理疏导，帮助患者树立正确的人生观和价值观。鼓励患者家属多关心和体贴患者、尊重患者的人格，不要孤立和歧视患者，使患者摆脱心理阴影和压力，积极配合治疗。

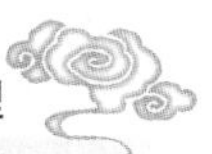

3. 用药的护理

（1）预防过敏性休克：治疗前询问患者有无药物过敏史，遵医嘱做好皮试，预防过敏性休克，密切观察病情，出现药物反应及时报告医生，以便及时处理。

（2）赫氏反应的防治：在使用青霉素后，使体内大量梅毒螺旋体死亡溶解，引起赫氏反应。出现发热、头痛、寒战、肌痛、心动过速，中性粒细胞增多，血管扩张伴轻度低血压，皮损增多，骨膜疼痛加重，心血管梅毒患者可发生心绞痛或主动脉破裂，甚至死亡。应密切观察病情变化，在第1次使用青霉素进行治疗时，如患者出现上述表现，应考虑赫氏反应，立即报告医生，及时处理。为了防止赫氏反应的发生，可遵医嘱在治疗前口服泼尼松5mg，4次/天，连续4天。心血管梅毒可从小剂量开始注射青霉素。

【健康指导】

1. 向患者及家属介绍梅毒的防治知识，鼓励患者及时到正规医院接受治疗。指导患者按时用药，配合治疗，只要尽早、及时、正规、彻底治疗，多数患者是可以治愈的。

2. 提倡高尚的性道德，严禁参与色情活动，夫妻双方要洁身自爱，互相尊重，避免婚外性生活，以减少梅毒的传播。

3. 加强婚前及产前梅毒筛查工作，梅毒治愈之后才能结婚或怀孕。梅毒孕妇应积极治疗，监测胎儿发育情况，如有异常及时终止妊娠。梅毒孕妇所生婴儿，出生后应做详细的体检和梅毒血清学试验。

4. 疗程结束后，应定期随访，包括全身体检及血清学试验。一般要2～3年，第1年每3个月复查1次，第2年每6个月复查1次，第3年复查1次，如一切正常则停止复查，说明已完全治愈。

第二节　淋病患者的护理

案例分析

男性，32岁，因尿道口红肿、发痒、刺痛，排尿不适，有较多黄白色或黄绿色脓性分泌物溢出，伴有尿频、尿急、尿痛、排尿困难而就诊。

请问：

1. 该患者有可能患的疾病是什么？
2. 如何确诊？
3. 如何治疗并判断治愈？

淋病（gonorrhea）是淋病双球菌感染所致泌尿生殖系统的化脓性感染，也包括眼、咽、直肠感染和播散性淋球菌感染。淋病潜伏期短，传染性强，是目前我国最常见的一种性传播疾病。

【病原学】

淋病双球菌1879年由Neisser分离出，故又称奈瑟淋病双球菌，简称淋球菌。革兰染色阴性，呈肾形或卵圆形，成对排列，常位于细胞内。

淋病双球菌对理化因素的抵抗力较弱，该菌离开人体后不易生长。宜在潮湿、温度 35～36℃、含二氧化碳的环境中生长。在干燥的条件下 1～2 小时就能死亡，附着于衣裤和被褥上的淋球菌最多只能生存 18～24 小时。各种消毒剂均能杀死淋球菌。淋病双球菌只侵犯人类，通常侵袭生殖、泌尿系统黏膜上的单层柱状上皮细胞和移行上皮细胞。

【流行病学】

1. 传染源　人是淋球菌唯一的天然宿主，淋病患者是唯一的传染源。

2. 传播途径　成人淋病主要通过性交直接接触传染，少数通过接触含淋球菌的分泌物或被污染的用具（内裤、便盆、浴盆）等间接传染。孕妇有淋病，分娩时新生儿经过产道被感染。

3. 人群易感性　人类普遍易感，可发生于任何年龄，主要为性活跃的中青年，有年轻化的倾向。

4. 流行性特征　目前淋病总的流行趋势是发达国家的淋病已出现稳定或有下降，而许多发展中国家淋球菌感染人数仍在逐年增多。

【发病机制与病理改变】

淋球菌对人的侵犯主要是黏膜，尤其是对含有单层柱状上皮和移行上皮细胞的黏膜有特殊亲和力。感染后，淋球菌侵入男性尿道、女性尿道及宫颈等处，由于其表面的菌毛含有黏附因子，因而黏附到柱状上皮细胞的表面进行繁殖，并沿生殖道上行，通过柱状上皮细胞的吞噬作用而进入细胞内繁殖，导致细胞溶解破裂，淋球菌逐渐被排出到黏膜下层。

淋球菌内毒素及其表面外膜产生的脂多糖与补体结合产生一种化学毒素，能诱导中性粒细胞聚集和吞噬而引起局部炎症反应，出现充血、水肿、化脓和疼痛。当细菌进入尿道腺体和隐窝后，腺管开口及隐窝被阻塞，潜藏的细菌成为慢性淋病的主要病灶。

【临床表现】

潜伏期一般为 2～10 天，平均为 3～5 天。5%～20% 男性和 45%～60% 女性病例可无明显临床症状。

1. 男性淋病　潜伏期 1～14 天（平均 3～5 天），表现为淋菌性尿道炎，尿道口红肿、尿道有脓性分泌物、尿痛、排尿困难。少数病例低热和疲乏感。累及两侧腹股沟淋巴结时，局部红肿疼痛。部分患者无症状。

尿道炎未治疗，反复发作，黏膜炎症可形成瘢痕及尿道狭窄。淋球菌上行蔓延可并发前列腺炎、精囊炎、输精管炎和附睾炎。检查发现前列腺均匀肿大，有压痛；附睾炎时，阴囊肿胀，有触痛；输精管炎症阻塞可致不育，但少见。

2. 女性淋病　潜伏期约 10 天，临床症状不如男性特异。根据感染部位，如为尿道，则有尿频、尿痛及排尿烧灼感，可见尿道口红肿，有少量脓性分泌物；如为宫颈，则阴道排出物增加。窥镜可见宫颈红肿、易出血及分泌物，有触痛及性交痛，偶尔腰痛及下腹痛。前庭大腺感染时，腺开口红肿，有分泌物，严重者形成脓肿。但 80% 女性患者症状轻微或无症状，是潜在的传染源。

如炎症未及时控制，淋球菌上行感染可并发盆腔炎。临床表现发热、下腹疼痛、双侧附件压痛、子宫颈抬举痛及黏液脓性分泌物增多。患者输卵管炎症后阻塞可继发不育或宫外孕。

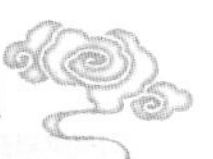

3. 幼女淋菌性阴道炎　多为间接感染，由于女婴阴道是由柱状上皮包绕，极易被淋病双球菌感染，表现为外阴红肿，阴道及尿道有黄绿色脓液，排尿痛苦。

4. 非性器官淋病

(1) 淋菌性结膜炎：新生儿从患淋病母亲产道感染，多为双侧性；成人为自体接种或接触污染的物品所致，多为单侧。表现为眼睑红肿，结膜充血水肿，并有大量脓性分泌物，如不及时治疗，可导致角膜溃疡、穿孔、全眼球炎，最终可致失明。

(2) 淋菌性咽炎：多见于口交者，表现为咽部红肿、吞咽疼痛和咽部有脓性分泌物。

(3) 淋菌性直肠炎：主要见于肛交者，一般表现为肛门瘙痒、疼痛或坠胀感，严重者有里急后重、脓血便。肛镜检查可见直肠黏膜充血、水肿、糜烂、有黏液或脓性分泌物。

5. 播散性淋球菌感染　少见，好发于月经期妇女，潜伏期 7～30 天。淋病双球菌通过血行播散到全身，可出现淋菌性皮炎、淋菌性关节炎、淋菌性腱鞘炎、淋菌性心内膜炎、淋菌性脑膜炎等，患者有发热、寒战、全身不适等表现。

【实验室及其他检查】

1. 涂片　取尿道口或宫颈处分泌物涂片，革兰氏染色，找到多形核白细胞，细胞内可见革兰阴性双球菌，男性具有诊断意义。因女性宫颈分泌物中杂菌较多，检出率低，有假阴性，确诊需做淋球菌培养。

2. 细菌培养　是确诊淋病的金标准，培养阳性者可用纸片扩散法做药敏试验或用琼脂稀释法测定药物的最小抑菌浓度。

【治疗要点】

应遵循及时、足量、规律应用抗生素，性伴侣同治的原则。

目前常用的药物有：头孢曲松 250mg/ 次，肌内注射；水剂普鲁卡因青霉素 G 480 万 U，(每侧臀部肌注 240 万 U) 一次注完；同时口服羧苯磺胺 1g；氧氟沙星，口服，男性 400mg，1 次 / 天，女性 600mg，1 次 / 天，连服 7 天。对有合并症及特殊部位的淋病患者，抗菌药物用量应加大，疗程延长。

中草药治疗：根据临床症状辨证施治，可选用土茯苓、地肤子、苦参、芒硝各 30g 煎水外洗局部。可用知柏地黄汤、龙胆泻肝汤及清营汤等加减煎服。

治愈标准：治疗结束后两周内，在无性接触的情况下符合如下标准：①症状和体征全部消失；②在治疗结束后 1～2 周连续 2 次做涂片和培养，均为阴性。

【预防】

1. 控制和监测传染源　卫生部门应加强淋病的监测。加强宣传，建议患者到正规医院就医，早期发现患者并给予规范化治疗。

2. 切断传播途径　加强防治宣传教育，提倡洁身自爱，不搞性乱。对患者的衣物、毛巾、床单、浴盆、便盆等进行消毒。运用避孕套防护。一般不主张长期用抗生素，以避免发生耐药菌株等问题。

3. 保护易感人群　目前尚无对淋球菌有效的疫苗，不能预防接种，要设法保护高危人群。为预防新生儿淋菌性眼炎，应治疗感染的孕妇；新生儿出生后 1 小时以内用 0.5% 红霉素眼药膏或 1% 硝酸银眼药水点眼一次。

【护理诊断及合作性问题】

1. 自尊紊乱　与社会和家人对淋病患者的歧视和压力有关。

2. 知识缺乏　与对淋病疾病的危害认识不足有关。

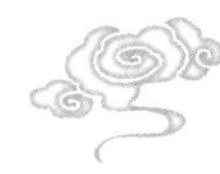

3. 有传播的可能 与疾病传染性强有关。

【护理措施】

1. 一般护理

(1) 休息：注意休息避免过劳。

(2) 饮食：鼓励患者多饮水，增加尿量，促进尿路内细菌及分泌物的排出，忌饮酒、浓茶、咖啡及食用辛辣等刺激性饮食。

(3) 个人卫生：注意个人清洁卫生与隔离，不用公共浴盆、浴巾，便盆；被患者污染的衣物、用具要及时清洗消毒。患淋病的家长应与孩子分床就寝，避免传染。性伴侣要同时接受检查治疗。

2. 心理护理 主动接近患者，给患者关心体贴，不歧视患者，保护患者隐私。消除患者思想顾虑和自卑心理，帮助患者树立正确的人生观、价值观。促进和改善患者家庭成员间的信任关系。

3. 用药的护理 及时用药，积极治疗，性伴侣应同时诊治，治疗期间严禁性生活。要做好药物皮试，遵医嘱接受正规治疗，切忌擅自改变用药剂量和疗程。治疗结束后的第 4 天和第 8 天进行复查，如果临床症状消失，尿道或宫颈分泌物涂片及培养 2 次均阴性为治愈。

新生儿淋菌性眼炎，除全身使用抗菌药以外，眼部用生理盐水每小时冲洗 1 次，冲洗后再用 0.5% 红霉素眼膏。

【健康指导】

1. 加强卫生知识宣传 使广大群众对淋病的病因、传播途径、治疗及预防方法有所了解。

2. 提倡高尚的性道德 杜绝性乱行为，正确使用避孕套，增强对家庭和社会的责任感，提高自我保护意识。

3. 早治疗 告知患者早期诊断、早期治疗的重要性，指导患者及时用药，遵医嘱积极配合治疗。向患者解释性伴同治的必要性，鼓励患者及时彻底治疗。

第三节 尖锐湿疣患者的护理

案例分析

男性，27 岁，2 个月前到外地出差后，于 1 个月前在冠状沟出现针头至米粒大小、淡红色丘疹，无自觉症状，皮损逐渐扩大、融合成疣状突起，现到我院就诊。

请问：

1. 该患者的临床诊断是什么？
2. 该疾病的诊断依据是什么？
3. 治疗原则及预防措施如何？

尖锐湿疣（condyloma acuminatum，CA）又称生殖器疣或性病疣，是由人类乳头瘤病毒（human papilloma virus，HPV）感染引起的皮肤、黏膜增生性病变。主要通过性接触直接传染，以外生殖器及肛门周围赘生物为特征的一种性传播疾病。

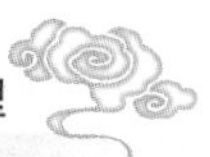

【病原学】

人类乳头瘤病毒（HPV）属于 DNA 病毒。病毒颗粒直径为 50～55m，表面由 72 个颗粒组成，排列成 20 面体，中心为 DNA 链。HPV 具有高度的宿主和组织特异性，能引起人体皮肤和黏膜的鳞状上皮增殖。现代分子生物技术的发展，已分离到 100 型以上的 HPV。不同型的 HPV 感染可以引起不同的临床表现，其中引起尖锐湿疣的病毒主要是 HPV-6、HPV-11、HPV-16 及 HPV-18 等亚型。

【流行病学】

1. 传染源　本病好发于性活跃的中青年。患者、亚临床感染者和潜伏感染者是主要传染源。

2. 传播途径　主要通过性接触直接传染。少数通过污染物间接接触传染，可由公共用品传播、医源性传播、母婴传播和自身接种传播。

3. 易感人群　人类是 HPV 唯一的宿主，可感染免疫功能正常和免疫功能受抑制患者，是否发病取决于接种的病毒数量和机体特异性免疫力。

【发病机制与病理改变】

1. 发病机制　HPV 在人体温暖潮湿的条件下最易生存繁殖，故外生殖器、肛门局部易发生感染。常见传播方式是通过性接触传播，在性交过程中，即使很小的皮肤黏膜的裂隙，当含有比较大的病毒颗粒的表皮细胞或角蛋白进入时，就可能产生感染，故在性关系比较混乱的人群中最易发生，一般在发病 3 个月时传染性最强。

2. 病理改变　①乳头瘤样增生：表皮角化不全，棘层高度肥厚，表皮突增宽、延长，呈乳头瘤样增生，表皮与真皮之间界限清楚；②空泡形成：颗粒层和棘层上部细胞有明显的空泡形成。空泡细胞大，胞浆着色淡，中央有大而圆深染的核，为特征性改变。

【临床表现】

潜伏期一般为 1～8 个月，平均 3 个月。

1. 好发部位　好发于外生殖器、肛门附近皮肤黏膜湿润区。男性好发于龟头、冠状沟、包皮系带和尿道口。同性恋者发生于肛门、直肠。女性好发于大小阴唇、阴蒂、阴道口、阴道、宫颈、尿道、会阴和肛周等处。包皮过长或白带多者更易促使发病。

2. 皮损特点　皮损初起为淡红色丘疹，逐渐增大和增多，可相互融合成不同的形状如乳头状、菜花状或鸡冠状增生物，根部多有蒂。疣体呈白色、淡红色或污灰色。易发生糜烂渗液，合并出血和感染，可有恶臭味。一般患者无明显症状，仅小部分自觉瘙痒、灼痛，女性患者可有性交痛及白带增多。妇女在妊娠期增长更快，可能与激素增多有关。少数可发展为巨大尖锐湿疣，部分发生恶变。有些患者肉眼检查不能发现明显疣体，但醋酸白试验阳性，称为亚临床感染。

【实验室及其他检查】

组织病理检查有乳头瘤样增生和空泡形成。醋酸白试验阳性（HPV 感染皮损可产生异种蛋白，在 3%～5% 的醋酸作用下可被凝固而呈白色）。甲苯胺蓝试验阳性。原位杂交、PCR 可检测到 HPV-DNA。

【治疗要点】

1. 局部药物治疗

（1）20% 足叶草脂酊：外涂疣体，搽药后 4 小时洗去，每周 1～2 次。

（2）0.5% 足叶草毒素酊：外用，2 次 / 天，连用 3 天，停药 4 天，为 1 疗程，一般用

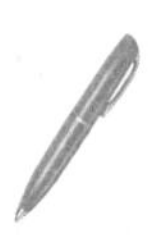

1～3个疗程。本品有致畸作用，孕妇禁用。

（3）50%三氯醋酸、5%咪喹莫特霜、5%氟脲嘧啶、3%酞丁安等外涂。

（4）局部注射治疗：用干扰素进行局部注射可取得较好疗效。

2. 物理疗法　有激光治疗、电灼治疗、冷冻治疗及微波治疗等。物理疗法时，如组织破坏不足易复发，但破坏过度又形成溃疡瘢痕，操作时宜小心。

3. 手术治疗　适用于单发或巨大尖锐湿疣。

4. 全身治疗　在局部治疗的基础上可选用各种免疫调节剂，如干扰素、胸腺素等；或抗病毒药物，如利巴韦林、阿昔洛韦等。

【预防】

1. 坚决杜绝性乱　尖锐湿疣患者主要是通过性接触感染。家庭中一方染病，又通过性生活传染给配偶，还通过密切生活接触传给家人，既带来生理上的痛苦，又造成家庭不和。因此提高性道德，不发生婚外性行为是预防尖锐湿疣发生的重要方面。确保性伴也获得诊疗。

2. 防止接触传染、注意个人卫生　预防尖锐湿疣应尽量做到讲究个人卫生，每天清洗外阴、换洗内裤，个人的内裤单独清洗。不使用别人的内衣、泳装及浴盆；在公共浴池不洗盆浴，提倡淋浴，沐浴后不直接坐在浴池的坐椅上；在公共厕所尽量使用蹲式马桶，上厕所前后用肥皂洗手。

【护理诊断及合作性问题】

1. 自尊紊乱　与社会和家人对淋病患者的歧视和压力有关。

2. 知识缺乏　与对淋病疾病的危害认识不足有关。

3. 有传播的可能　与疾病传染性强有关。

4. 焦虑　与担心疾病癌变有关。

【护理措施】

1. 一般护理　注意休息，加强营养，避免过度劳累，提高机体抵抗力。患者用过的物品及时清洗消毒。患者配偶或性伴侣应同时进行检查治疗，治疗期间应避免性生活。

2. 心理护理　关心和尊重患者，注意维护患者的隐私。向患者及家属介绍尖锐湿疣的相关知识，消除患者的恐惧、焦虑等不良心理，树立治愈疾病的信心。

3. 局部护理　保持局部皮肤和黏膜卫生，指导患者正确用药，涂搽外用药时注意保护周围正常皮肤和黏膜，掌握搽药的次数及面积。激光、冷冻治疗后要加强创面护理，保持创面干燥，避免受到摩擦刺激，以免继发感染。

【健康指导】

教育患者洁身自爱，避免性乱。卫生洁具要专用，以防感染他人。正确指导患者，使其接受正规治疗；告知患者此病有恶变的可能，彻底治疗宫颈尖锐湿疣尤为重要。孕妇如阴道、宫颈有尖锐湿疣，应行剖宫产，避免传染给新生儿。

技能要点

性传播疾病的家庭预防宣教

1. 及时正规治疗　感染了性病应及时到正规医院诊治，不要因顾虑重重或怕羞，去一些非正规诊所治疗。要向医生提供真实的病史和病情，积极配合医生诊治。

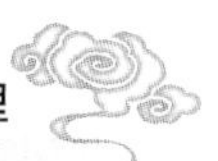

2. 遵医嘱治疗　要遵照医生的医嘱用药，自行停药或擅自增减药物会有不良后果。

3. 夫妻同治　动员自己的配偶和性伴侣到医院做检查和治疗，以防止性病往复传染。

4. 性活动时注意保护　注意性卫生，患病期间禁止性活动。在有感染危险的情况下，性活动应使用安全套。

5. 家中隔离　生活用品如浴巾、脸盆、浴缸、便器等分开使用，用后消毒；内衣裤彻底消毒。

（刘春娜）

复习思考题

1. 如何做好性病的家庭预防？
2. 一期梅毒典型症状有哪些？
3. 淋病的传播途径有哪些？

课件

07章PPT

第七章

原虫感染患者的护理

扫一扫
知重点

学习要点

重要概念：阿米巴病、阿米巴肝病、疟疾。

重要知识点：阿米巴病、疟疾传播途径；阿米巴病、疟疾临床表现；阿米巴病、疟疾预防措施。

技能要点：对阿米巴病、疟疾全面护理评估，病情观察、健康宣教。

第一节　阿米巴病患者的护理

案例分析

患者，男性，48岁。因发热、腹痛、腹泻及果酱样黏液便3天，于2012年8月12日收入院。查体：T：39.6℃，P：138次/分，BP：80/50mmHg。急性病容，轻度营养不良，中度脱水。中下腹压痛，无反跳痛及肌紧张。心肺检查未见异常。血常规：血红蛋白100g/L，白细胞18.4×10^9/L，中性粒细胞88%，淋巴细胞12%。大便常规：红细胞(++)，脓细胞(++)，吞噬细胞(+)。新鲜大便镜检发现阿米巴滋养体。

请问：

1. 该患者的临床诊断是什么？
2. 治疗要点有哪些？
3. 应采取哪些护理措施？

阿米巴病(amebiasis)是由溶组织内阿米巴感染人体所致疾病。临床类型有多种，按不同的病变部位和临床表现，可分为肠阿米巴病(intestinal amebiasis)和肠外阿米巴病(extraintestinal amebiasis)。肠阿米巴病的病变主要在结肠，表现为痢疾样症状；肠外阿米巴病的病变主要在肝、肺或脑，表现为各脏器的脓肿，以阿米巴肝脓肿最为多见。

一、肠阿米巴病

肠阿米巴病又称阿米巴痢疾(amebic dysentery)，是溶组织内阿米巴寄生于人体结肠所引起的肠道感染。临床表现以腹痛、腹泻、排出果酱样大便等痢疾样症状为特

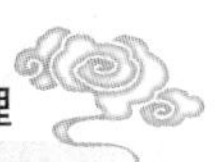

征，本病易复发或转为慢性。

【病原学】

溶组织内阿米巴的生活史包括滋养体和包囊两个期。滋养体是阿米巴在人体生活史中的主要阶段。按形态可分为大滋养体和小滋养体。大滋养体直径达20～40μm，有明显伪足，常伸出伪足做定向变形运动侵袭组织，吞噬组织和红细胞，又称组织型滋养体；小滋养体寄生于肠腔内，直径为6～20μm，伪足少，活动缓慢，以宿主肠液、细菌、真菌为食，不吞噬红细胞，亦称肠腔型滋养体。

包囊是溶组织内阿米巴感染形态。包囊呈无色透明的类圆形，直径为10～16μm。是由于小滋养体因肠内环境的改变，逐渐停止活动，虫体团缩，并分泌出一层较硬的外壁而形成。包囊抵抗力强，能耐受人体胃酸的作用，进入人体后，在小肠下段受碱性消化液的作用，囊壁变薄，虫体活动，并从囊壁小泡逸出而形成滋养体，在回盲肠部黏膜皱褶或肠腺窝处分裂繁殖，重复其生活过程。

包囊在外界有较强的抵抗力，在粪便中能存活2周以上，在水中能存活5周，冰箱中能存活2个月。对常用化学消毒剂耐受，耐胃酸。但不耐热，50℃数分钟即可杀灭，在干燥的环境中也很快死亡，在50%以上的乙醇中即刻死亡。

【流行病学】

1. 传染源　慢性肠阿米巴患者、恢复期患者及无症状包囊携带者，其粪便中持续排出包囊，为主要传染源。

2. 传播途径　主要通过被阿米巴包囊污染的水、食物等经口感染。水源污染可引起地方性流行。苍蝇和蟑螂等携带包囊，也可起传播作用。

3. 人群易感性　人群普遍易感，但婴儿与儿童发病机会相对较少。营养不良、免疫力低下及接受免疫抑制剂治疗者，发病机会较多。感染后体内可产生特异性抗体，但该抗体对机体不具保护性，故可重复感染。

4. 流行特征　本病为全球性疾病，热带与亚热带地区为高发区，感染率高低与当地的卫生状况、生活习惯等有关，以秋季多见。农村高于城市，成人高于儿童。本病在我国多为散发。

【发病机制与病理改变】

1. 发病机制　人摄入被阿米巴包囊污染的水、食物后，未被胃酸杀死而进入小肠下段的包囊被消化，释放出小滋养体，随粪便下行到达盲肠、结肠等部位寄生。当被感染者的免疫力低下时，滋养体发育并侵入肠壁组织，吞噬红细胞及组织细胞，损伤肠壁，形成溃疡性病灶。滋养体亦可分泌具有肠毒素样活性的物质，可引起肠蠕动增快、肠痉挛而出现腹痛、腹泻。

2. 病理改变　病变部位依次多见于盲肠、升结肠、直肠、乙状结肠、阑尾和回肠末段。典型的病变，初期为细小、散在的浅表糜烂，继而形成许多孤立而色泽较浅的小脓肿。脓肿破溃后形成边缘不整、口小底大的烧瓶状溃疡，基底为黏膜肌层，溃疡腔内充满棕黄色的坏死物质，内含溶解的细胞碎片、黏液和滋养体。溃疡间的黏膜大多完好，病灶周围炎症反应较少。当继发细菌感染时黏膜广泛充血水肿。当溃疡不断深入，可广泛破坏黏膜下层，使大片黏膜坏死、脱落，若溃疡累及肌层及浆膜层时可并发肠出血、肠穿孔。慢性期病变，组织破坏与修复并存，局部肠壁肥厚，可有肠息肉、肉芽肿、瘢痕性狭窄等。

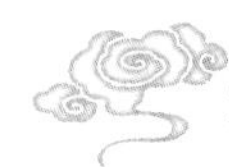

【临床表现】

潜伏期短至数日，长达1年以上不等，一般为3周。

（一）无症状型（包囊携带者）

此型临床上无症状，占90%以上，多次粪检可找到阿米巴包囊。当被感染者的免疫力低下时可转变为急性阿米巴痢疾或肝脓肿症状。

（二）急性阿米巴痢疾

1. 轻型　临床症状较轻，可间歇出现腹痛、腹泻，在粪便检查时多数能找到溶组织内阿米巴滋养体和包囊。肠道病变轻微，有特异性抗体形成。当机体抵抗力下降时，可出现痢疾或肝脓肿症状。

2. 普通型　起病缓慢，全身中毒症状较轻，无发热或低热。大便每天可达3～10次，典型为暗红色果酱样黏液血便，有腥臭味，量中等，有较多粪质。镜检可见大量阿米巴滋养体。伴轻中度腹痛或腹胀，盲肠与升结肠部位轻度压痛。如病变累及直肠时可有里急后重。上述表现持续数天或几周后自行缓解，未经治疗或治疗不彻底者易复发或转为慢性。

3. 重型　此型少见，多发生在感染严重、体弱、营养不良、孕妇或接受激素治疗者。起病急骤，中毒症状显著，有高热，每天大便次数可达10余次，多为血水样或黏液血性便，有奇臭，量大。可伴有恶心、呕吐、里急后重、剧烈腹痛，患者出现不同程度的脱水、电解质紊乱甚至循环衰竭。易并发肠出血、肠穿孔。如抢救不及时，可于1～2周内因毒血症或并发症而死亡。

（三）慢性阿米巴痢疾

急性阿米巴痢疾患者的临床表现若持续2个月以上，则转为慢性。病程可持续数月甚至数年。腹痛、腹泻与便秘交替出现。查体有肠鸣音亢进，右下腹压痛较常见。症状可持续存在或有间歇期，间歇期内可无任何症状，间歇期长短不一。久病可出现贫血、乏力。大便镜检可查出阿米巴滋养体和包囊。

【并发症】

（一）肠道并发症

1. 肠出血　肠黏膜溃疡侵袭肠壁引起不同程度肠出血。大量出血较少见，但一旦发生，病情危急，常因出血而致休克。

2. 肠穿孔　急性肠穿孔多发生于严重的肠阿米巴病患者，穿孔部位常在盲肠、阑尾和升结肠，引起局限性或弥漫性腹膜炎症状。慢性穿孔先形成肠粘连，然后形成局部脓肿或穿入附近器官形成内瘘。一般无剧烈腹痛，有进行性腹胀、肠鸣音消失及局限性腹膜刺激征。

3. 阑尾炎　肠阿米巴病好发于盲肠部位，累及阑尾的机会较多。阑尾炎症状与一般阑尾炎相似，易发生穿孔或形成脓肿。

4. 结肠病变　由增生性病变引起，包括阿米巴瘤、肉芽肿及纤维性狭窄。多见于盲肠、乙状结肠及直肠等处，部分患者发生完全性肠梗阻或肠套叠。

5. 直肠—肛周瘘管　溶组织内阿米巴滋养体自直肠侵入，形成直肠—肛周瘘管，也可为直肠—阴道瘘管，管口常有粪臭味的脓液流出。

（二）肠外并发症

阿米巴滋养体自肠道经血液或淋巴蔓延至远处器官，形成相应脏器脓肿或溃疡。

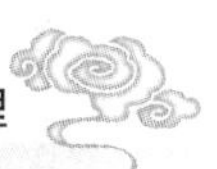

如阿米巴肝脓肿、阿米巴肺脓肿、阿米巴脑脓肿、阿米巴腹膜炎、阿米巴胸膜炎、泌尿道或生殖道阿米巴病等，其中以阿米巴肝脓肿最常见。

【实验室及其他检查】

1．血常规　白细胞总数和中性粒细胞比例可增高，轻型、慢性阿米巴痢疾白细胞总数和分类均正常。慢性患者可有贫血表现。

2．粪便检查　肉眼可见暗红色果酱样便，含血和黏液，有腥臭味，粪质较多。粪便做生理盐水涂片，镜下可见大量红细胞、少量白细胞和夏科—莱登晶体。检测到伸展伪足活动、吞噬红细胞的阿米巴滋养体有确诊意义。粪便标本必须新鲜，无尿液混杂，在室温下必须于30分钟内检查，可提高滋养体检出率。慢性患者的粪便镜检可查见包囊。

3．血清学检查

(1) 检测特异性抗体：用酶联免疫吸附试验(ELISA)、间接血凝试验(IHA)、间接荧光抗体试验(IFAT)等方法检测血清中溶组织内阿米巴滋养体抗体IgM、IgG，IgM仅存在1～3个月，阳性提示近期感染。IgG阳性率极高，且持续时间长，阴性一般可排除本病。

(2) 检测特异性抗原：酶联免疫吸附试验、间接血凝试验、间接荧光抗体试验等方法检测粪便中滋养体抗原，阳性率可达80%～90%，阳性可作为诊断依据。

4．分子生物学检查　应用DNA探针杂交技术、聚合酶链反应检测患者粪便、脓液或血液溶组织内阿米巴滋养体DNA，是特异和灵敏的诊断方法。

5．结肠镜检查　结肠镜检查可见大小不等的散在溃疡，中心区有渗出，边缘整齐，周围有红晕，溃疡间黏膜正常，从溃疡边缘部分涂片和活检可发现滋养体。

【治疗要点】

1．一般治疗　急性期患者卧床休息，给予流质饮食。慢性患者应加强营养，注意避免刺激性食物。重型患者给予输液、输血等支持治疗。

2．病原治疗

(1) 硝基咪唑类：对阿米巴滋养体有强大杀灭作用，如甲硝唑、替硝唑等，是目前治疗肠内、外各型阿米巴病的首选药物。甲硝唑成人口服每次0.4g，每天3次，10天为一疗程。儿童每天35mg/kg，分3次服，10天为一疗程。重型阿米巴病可选甲硝唑静脉滴注，成人每次0.5g，每隔8小时1次，病情好转后改口服每12小时1次，疗程10天。妊娠(尤其最初3个月)、哺乳期以及有血液病史和神经系统疾病者禁用。替硝唑，作用与甲硝唑相似，不良反应小，吸收好，成人每天2g，1次口服，连服5天为1个疗程。

(2) 二氯尼特：又名糠酯酰胺，是目前最有效的杀包囊药物，成人每次口服0.5g，每天3次，疗程10天。

3．抗菌药物　主要通过作用于肠道共生菌而影响阿米巴生长，尤其在合并细菌感染时效果好。针对慢性阿米巴病及无症状的包囊携带者，可选用双喹啉，成人每次0.6g，每日3次，疗程15～20天。该药禁用于碘过敏或患有甲状腺疾病、严重肝病、视神经病变者以及孕妇。

4．并发症治疗　肠出血者给予止血、输血；肠穿孔、腹膜炎在病原治疗和应用广谱抗生素控制下行手术治疗。

【预防】

1. 管理传染源　彻底治疗患者和包囊排出者，实行消化道隔离。注意检查和彻底治疗从事饮食业的慢性患者及排包囊者，治疗期间应暂时调离工作。

2. 切断传播途径　平时注意个人卫生，饭前便后洗手。饮水需煮沸，不吃生菜。消灭苍蝇和蟑螂，以防饮食被污染。

【护理诊断及合作性问题】

1. 腹泻　与阿米巴原虫所致肠道病变有关。

2. 疼痛　腹痛，与肠道阿米巴感染有关。

3. 潜在并发症　肠出血、肠穿孔。

【护理措施】

1. 一般护理　急性期症状明显者卧床休息，减少消耗。有腹泻症状时，给予流质饮食，避免粗纤维、刺激性、高糖食物，以免加重腹胀。必要时给予口腔护理，以促进食欲。慢性期加强营养，避免刺激性食物。

2. 病情观察　观察大便的次数、量、性状、气味；有无腹痛症状；对暴发型患者还要密切观察生命体征及有无水、电解质紊乱的表现；观察并发症，如有无肠出血、肠穿孔、肝脓肿等表现，发现异常及时报告医生。

3. 对症护理　腹痛时可遵医嘱给予颠茄合剂或肌注阿托品等解痉剂，或同时进行腹部热敷以缓解疼痛不适。腹泻时应保持肛周皮肤清洁，便后用温水清洁肛周皮肤，腹泻严重、皮肤受损时可每天温水或1∶5000高锰酸钾溶液坐浴，局部涂以植物油或凡士林油膏保护皮肤；保持衣物、床单的清洁和干燥。

4. 用药护理　常用药物为甲硝唑，应告知患者该药物名称、用法、疗程及不良反应等。应用该类药物偶有一过性白细胞减少和头昏、眩晕、共济失调等神经系统障碍。还可出现恶心、腹痛、腹泻、皮炎等胃肠道反应，应注意观察。

5. 心理护理　了解患者的心理状况及动态变化；鼓励患者表达自己的感受并提出相关问题，对疾病知识、治疗措施等予以解释，解除患者思想顾虑，树立其战胜疾病的信心。

6. 粪便标本采集的注意事项　及时采集新鲜大便标本，挑选脓血、黏液部分，立即送检；留取标本的便盆应清洁，不能混有尿液及消毒液；天冷时，让患者便于温水冲洗过的便盆中，以防滋养体死亡；如服用油类、钡剂和铋剂者，应停药3天后留取大便标本送检。遇镜检阴性时，需反复多次检查。

【健康指导】

向患者讲解肠阿米巴病的疾病知识，如传播途径、主要症状、常见并发症、用药方法及不良反应；腹泻时的休息、饮食、饮水等自我护理知识及留取粪便标本的注意事项。告知患者给予消化道隔离，患者应坚持用药，在症状消失后连续3次粪便检查，滋养体或包囊阴性方可解除隔离。指导患者出院后每月复查大便1次，连续3次，以决定是否需要重复治疗。

二、阿米巴肝脓肿

阿米巴肝脓肿又称阿米巴肝病（amebic liver abscess），由溶组织内阿米巴通过门静脉到达肝脏，引起肝细胞溶解坏死、形成脓肿，临床表现主要有发热、肝区疼痛和

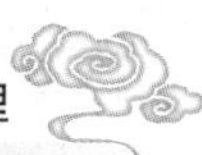

肝脏肿大。是肠阿米巴病最常见的并发症。

【发病机制与病理改变】

1. 发病机制　寄生在肠壁的溶组织内阿米巴大滋养体经门静脉、淋巴管或直接蔓延侵入肝脏，大多数原虫抵达肝脏后即被消灭，少数存活、繁殖，并形成微静脉栓塞，使肝组织缺血、坏死。阿米巴的溶组织作用使组织液化，形成肝脓肿。自原虫侵入至脓肿形成，平均需1个月以上。

2. 病理改变　肝脓肿通常为单个的大脓肿，也可为多发性。脓肿所在部位深浅不一，以肝右叶上部为多见。肝脓肿的中央为大量巧克力酱样坏死物质。当脓肿继发感染时，脓液转黄绿色，具有臭味。肝脓肿以外的肝组织正常，但脓肿可因不断扩大而浅表化，以致向邻近组织穿破。

【临床表现】

临床表现复杂，与病程长短、脓肿大小、位置、有无并发症有关。肝脓肿起病多缓慢，以发热为早期症状，热型以弛张热居多。清晨体温较低，黄昏时体温最高，常夜间热退而盗汗，可持续数月，伴食欲减退、恶心、呕吐、腹胀、腹泻、体重下降等症状。肝区疼痛是主要症状，可为钝痛、胀痛、刺痛、灼痛等，深吸气及变动体位时疼痛加重。当肝脓肿向肝脏右叶顶部发展时，刺激右侧膈肌，可产生右肩部放射性疼痛。脓肿压迫右肺下部发生肺炎、反应性胸膜炎时，可有气急、咳嗽、右胸腔积液。脓肿位于右肝下部时可出现右上腹痛或腰痛。部分患者右下胸部或上腹部饱满，肝脏肿大，有压痛及明显的叩击痛。脓肿位于肝的中央部位时症状常较轻。脓肿位于肝左叶，疼痛出现早，类似溃疡病穿孔样表现或有中、左上腹包块。少数患者由于脓肿压迫胆小管、较大的肝内胆管或肝组织受损范围过大可出现黄疸，但多为隐性或轻度黄疸。

【并发症】

主要并发症为脓肿向周围脏器穿破及继发细菌感染。脓肿穿破并发症中以向肺实质和胸腔穿破为多见。向右胸腔溃破可致脓胸。肝脓肿向腹腔穿破可引起急性腹膜炎。脓肿向心包破溃可发生心包填塞和休克，这是阿米巴肝脓肿的严重并发症。有时可穿破至胃、胆等处，尚可引起膈下脓肿、肾周脓肿和肝—肺—支气管瘘等，肝—肺—支气管瘘患者可出现咳血痰或咳出含滋养体的坏死组织。继发细菌感染时，寒战、高热，中毒症状明显。

【实验室及其他检查】

1. 血常规　急性感染者白细胞总数及中性粒细胞均增多。慢性期白细胞大多接近正常，但血红蛋白降低，红细胞沉降率增快。

2. 粪便检查　粪便镜检可找到溶组织内阿米巴滋养体或包囊，阳性率约30%。

3. 影像学检查

(1) B超检查：可见液性病灶，能了解肝脓肿部位、大小、数目、与皮肤距离，也可指导穿刺抽脓的方向和深度，是最方便、有效的检查方法，对诊断阿米巴肝脓肿有重要价值。

(2) X线检查：可见右侧膈肌抬高，运动受限，有胸膜反应或积液。CT或MRI均可显示肝内占位性病变，有辅助诊断价值。

4. 肝脓肿穿刺液检查　典型的脓液呈棕褐色、黏稠、有腥臭味，若能在脓液中找到溶组织内阿米巴滋养体或检测出其抗原，则可明确诊断。

【治疗要点】

1. 病原治疗 抗阿米巴治疗应选用组织内杀阿米巴药，同时辅以肠腔内抗阿米巴药，以求根治。

(1) 硝基咪唑类：甲硝唑为首选药物，每次0.4g口服，每天3次，连服10天为1疗程，必要时可酌情重复。一般病情在2周左右恢复，脓腔吸收需4个月左右。重者可选甲硝唑静脉滴注，成人每次0.5g，每隔8小时1次，疗程10天。替硝唑疗效亦较好，用药方法和剂量同肠阿米巴病。

(2) 氯喹：少数对硝基咪唑类无效者改用氯喹。口服磷酸氯喹，成人每次0.5g(基质0.3g)，每天2次，连服2天后改为每次0.25g，每天2次，以2～3周为1疗程。口服后完全吸收，肝内血药浓度高，对阿米巴肝脓肿疗效较好。对有继发细菌性感染者应选用对病原菌敏感的抗菌药物。

2. 肝穿刺引流 肝脓肿直径3cm以上、靠近体表者，可在B超定位下进行肝穿刺引流。抽脓后注入甲硝唑0.5g，有助于脓腔愈合。

3. 对症与支持治疗 卧床休息；营养不良者应加强支持治疗，给予高蛋白、高热量、高维生素饮食。

4. 外科治疗 对肝脓肿穿破引起化脓性腹膜炎者、内科治疗疗效欠佳者，在加强抗阿米巴药物和抗菌药物治疗的同时，可做外科手术引流。

【预防】

及时、彻底治疗肠阿米巴病及带包囊者，是预防本病的有效途径。

【护理诊断及合作性问题】

1. 体温过高 与阿米巴原虫引起肝组织坏死、脓肿形成有关。

2. 疼痛 与肝脓肿有关。

【护理措施】

1. 一般护理 发热及其他症状明显时应卧床休息。应给予高碳水化合物、高蛋白、高维生素、易消化饮食，以补充营养。有贫血者应多给含铁丰富的食物。

2. 病情观察 注意观察体温、肝区疼痛等症状变化；观察营养状态，定时测量体重，注意血红蛋白的变化；观察有无脓肿向周围组织穿破而引起的征兆，如腹痛加重、腹肌紧张等需立即报告医生。

3. 对症护理

(1) 高热：体温高于39℃以上者，应给予物理降温，或采用针灸疗法如针刺曲池、合谷、手三里、足三里等穴位降温。必要时遵医嘱给予药物降温，用药后30分钟测量体温并记录；出汗多者应及时更换内衣。高热期间加强口腔护理，每天2～3次，饭前饭后漱口，口唇干裂者可涂液状石蜡。对于躁动、幻觉的患者，加用护栏，必要时用约束带，以防碰伤或坠床。

(2) 肝区痛：可指导患者取左侧卧位或舒适体位，以减轻疼痛；疼痛剧烈时，通知医生并遵医嘱给予止痛剂。

4. 用药护理 同肠阿米巴病的用药护理。

5. 肝穿刺抽脓的护理 术前应向患者说明手术目的、方法及术中配合的注意事项，以取得患者的合作及减轻其紧张、焦虑。协助医生进行穿刺抽脓，抽脓过程中应注意观察患者反应，并记录脓液的性质、颜色、气味及量。抽取脓液标本后应立即送

检。嘱患者术后卧床休息24小时，8小时内严密观察患者症状及体温、血压、脉搏、呼吸等变化，发现异常及时报告医生以便及时处理。

【健康指导】

告知患者本病的预防关键在于彻底治疗肠阿米巴病。向患者讲解阿米巴肝脓肿的疾病过程、检查及治疗措施，特别是肝穿刺抽脓是治疗措施之一，讲解此手术的有关事项（详见肝穿刺抽脓的护理），以取得患者配合。患者在治疗期间禁饮酒，加强营养，防止暴饮暴食，避免受凉、劳累，以防复发。

第二节　疟疾患者的护理

案例分析

患儿，男，9岁，7个月前患疟疾，服药治疗后痊愈。现又出现面色苍白，寒战，约30分钟后体温迅速上升，高达39.5℃，面色潮红，皮肤干热，高热持续约2小时后，全身大汗淋漓，继而体温降至正常。2天后，又开始出现寒战、高热发作。

请问：

1. 该患者的初步诊断是什么？

2. 如何治疗？

3. 预防、护理措施有哪些？

疟疾（malaria）是由人类疟原虫感染引起的寄生虫病，主要由雌性按蚊叮咬传播。疟原虫先侵入肝细胞发育繁殖，再侵入红细胞繁殖，引起红细胞成批破裂而发病。临床特点为反复发作的间歇性寒战、高热、大汗之后缓解。临床上分为间日疟、卵形疟、三日疟和恶性疟四种类型，其中间日疟及卵形疟可出现复发，恶性疟发热常不规则，病情较重，并可引起脑型疟等凶险发作。

【病原学】

疟疾的病原体为疟原虫。感染人类的疟原虫共有4种，即间日疟原虫、卵形疟原虫、三日疟原虫和恶性疟原虫。4种疟原虫的生活史（图7-1）基本相同，发育过程包括在人体内和在按蚊体内两个阶段。

（一）疟原虫在人体内的发育

疟原虫在人体内的裂体增殖阶段为无性繁殖期。

1. 肝细胞内的发育　当雌性按蚊叮咬人时，寄生于按蚊体内的子孢子随其唾液进入人体，经血液循环迅速进入肝脏。在肝细胞内发育成熟为裂殖体。当被寄生的肝细胞肿胀破裂，释放出大量裂殖子。一部分裂殖子被吞噬细胞吞噬而消失，另一部分进入血流并侵入红细胞内，进入红细胞内期。子孢子在肝内可分为速发型和迟发型。速发型子孢子发育快，经12～20天发育成熟。迟发型子孢子需6～11个月才能成熟。迟发型子孢子亦称休眠子，是间日疟和卵形疟复发的根源。三日疟和恶性疟无迟发型子孢子，因此不复发。

2. 红细胞内的发育

(1) 裂体增殖：裂殖子在红细胞内先后发育成环状体、滋养体、裂殖体。成熟裂殖体体内含数个至数十个裂殖子，当被寄生的红细胞破裂，裂殖体释放出裂殖子和代谢产物，引起临床上典型的疟疾发作。大部分裂殖子被吞噬细胞消灭，小部分侵入红细胞，开始新一轮的无性繁殖，形成临床上周期性发作。因不同类型疟原虫在红细胞内裂体增殖所需时间不同，故临床上不同类型疟疾的发作周期亦不同，间日疟和卵形疟发育周期为48小时，三日疟为72小时，恶性疟发育周期为36～48小时。

（2）配子体形成：裂殖体增殖3～4代后，部分配子体则被吞噬细胞消灭或退变。部分裂殖子分别发育成雌配子体和雄配子体，配子体在人体存活的时间是30～60天。被雌性按蚊吸入胃内的配子体，则在蚊体内进行有性生殖。

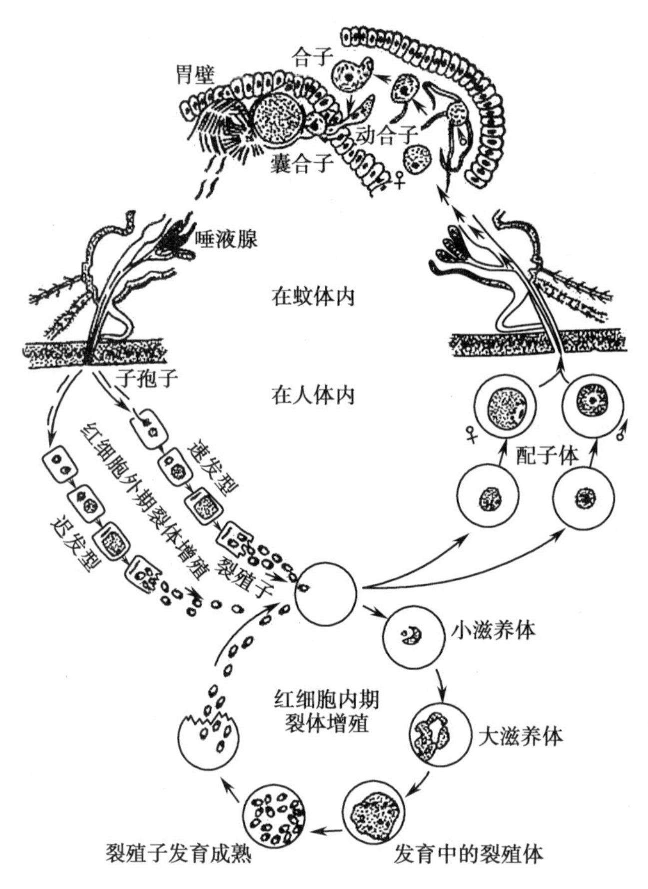

图7-1　间日疟及卵形疟原虫生活史

（二）疟原虫在按蚊体内的发育

疟原虫在按蚊体内的交合、繁殖阶段为有性繁殖期。雌、雄配子体被雌性按蚊吸入胃内，雌、雄配子结合后，形成合子，继之发育为动合子，动合子侵入按蚊胃壁内发育成囊合子，囊合子发育成孢子囊，内含成千上万个子孢子，子孢子从孢子囊逸出，主动移行于按蚊的唾液腺内。当按蚊再次叮人吸血时，子孢子随唾液侵入人体，并继续其无性繁殖周期。

【流行病学】

1. 传染源　疟疾患者或疟原虫携带者。

2. 传播途径　疟疾的主要传播媒介为雌性按蚊，经按蚊叮咬人体为主要传播途

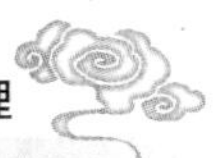

径。极少数病例可因输入带疟原虫的血液、经母婴传播或使用被疟原虫污染的注射器后而发病。在我国，传播疟疾的媒介主要是中华按蚊，是平原地区间日疟的主要传播媒介；在山区传播疟疾以微小按蚊为主；在丘陵地区则以嗜人按蚊为重要媒介；在海南岛山林地区的传播媒介为大劣按蚊；此外，我国传播疟疾的媒介还有多斑按蚊等。

3．人群易感性　人群对疟疾普遍易感。感染后虽有一定的免疫力，但产生缓慢，且不持久。各型疟疾之间亦无交叉免疫性。经反复多次感染后，再感染时症状可较轻或无症状。在高度流行区，成人发病率较低，儿童和外来人口感染率较高。

4．流行特征　疟疾主要流行在热带和亚热带，其次为温带。我国除云南和海南地区为间日疟及恶性疟混合流行外，主要以间日疟流行为主，恶性疟次之，三日疟及卵形疟相对较少见。发病以夏秋季多见。

知识链接

世界疟疾日

世界疟疾日由世界卫生大会在2007年5月第六十届会议上设立，旨在推动全球进行疟疾防治。2009年4月25日是第一个世界疟疾日，主题是“疟疾—一种没有国界的疾病”，原卫生部结合我国实际情况，决定将每年4月26日作为“全国疟疾日”。据世界卫生组织报告，全球大约40%的人口受疟疾威胁，每年有3.5亿～5亿人感染疟疾，110万人因疟疾死亡。我国疟疾发病主要集中在经济相对落后贫穷的地区。

【发病机制与病理改变】

1．发病机制　感染疟疾之初，疟原虫在红细胞内发育阶段一般不引起症状。随着成批红细胞破裂释放出的裂殖子、疟色素和代谢产物进入血液循环，作为致热原引起临床寒战、高热，继之大汗的典型症状。释放出的裂殖子一部分被单核—吞噬细胞吞噬，部分裂殖子侵入新的红细胞进行裂体增殖而引起间歇性疟疾发作。反复发作或重复感染可使机体获得一定的免疫力，此时血液中虽有小量疟原虫增殖，但可不出现间歇性疟疾发作的症状，而成为带疟原虫者。反复多次的疟疾发作，使红细胞遭到大量破坏，可产生贫血。

2．病理改变　间日疟原虫和三日疟原虫的红细胞内裂体增殖多在周围血中进行，病变主要在单核—吞噬细胞系统，引起肝、脾大，以脾大为主，骨髓也有增生。恶性疟原虫的红细胞内的裂体增殖多在内脏微血管内进行，受感染的红细胞彼此容易黏附成团，并较易黏附在微血管内皮细胞上，导致微血管管腔狭窄或阻塞，易致脑、肺、肾等内脏损害。

【临床表现】

潜伏期：间日疟和卵形疟为13～15天，三日疟为24～30天，恶性疟为7～12天。

（一）典型发作

疟疾的典型症状为周期性寒战、高热、大量出汗。间歇期无明显症状。临床上通常有以下4期：

1．前驱期　仅部分患者有前驱症状，如头痛、全身酸痛、乏力、畏寒等。

2．寒战期　手脚发冷，继而寒战，伴面色苍白、口唇指甲发绀。此期可持续10分

钟至2小时。

3. 高热期　寒战后，体温迅速上升，可达40℃以上。患者表现为面色潮红、结膜充血，脉搏快速有力，伴头痛、全身酸痛、乏力、皮肤干热、烦躁不安，有些患者可出现抽搐。此期可持续2～6小时。

4. 出汗期　高热后大汗淋漓，体温迅速下降，患者感觉症状明显缓解，但仍感乏力、口干。30分钟至1小时后进入间歇期。

各种疟疾的发作都有间歇期。患者早期的间歇期一般不规则，经数次发作后可逐渐变得规则。其中间日疟和卵形疟间歇期为48小时，三日疟为72小时，恶性疟为36～48小时。数次发作以后患者常有体弱、贫血、肝脾大，发作次数愈多，脾大、贫血愈显著。

（二）凶险发作

凶险发作是由疟原虫引起的严重而危险的临床表现，多见于恶性疟。

1. 脑型疟　是恶性疟的严重临床类型，亦偶见于间日疟。以高热、剧烈头痛、谵妄、抽搐、昏迷等为主要特征，脑膜刺激征及病理反射阳性，严重者可发生脑水肿、呼吸衰竭而死亡。脑型疟的病情凶险，病死率较高。

2. 急性肾衰竭　恶性疟患者由于短时期内大量被疟原虫感染的红细胞遭到破坏，大量血红蛋白尿可导致肾损害，甚至引起急性肾衰竭。

（三）再燃和复发

再燃是由血液中残存的疟原虫引起，四种疟疾都可发生。再燃多见于病愈后的1～4周。

复发是由于迟发型子孢子在体内经过一阶段休眠后延迟发育成熟，由肝细胞释出裂殖子，再次侵入红细胞内引起的发作，只见于间日疟和卵形疟。发作与初发相似，多见于病愈后3～6个月。

（四）输血疟疾

由输入带有疟原虫的血液而引起，潜伏期7～10天，长者1个月左右。症状与蚊传疟疾相似，但因无肝细胞内增殖阶段，只有红细胞内期疟原虫，缺乏迟发型子孢子，故治疗后无复发。经母婴传播的疟疾常于出生后1周左右发病。

【并发症】

主要为黑尿热，因并发急性血管内溶血所致，是恶性疟疾的严重并发症之一。表现为急起寒战、高热、腰痛、呕吐、酱油样尿（血红蛋白尿）、急性贫血与黄疸，严重者可发生急性肾衰竭。其他并发症有急性肾小球肾炎和肾病综合征。

【实验室及其他检查】

1. 血常规　白细胞正常或减少，单核细胞相对增多，多次发作后红细胞和血红蛋白可下降。

2. 疟原虫检查

（1）血液涂片：血涂片染色查疟原虫是诊断疟疾的最可靠方法。

（2）骨髓穿刺涂片：骨髓涂片染色检查疟原虫，阳性率高于外周血涂片。

3. 血清学检查　检测血清疟原虫的特异性抗原和特异性抗体，因感染后3～4周才有特异性抗体出现，故该检查仅用于本病流行病学调查。

4. PCR检测　可检测到疟原虫的存在，对早期诊断具有重要价值。

【治疗要点】

（一）抗疟原虫治疗

1. 控制临床发作的药物

（1）氯喹：是最常用和最有效控制疟疾发作的首选药物，对红细胞内滋养体和裂殖体有迅速杀灭作用。适用于间日疟、三日疟及无抗药性的恶性疟患者。成人首次口服磷酸氯喹1g，6～8小时后再服0.5g，第2天、3天再各服0.5g，3日总剂量为2.5g。氯喹口服吸收快、排泄慢、作用持久，偶见食欲减退、恶心、呕吐、腹痛等轻度不良反应。若使用过量可引起心动过缓、心律失常和血压下降。

（2）青蒿素及其衍生物：青蒿素是从中药青蒿中提取的抗疟药。目前，疟原虫对青蒿琥酯的耐药率很低，尤其适用于孕妇和脑型疟疾患者的治疗。常用口服的抗疟药有双氢青蒿素片，成人首剂120mg，随后每天服60mg，连用7天；或用青蒿琥酯，成人第1天口服100mg，每天2次，第2～5天每次服50mg，每天服2次，总量为600mg。青蒿琥酯的抗疟疗效显著、不良反应轻而少，已在世界范围内广泛应用。

2. 防止复发和中断传播的药物　常用的药物有伯氨喹，伯氨喹能杀灭肝细胞内裂殖体和配子体，是目前唯一使用的可预防复发和传播的药物。每次口服磷酸伯氨喹13.2mg（7.5mg基质），每天服3次，连服8天。

3. 用于预防的药物　抗叶酸类药物如乙胺嘧啶，通过抑制疟原虫DNA合成中的叶酸合成酶而起作用，能杀灭各种疟原虫红细胞外期，故有预防作用。乙胺嘧啶剂量为每片6.25mg，成人顿服8片，每天1次，连服2天。

（二）对症治疗

高热者予以物理降温，超高热可用肾上腺皮质激素，如地塞米松等；抽搐者用镇静剂；应用右旋糖酐40，可防止血管内红细胞凝聚，有利于DIC治疗与预防；有脑水肿时，用20%甘露醇250ml快速静滴，每天2～3次。液体入量不足且不能进食者给予静脉输液；贫血者以铁剂治疗。

【预防】

1. 管理传染源　根治疟疾现症患者和带疟原虫者。间日疟采用氯喹及伯氨喹联合疗法，及时根治疟疾患者；对在1～2年内有疟疾史者，可在流行高峰前2个月进行抗复发治疗，常采用乙胺嘧啶与伯氨喹联合治疗，能有效清除疟原虫，根治带疟原虫者。

2. 切断传播途径　主要是清除按蚊滋生场所及使用杀虫药物。防止被按蚊叮咬，个人可应用驱避剂或蚊帐等。

3. 保护易感人群　由于疟原虫抗原的多样性，给疫苗研制带来很大困难，目前研制的主要是子孢子蛋白和基因疫苗，但尚未临床应用。因此，目前较常应用的措施仍为药物预防。对高疟区、暴发流行区的人群给予预防性服药，可用氯喹0.3g，每周1次或乙胺嘧啶25mg每周1次口服。

课堂互动

刘外交官1周后将出访到非洲某国家，该地区为疟疾高发区，外来人口感染疟疾的几率很高。作为大使馆的医疗保健人员，如何指导外交官及其随同出访人员预防该病的发生？

【护理诊断及合作性问题】

1. 体温过高 与疟原虫感染、大量致热原释放入血有关。

2. 疼痛 头痛、全身痛，与高热有关。

3. 潜在并发症 颅内高压症、惊厥发作、呼吸衰竭。

【护理措施】

（一）一般护理

急性发作期应卧床休息，缓解期应保证患者安静休息，以恢复体力。寒战患者，可予温热流质饮食如糖水、果汁等。有呕吐、不能进食者，静脉补充液体。缓解期可进普食，注意给予高热量、高蛋白、高维生素、含铁质丰富的饮食。

（二）病情观察

严密观察生命体征变化，尤其体温的监测，注意脑型疟的先兆，观察意识状态，有无头痛、呕吐、脑膜刺激征等症状体征；注意有无寒战、高热、腰痛、急性贫血与黄疸、尿的颜色及量的改变，警惕黑热尿的发生。

（三）对症护理

1. 寒战、高热 寒战时应注意保暖。发热期体温超过38.5℃给予物理降温，温度过高时遵医嘱给予阿司匹林。大量出汗后给予温水擦浴，及时更换衣服及床单，避免着凉，并嘱患者多饮水防止虚脱。

2. 惊厥、昏迷 应注意保持呼吸道通畅，并按惊厥、昏迷常规护理。如发生脑水肿、呼吸衰竭时，协助医生进行抢救并作好相应护理。

3. 黑尿热 应严格卧床到症状消失。保证每天液体入量3000～4000ml，不能饮用者需静脉输液，每天尿量不得少于1500ml。发生少尿或无尿等急性肾衰竭者按急性肾衰竭护理，准确记录出入量。贫血严重者应备血、输血。

（四）用药护理

注意观察药物不良反应。①氯喹不良反应较轻，可有食欲减退、恶心、呕吐、腹痛等。若过量可引起心动过缓、心律失常与血压下降，因此老年人与心脏病者慎用。②服用伯氨喹3～4天后可发生发绀或溶血反应，应注意观察，出现上述反应时需及时通知医生并停药。③凶险发作静脉点滴氯喹及奎宁时，加入液体后应轻轻摇匀，严格掌握药物浓度与滴速，严禁高浓度、快速静脉推入，以每分钟40～50滴为宜。滴注过程中应有专人守护在床边，如发生严重反应应立即停止滴注，因上述两种药物均可致心律失常，严重者可致死。

【健康指导】

告知患者防蚊、灭蚊的措施。强调抗复发治疗及预防性服药的重要性。介绍疟疾相关知识如传染过程、主要症状、治疗方法等，指导患者应坚持服药，以求彻底治愈。出院后仍应避免劳累，定期随访，如有寒战、发热、大汗消退后反复发作，应及时到医院复查。

（李 娟）

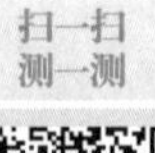

复习思考题

1. 患者，女性，30岁。因发热、腹痛、腹泻及果酱样黏液便3天，于2010年7月12日收入院。查体：T：39℃，P：138次/分，BP：80/50mmHg。急性病容，轻度

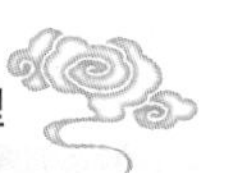

营养不良，中度脱水。中下腹压痛，无反跳痛及肌紧张。心肺检查未见异常。血常规：血红蛋白100g/L，白细胞18.4×10^9/L，中性粒细胞88%，淋巴细胞12%。大便常规：红细胞(++)，脓细胞(++)，吞噬细胞(+)。新鲜大便镜检发现阿米巴滋养体。请问该患者的临床诊断是什么？如何护理该患者？

2. 男性，30岁，农民。平素体健，突然寒战、高热、大汗，间日发作2周就诊，血涂片找到疟原虫，请问：

(1) 本病最可能的诊断是什么？

(2) 本病典型发作时表现有哪些？

(3) 维持正常体温的护理措施有哪些？

第八章

蠕虫感染患者的护理

学习要点

重要概念：蠕虫病、日本血吸虫病、钩虫病、肠绦虫病、囊尾蚴病、钩蚴性皮炎、异嗜症。

重要知识点：日本血吸虫病、钩虫病、肠绦虫病、囊尾蚴病的临床表现、护理诊断、护理措施、预防。

技能要点：对常见蠕虫病患者进行护理评估、病情观察、健康宣教。

蠕虫病（Worm disease）是由蠕虫（为软体多细胞动物，借助肌肉收缩而蠕动）寄生于人体内而引起的疾病。我国地处温、亚热带，其地理、气候及土壤条件均适合肠道寄生虫的生长繁殖，故蠕虫病是我国的常见病、多发病，特别在农村及儿童中发病率高。主要包括日本血吸虫病、绦虫病和线虫病3大类。本章重点介绍日本血吸虫病、钩虫病、肠绦虫病和囊尾蚴病。

第一节　日本血吸虫病患者的护理

案例分析

患者，男性，28岁，因发热、腹痛、腹泻21天入院。患者21天前突感畏寒、发热，每天傍晚体温升至高峰，午夜后周身大汗，体温自退，伴面色苍白、头晕、乏力、轻微的干咳。腹痛、腹泻，每天排黏液样稀便2～3次，无里急后重。患者家住湖南岳阳县，发病前1个月曾下水捕鱼，回家后下肢有痒感，并出现散在的红色疹子，3天后自愈。查体：T: 39℃，消瘦，表情淡漠，反应迟钝，左下腹轻压痛，肝右缘下1cm，剑突下4cm，有压痛，脾肋下1.5cm。实验室检查：粪便孵化三次，最后一次发现毛蚴。

请问：

1. 该患者可能患的疾病是什么？
2. 该患者目前存在的护理诊断是什么？
3. 如何对该患者进行健康指导？

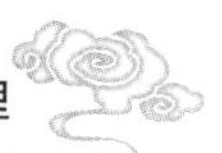

日本血吸虫病（schistosomiasis japonica）是由日本血吸虫（Schistosoma japonica）寄生于门静脉系统所引起的传染病，因 1904 年首先在日本发现而命名。本病是通过皮肤黏膜接触含有血吸虫尾蚴的疫水而感染。急性期表现为发热、腹痛、腹泻或脓血便，肝大与压痛，血中嗜酸性粒细胞显著增多；慢性期以肝脾大或慢性腹泻为主；晚期则以门静脉周围纤维化病变为主，表现为显著的门静脉高压、巨脾与腹水，可发展为肝硬化。

【病原学】

日本血吸虫生活史可分为成虫、虫卵、毛蚴、尾蚴、童虫五个阶段。成虫雌雄异体，寄生于门静脉系统，主要在人体肠系膜下静脉内。成虫在血管内交配产卵，一条雌虫一天可产卵 1000 个左右，大部分虫卵滞留在宿主肝及肠壁内，少数虫卵穿破肠壁血管进入肠道，随粪便排出体外。虫卵入水后，在适宜的温度（25～30℃）下孵出毛蚴，毛蚴侵入中间宿主钉螺，在螺体内发育，经过母胞蚴和子胞蚴二代繁殖形成有感染性的尾蚴。尾蚴从螺体溢出，随水流在水面漂浮，当人、畜接触疫水时，尾蚴很快由皮肤或黏膜侵入，然后随血液循环流经肺最终至肝脏，在肝内约 1 个月后发育为成虫，雌雄合抱，逆血流移行至肠黏膜下静脉产卵，完成其生活史。

在日本血吸虫的生活史中，人是终宿主，钉螺是必需的唯一中间宿主（图 8-1）。该病是人畜共患疾病，除人以外，家畜中的牛、羊、猪、狗等以及 40 余种哺乳动物都可作为它的终末储存宿主。

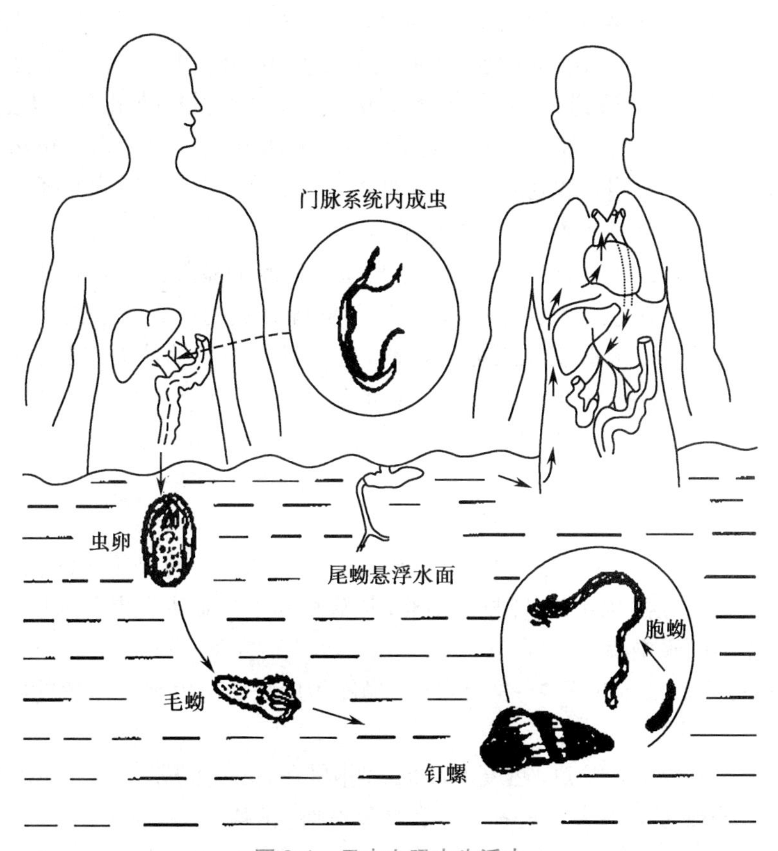

图 8-1　日本血吸虫生活史

【流行病学】

（一）传染源

本病的传染源是患者和受感染的动物，如牛、羊、猪、野鼠等。

（二）传播途径

必须具备以下三个条件：

1. 粪便入水　患者的粪便可以通过各种途径污染水源，病畜随地排便亦可污染水源。

2. 钉螺孳生　钉螺是血吸虫唯一的中间宿主，有钉螺的地区才有血吸虫病流行。钉螺感染的阳性率以秋季为高。

3. 接触疫水　本病可因生产（捕鱼虾、割湖草、种田等）或生活（洗澡、洗手、洗脚、游泳戏水等）接触疫水而感染。饮用生水，尾蚴也可自口腔黏膜侵入。

（三）人群易感性

人群普遍易感。患者以农民、渔民为多，与经常接触疫水有关。感染季节在夏秋季。感染后有部分免疫力。

（四）流行特征

血吸虫病流行于我国长江流域以南的13个省、市、自治区。以夏秋季为感染高峰，流行区与钉螺分布一致。

【发病机制与病理改变】

1. 发病机制　血吸虫生活史中的四个时期（尾蚴、幼虫、成虫、虫卵）均可引起免疫反应。尾蚴侵入皮肤可引起局部毛细血管扩张、充血和细胞浸润，皮肤出现红色丘疹，称为尾蚴性皮炎。沉积在肝脏与结肠内的虫卵引起的肉芽肿病变最为严重。幼虫经血流进入右心，然后到达肺部，部分穿破肺毛细血管引起肺组织点状出血，严重者可导致出血性肺炎。虫卵是宿主免疫反应和病理变化的主要因素。可溶性虫卵抗原从卵壳释出，致敏T淋巴细胞，产生各种淋巴因子，吸引巨噬细胞及嗜酸性粒细胞等聚集到虫卵周围，形成肉芽肿（虫卵结节）。

2. 病理改变　血吸虫病的病理改变以肝脏与结肠最显著。早期肝脏充血、肿大，表面可见粟粒状黄褐色虫卵结节；晚期肝脏门静脉分支的虫卵结节周围形成纤维组织，产生门静脉阻塞，因肝脏血液循环障碍，导致肝细胞萎缩从而引起肝硬化，门静脉细支阻塞引起门静脉高压。结肠病变主要在直肠、乙状结肠与降结肠。急性期有黏膜充血、水肿，黏膜下层有堆积的虫卵结节，破溃后形成浅表溃疡，排出脓血便。慢性期由于纤维组织增生，肠壁增厚，可引起肠息肉和结肠狭窄。

【临床表现】

潜伏期长短不一，80%患者为30～60天，平均40天。感染重者潜伏期短，轻者潜伏期长。血吸虫病的临床表现复杂多样，按病程和主要临床表现分为以下四型；

（一）急性血吸虫病

在接触疫水后数小时至2～3天内，尾蚴侵入皮肤处可出现有痒感的红色点状丘疹称为尾蚴性皮炎。

1. 发热　患者均有发热，热度的高低、期限与感染程度成正比。热型以间歇热、弛张热多见，早晚波动很大。重者可伴有严重贫血、消瘦、恶病质等。

2. 过敏反应　以荨麻疹较多见，此外可出现血管神经性水肿，全身淋巴结轻度肿

大、出血性紫癜、支气管哮喘等。血中嗜酸性粒细胞增多，对诊断具有重要参考价值。

3. 消化道症状　以腹痛、腹泻多见。患者腹泻每天3～5次，个别病例10余次，初为稀水便，后有脓血便。危重患者可出现严重腹胀、腹水和腹膜刺激征。

4. 呼吸系统症状　多见咳嗽、气喘、胸痛，重症患者咳血痰。

5. 肝脾大　90%以上患者肝大伴压痛，尤以肝左叶更显著，半数有轻度脾大。

（二）慢性血吸虫病

在急性症状消退而未经治疗或在疫区反复轻度感染而获得部分免疫力，病程超过半年者，称为慢性血吸虫病，病程可达10～20年。在流行区占大多数。轻者无症状，仅粪便中发现虫卵；有症状者主要表现为血吸虫性肉芽肿肝病和结肠炎。

（三）晚期血吸虫病

主要指血吸虫性肝硬化及门静脉高压。病程多在5～15年以上，儿童有生长发育障碍。根据其主要临床表现分以下四型：

1. 巨脾型　最常见，占晚期血吸虫病大多数。脾进行性肿大，下缘可达盆腔，表面光滑，质地坚硬，有压痛，常伴有脾功能亢进。

2. 腹水型　是严重肝硬化的重要标志。腹水轻重不等，重者可见腹部膨隆，腹壁静脉曲张，呼吸困难，常因并发消化道出血、肝性脑病、感染而死亡。

3. 结肠肉芽肿型　突出表现为结肠病变，经常腹痛、腹泻、便秘，或腹泻与便秘交替出现。腹泻时可呈水样便、血便或黏液脓血便。便秘时出现腹胀，严重时出现肠梗阻表现。左下腹可触及肿块，有压痛，可癌变。

4. 侏儒型　自幼反复感染血吸虫引起内分泌腺萎缩，尤其垂体前叶和性腺功能不全最常见，表现为生长发育障碍，表现为身材矮小、第二性征缺乏，但智力正常，现已少见。

（四）异位血吸虫病

1. 肺型血吸虫病　为虫卵沉积引起的肺间质性病变。主要表现为轻度咳嗽、胸部隐痛和少量痰液，咯血少见。肺部体征不明显。

2. 脑型血吸虫病　以青壮年为多。临床上分为急性型和慢性型，急性型表现为脑膜脑炎症状，如意识障碍、脑膜刺激征、瘫痪、抽搐、锥体束征等。慢性型主要症状为癫痫发作，尤以局限性癫痫多见。

【并发症】

1. 上消化道出血　晚期血吸虫病患者出现上消化道出血占2/3以上，出血部位多在食管下段和胃底冠状静脉，主要表现为呕血和黑便，为致死的主要原因。

2. 肠道并发症　阑尾炎最常见，其次是肠梗阻和结肠癌。

3. 肝性脑病　晚期患者并发肝性脑病多为腹水型，由于大出血、大量放腹水、过度利尿诱发。

4. 感染　由于患者免疫功能减退，极易并发各种感染，如病毒性肝炎、伤寒、腹膜炎等。

【实验室及其他检查】

1. 血常规　急性期白细胞计数一般为$10 \times 10^9/L$，嗜酸性粒细胞显著增高；慢性血吸虫患者嗜酸性粒细胞轻度增高；晚期患者因脾功能亢进引起红细胞、白细胞减少及血小板减少。

2. 粪便检查　粪便中查到虫卵或孵出毛蚴可确诊，一般急性期检出率较高。

3. 肝功能检查　急性血吸虫患者血清中球蛋白增高、血清 ALT、AST 轻度增高。晚期白蛋白明显降低，常有白蛋白与球蛋白比例倒置。

4. 免疫学检查　包括皮内试验、环卵沉淀试验、酶联免疫吸附试验（ELISA）、间接血凝试验等，试验阳性提示血吸虫感染，但不能区分过去感染与现症患者，并有假阳性、假阴性等缺点。

5. 直肠黏膜活检　为血吸虫病原诊断方法之一。通过直肠或乙状结肠镜，自病变处取米粒大小黏膜，在显微镜下压片检查虫卵。

【治疗要点】

（一）病原治疗

目前治疗血吸虫病的首选药物是吡喹酮，本药具有高效、低毒、疗程短等优点，适用于各期各型血吸虫病患者。

1. 急性血吸虫病　成人总剂量为 120mg/kg，2～3 次 / 天，6 天服完，其中 50% 必须在前两天服完。

2. 慢性血吸虫病　成人总量为 60mg/kg，2 天 4 次服完。

3. 晚期血吸虫病　肝功能代偿期，按慢性血吸虫病治疗。若肝功能差、年老体弱或有并发症者，可适当减少总剂量，延长疗程，以免引起中毒反应。

4. 预防性服药　总量按 40mg/kg，1 次顿服或 1 天内分 2 次服完。

（二）对症治疗

急性期血吸虫病患者高热、中毒症状严重者给予降温、补液，保证水、电解质平衡。慢性及晚期血吸虫病患者应加强营养，改善体质，及时治疗并发症。对巨脾、上消化道出血患者可行手术治疗。腹水、肝性脑病者给予相应治疗。有侏儒症时可短期、间歇、小量给予性激素和甲状腺素制剂。

【预防】

1. 管理传染源　在流行区每年对患者、病畜进行普查、普治。

2. 切断传播途径　预防本病的关键是消灭钉螺。可采用各种方法消灭钉螺。粪便须经无害化处理后方可使用，保护水源，改善用水。

3. 保护易感人群　严禁在疫水中游泳、戏水，接触疫水应穿防护衣裤。

技能要点

疫区居民血吸虫病预防宣教

1. 避免接触疫水　教育、劝阻群众不要接触疫水，不要到疫区地带采粽叶、拔芦蒿、打湖草、放牧、捕鱼虾等。教育妇女、儿童不要到有螺疫水中洗衣、洗澡等，尽量使用井水或自来水。

2. 做好个人防护　确因生产、生活需要到有螺地带从事种植、捕捞活动，应尽量减少涉水次数，并在下水前涂擦防护药品，穿防护服等，做好个人防护。

3. 每年应主动接受一次血吸虫病的专项检查。

【护理诊断及合作性问题】

1. 体温过高　与血吸虫感染有关。

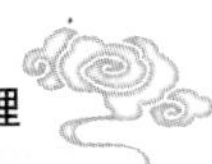

2. 腹泻 与虫卵沉积引起急、慢性结肠炎有关。

3. 营养失调 低于机体需要量，与进食减少、机体消耗过多有关。

4. 体液过多 与血吸虫性门脉高压有关。

5. 潜在并发症 上消化道出血、肝性脑病。

【护理措施】

（一）一般护理

1. 休息 急性期患者及晚期肝硬化伴有腹水患者均需卧床休息，有消化道出血者绝对卧床休息。

2. 饮食 急性期患者给予高热量、高蛋白、高维生素、易消化饮食。有腹泻者给予清淡易消化流质饮食，避免刺激性食物，减少脂肪摄入，贫血者给予含铁丰富食物。晚期肝硬化有腹水者应给予低盐饮食，发生肝性脑病者暂停蛋白质饮食。并发消化道出血应暂禁食。

（二）病情观察

注意观察体温的变化，观察大便次数，性状，有无腹痛，肝脾大小等。定时测量体重及腹围，观察肝性脑病及上消化道出血等并发症表现。

（三）对症护理

上消化道出血和肝性脑病的护理详见第二章第一节“病毒性肝炎患者的护理”。

（四）用药护理

使用吡喹酮治疗时，嘱患者遵医嘱按时、按量服用。并观察其不良反应，主要有头晕、头痛、乏力、恶心、腹痛，少数有过敏反应，无需处理。剂量过大时，也可引起严重的心律失常，立即停药。

（五）心理护理

了解患者及家属对血吸虫病知识的认识程度及经济能力，针对患者及家属的心理状况，关心体贴患者，消除不良心理反应，使其能积极主动地配合治疗。

【健康指导】

向患者及家属讲解血吸虫病的传播途径、临床表现、治疗护理措施及预后。急性患者及早就医，争取彻底治愈。慢性期及晚期血吸虫患者，应注意生活规律，增加营养，避免使用肝损害药物，戒酒，树立战胜疾病的信心。

第二节 钩虫病患者的护理

案例分析

患者，男，46岁，农民，因头晕、乏力7个月，加重1个月入院。患者自2002年5月来感头晕、乏力，尤以活动和下田劳动明显，伴上腹部间歇性隐痛不适，食欲减退，每天排稀便2～4次，进行性消瘦。在当地以“贫血”治疗，效果不明显。近1个月来觉头晕、乏力加重，不能劳动，并伴有心悸、气促、双下肢水肿。查体：重度贫血貌，消瘦。双肺呼吸音粗，心率92次/分，心律齐。上腹部轻压痛，肝脾未触及。双下肢中度凹陷性水肿。血常规：血红蛋白60g/L，白细胞正常。粪便隐血试验阳性，连续3次粪便培养，最后一次检出丝状蚴。

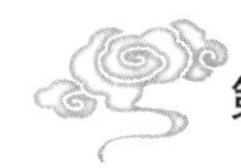

请问：

1. 该患者可能患什么疾病？

2. 该患者目前存在的护理诊断是什么？

3. 如何对该患者进行健康指导？

钩虫病（ancylostomiasis）是由十二指肠钩虫或美洲钩虫寄生于人体小肠所致的疾病。临床主要表现为贫血、营养不良、胃肠功能失调，严重贫血者可导致心功能不全、儿童发育障碍等。

【病原学】

寄生于人体的钩虫主要有十二指肠钩口线虫（简称十二指肠钩虫）和美洲板口线虫（简称美洲钩虫）两种。钩虫虫卵随宿主粪便排出，在温暖（28～30℃）、潮湿（湿度 70%）、疏松的土壤中，24～48 小时形成杆状蚴，杆状蚴经 5～7 天发育成具有感染性的丝状蚴（钩蚴）。钩蚴在外界环境中生命力强，可生存数周，在适宜环境中可存活 4 个月，遇日光曝晒易死亡。当人体皮肤或黏膜接触有钩蚴的泥土时，钩蚴便钻入皮肤，侵入皮下毛细血管，随血流经右心至肺，穿破肺微血管进入肺泡，沿支气管上行至咽部，随吞咽活动经食管进入小肠，经 3～4 周发育为成虫，寄生于小肠上段，进行交配产卵（图 8-2）。自丝状蚴进入皮肤至成虫成熟产卵的时间一般需 4～7 周。成虫存活期 1～2 年，也可长达 5～7 年。

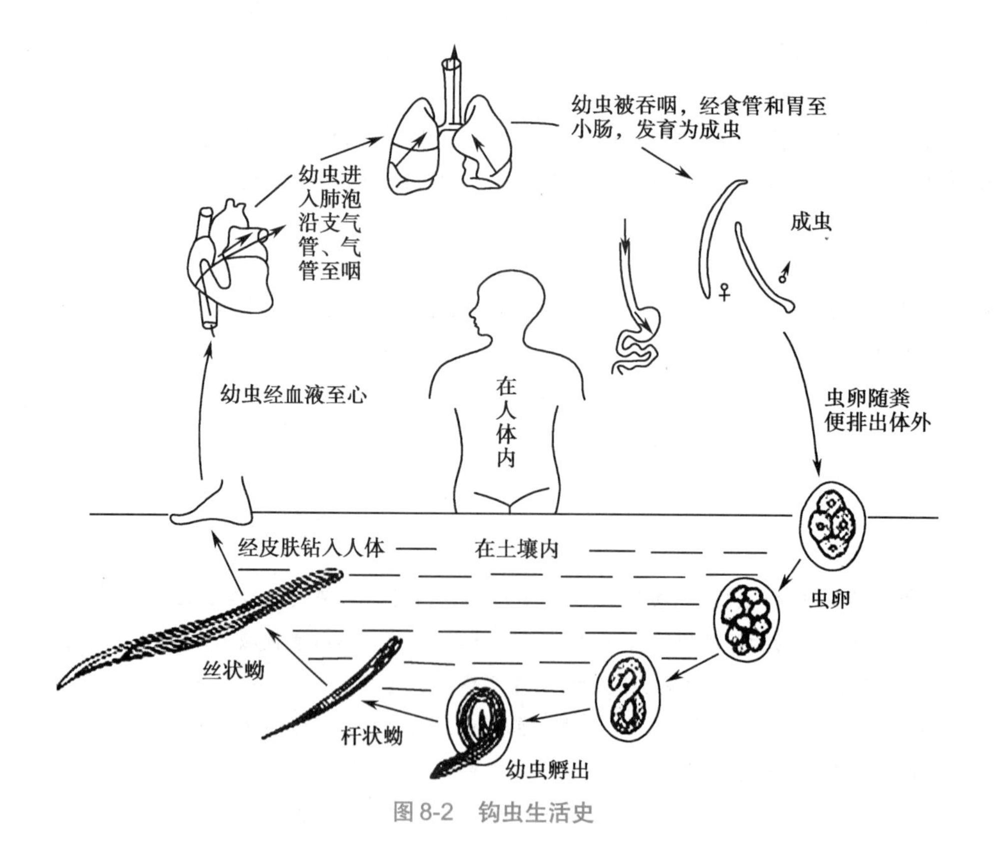

图 8-2　钩虫生活史

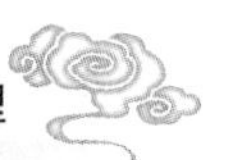

【流行病学】

1. 传染源　患者与带虫者为传染源。

2. 传播途径　以皮肤接触感染为主，农民赤足下田，接触污染的土壤时遭受感染。在生食蔬菜时，丝状蚴也可通过口腔黏膜侵入人体。

3. 人群易感性　普遍易感，但以青壮年农民感染率为高，可多次重复感染。

4. 流行特征　钩虫感染遍及全球，以热带和亚热带地区常见，农村感染率高于城市，夏秋季多见。

【发病机制与病理改变】

钩虫幼虫可引起钩蚴性皮炎。丝状蚴侵入皮肤后数分钟至 1 小时，局部皮肤出现红色丘疹，1～2 天内出现水疱，病理改变为局部充血、水肿以及细胞浸润的炎症反应；钩虫幼虫穿过肺微血管到达肺泡时，可引起肺间质和肺泡点状出血和炎症，幼虫沿支气管向上移行，可引起支气管炎及哮喘发作；钩虫成虫以口囊咬附在小肠黏膜绒毛上皮，以摄取黏膜上皮与血液为食，且经常更换吸血部位，并分泌抗凝物质，致使黏膜伤口不断渗血，肠黏膜出现许多出血点和小溃疡，严重者黏膜下层可出现大片出血性瘀斑，甚至导致消化道大出血。长期慢性失血可导致体内铁缺乏，产生缺铁性贫血。长期严重贫血可引起心肌脂肪变性、心脏扩大导致贫血性心脏病；低蛋白血症可引起营养不良性水肿，指甲扁平、反甲、毛发干燥脱落和食管与胃黏膜萎缩；儿童严重感染者可引起生长发育障碍。

知识链接

钩虫引起宿主慢性失血的原因

1. 虫体不断地吸血获取营养。据实验测定，一条美洲钩虫每天使人失血 0.01～0.09ml，平均 0.03ml；而十二指肠钩虫则为 0.14～0.4ml，平均 0.15ml。

2. 虫体依靠咽管的收缩和舒张不断地吸血，同时又将血液从肠道迅速排出。

3. 钩虫吸血时造成受损组织的大量渗血，其渗血量与虫体吸血量大致相当。钩虫头腺分泌的抗凝物质抑制血凝，加上钩虫有不断更换吸血位置的习性(4～6 次 / 天)，造成宿主肠壁的广泛损伤。此外，虫体活动、血管的损伤，也可以引起血液的流失。

【临床表现】

钩虫感染后是否出现临床症状与感染程度、宿主的营养状况和免疫功能有关。

1. 幼虫引起的临床表现

(1) 钩蚴性皮炎：俗称“粪毒”，丝状蚴多侵入手指或足趾间、下肢皮肤或臀部等部位，产生红色点状疱丘疹，奇痒，如无继发感染，皮损可于数天内自愈。若皮肤抓破，可继发细菌感染，形成脓疱。重复感染导致钩蚴性皮炎。

(2) 呼吸系统症状：感染后 1 周左右，大量钩蚴移行于肺部，沿支气管向上移行，患者出现低热、咽喉发痒、声音嘶哑、咳嗽，甚至出现哮喘发作。肺部可闻及干啰音或哮鸣音，持续数周左右自行消失。

2. 成虫引起的临床表现　主要包括慢性失血导致的贫血症状和肠黏膜损伤引起的消化道症状。患者大多数感染后出现上腹部隐痛不适、食欲减退、腹泻、消瘦、乏力等消化道症状。贫血是钩虫病的主要症状，重度感染后逐渐出现进行性贫血，表现为面色苍白、头晕、耳鸣、乏力、心悸、气促、毛发枯黄、活动耐力减弱等。还可出现异嗜癖，如喜食生米、生豆、泥土等。严重贫血者常可致贫血性心脏病，甚至心功能不全。儿童长期患本病可引起生长发育障碍，智力减退。孕妇可引起流产、早产或死胎。

【实验室及其他检查】

1. 血常规　常有不同程度血红蛋白降低，属低色素小细胞性贫血，网织红细胞数正常或轻度增高。白细胞计数正常，嗜酸性粒细胞略增高。血清铁显著降低，一般 $<9\mu mol/L$。

2. 粪便检查　直接涂片和饱和盐水漂浮法可查见钩虫卵。钩蚴培养法孵出丝状蚴可诊断。粪便隐血试验阳性。

【治疗要点】

1. 病原治疗

(1) 钩蚴性皮炎：在感染后24小时内局部皮肤涂擦左旋咪唑涂肤剂，或15%阿苯达唑软膏，每天2～3次。皮炎广泛者口服阿苯达唑，每天10～15mg/kg，分2次服，连续3天，可起到止痒、消炎及杀死皮内钩蚴的作用。

(2) 驱虫治疗：阿苯达唑和甲苯咪唑类药物为广谱驱肠道线虫药，具有杀死成虫和虫卵的作用，但驱虫作用缓慢。阿苯达唑剂量为400mg，每天1次顿服，连服2～3天；甲苯咪唑为200mg，1次/天，连服3天。2岁以上儿童剂量与成人相同，2岁以下儿童剂量减半。

2. 对症治疗　补充铁剂，纠正贫血，贫血严重者，可给予少量输血。

【预防】

1. 管理传染源　根据感染率高低，采取普遍治疗和选择性人群重点治疗，如对中小学生每年进行驱虫治疗，效果好，有效阻断钩虫病的传播。

2. 切断传播途径　加强粪便管理，推广粪便无害化处理。尽量避免赤足与污染的土壤接触，防止钩蚴侵入皮肤。不吃不洁蔬菜，防止钩蚴经口感染。

3. 保护易感人群　重点在于宣传教育，提高对钩虫病的认识，在流行区开展集体驱虫治疗。预防钩虫病的疫苗正在研制之中。

【护理诊断及合作性问题】

1. 营养失调　低于机体需要量，与钩虫所致慢性失血、胃肠功能紊乱有关。

2. 活动无耐力　与钩虫所致贫血有关。

3. 皮肤完整性受损　与丝状蚴侵入皮肤有关。

4. 潜在并发症　心力衰竭、儿童生长发育障碍、肺炎。

【护理措施】

1. 一般护理

(1) 休息：根据贫血程度决定其活动量，贫血严重者需卧床休息。

(2) 饮食：给予高热量、高蛋白、高维生素、易消化及含铁丰富的饮食。驱虫期间给予半流质软食，忌用油腻及粗纤维食物。

2. 病情观察　注意观察患者皮疹及皮肤瘙痒情况，有无皮肤破损及继发感染；注意患者食欲和进食情况，有无消化不良、腹泻等消化道症状，注意观察粪便颜色，发

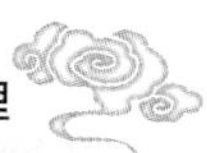

现消化道出血；观察贫血程度及治疗效果。严重贫血者有并发心力衰竭的可能，注意观察心力衰竭的症状体征。

3. 对症护理

（1）钩蚴性皮炎：皮肤瘙痒明显者给予左旋咪唑涂肤剂或阿苯达唑软膏涂擦，有止痒、消炎作用。嘱患者避免搔抓，以防继发感染。如继发感染，可局部涂擦抗生素软膏。

（2）贫血：重度贫血需卧床休息，加强生活护理，预防感染。

4. 用药护理　苯咪唑类药物作用缓慢，一般于治疗后3～4天才排出钩虫，药物不良反应轻微、短暂，少数患者有头昏、恶心、腹痛、腹泻等。服用铁剂治疗贫血时，加服维生素C有利于铁剂吸收。嘱患者禁饮茶，以免影响铁剂的吸收。嘱餐后半小时后服用，以减少铁剂对消化道的刺激，减少胃肠道反应。贫血纠正后，仍需要继续服药2～3个月，以彻底治疗贫血。

5. 心理护理　钩虫病患者多为农民，是家庭的主要劳动力，贫血严重或并发心力衰竭时，活动耐力很差，导致患者焦虑、无奈和抑郁。加强与患者的沟通，说明钩虫病导致贫血的原因、传染过程、用药治疗注意事项和治疗效果，树立战胜疾病的信心。

【健康指导】

向患者及家属介绍钩虫病的临床表现、治疗方法，驱虫后1个月左右应复查粪便虫卵，以判断驱虫效果，如仍有钩虫卵，应重复驱虫1次。贫血患者嘱出院后注意休息，加强营养。督促患者按时服药，服用铁剂治疗贫血，贫血纠正后，仍需坚持服药2～3个月。

第三节　肠绦虫病患者的护理

案例分析

患者，男，54岁。喜食半熟牛肉。因持续性上腹部隐痛、食欲缺乏2个月，加重伴腹部剧痛1天入院。患者2个月前无明显诱因出现上腹部隐痛不适，持续性，伴食欲减退，消瘦，病情进行性加重。1天前无明显诱因突然出现腹部剧痛，腹胀明显，大汗淋漓。诉2个月来曾在粪便中发现白色节片物。查体：急性痛苦面容，口唇黏膜苍白，腹部压痛明显，无反跳痛，肠鸣音消失。

请问：

1. 该患者可能的诊断是什么？

2. 如何预防该病的发生？

肠绦虫病（intestinal cestodiasis）是各种绦虫寄生于人体小肠所引起的肠道寄生虫病。其中猪带绦虫和牛带绦虫最常见。多因进食含有活囊尾蚴的猪肉或牛肉而感染。

【病原学】

寄生于人体的绦虫有四大类：带绦虫、膜壳绦虫、裂头绦虫及棘球绦虫。绦虫为雌雄同体，其中最多见的是带绦虫，其次为短膜壳绦虫和长膜壳绦虫。人是猪带绦虫、牛带绦虫和短膜壳绦虫的终宿主。

猪或牛带绦虫由头节、颈节和体节3部分组成，其体节的妊娠节片中充满虫卵。

猪带绦虫寄生于人的小肠，虫卵和妊娠节片可随粪便排出体外。虫卵被猪吞食后，经消化液的作用，在十二指肠内孵出六钩蚴。六钩蚴钻破肠壁，随淋巴、血液散布至全身，最后主要在骨骼肌内发育为囊尾蚴。成熟的囊尾蚴约米粒大小，外有乳白色、半透明的囊膜，内含液体及内陷的头节。含囊尾蚴的猪肉俗称“米猪肉”或“豆肉”。当人食入含有活囊尾蚴的猪肉后，经消化液的作用，囊尾蚴伸出头节，吸附于肠壁，经 10～12 周发育为成虫。人也可成为猪带绦虫中间宿主，误食其虫卵后，易患囊尾蚴病。

牛带绦虫的形态、结构及生活史与猪带绦虫相似。不同的是牛带绦虫的中间宿主是牛，人只能成为其终宿主。而短膜壳绦虫则不需要中间宿主，虫卵从粪便中排出即有感染性，可直接构成人与人之间传播，亦可由肠道逆蠕动，虫卵反流入胃后再回到小肠而构成内源性自体感染。

【流行病学】

1. 传染源　猪或牛带绦虫病患者是唯一传染源。患者粪便中排出的虫卵对其本人和周围人群均有传染性，可使中间宿主猪或牛感染囊尾蚴病。鼠是短膜壳绦虫的保虫宿主，故鼠和患者均是传染源。

2. 传播途径　经口传播。人因食生的或未煮熟的含有囊尾蚴的猪肉或牛肉而感染，或因生尝肉馅、生肉，吃火锅肉片、未熟透烤肉而感染。生、熟食炊具不分也可导致熟食被污染而使人感染。

3. 人群易感性　人群普遍易感，猪或牛带绦虫病以青壮年为多，男多于女。短膜壳绦虫病以儿童多见。

4. 流行特征　牛带绦虫病主要见于华北、西北、西南等少数民族地区，常可呈地方性流行；猪带绦虫病主要见于东北、华北等进食猪肉较多的地区，且多为散发；短膜壳绦虫病主要见于华北和东北地区。

【发病机制与病理改变】

猪带绦虫和牛带绦虫以其小钩或吸盘吸附在小肠黏膜上，引起局部损伤及炎症。成虫可导致肠黏膜坏死、出血、浅表溃疡，幼虫导致肠微绒毛肿胀，导致小肠吸收和运动功能障碍，引起腹部不适、腹痛等症状。多条绦虫寄生偶可导致部分性肠梗阻。绦虫的头节吸盘、小钩及体表微绒毛对肠黏膜有明显损伤。

【临床表现】

各绦虫病潜伏期不同。猪或牛带绦虫病潜伏期为 8～12 周。短膜壳绦虫病 2～4 周。

大部分猪带绦虫病与牛带绦虫病患者可无自觉症状，而在粪便中发现白色带状节片为最初的唯一症状。半数患者上腹或脐周出现隐痛，常伴恶心、呕吐、腹泻、食欲改变等消化道症状，偶见乏力、消瘦、磨牙、失眠、神经过敏等症状。牛带绦虫脱落的节片蠕动能力较强，常可从肛门逸出，患者可有轻度肛痒。患者可因虫体寄生而出现营养不良或贫血。猪带绦虫病主要并发症为囊尾蚴病。牛带绦虫病主要并发症为肠梗阻与阑尾炎。

【实验室及其他检查】

1. 粪便检查　多数患者粪便中能找到虫卵。患者粪便中发现虫卵或白色节片即可确诊，对排出的节片进行压片检查可确定其种类。

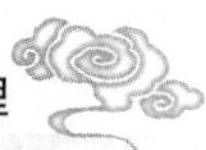

2. 免疫学检查　用虫体匀浆或虫体蛋白质作抗原进行皮内试验、环状沉淀试验、补体结合试验、乳胶凝聚试验可检测出抗体，阳性率可达 73.7%～99.2%；用酶联免疫吸附试验可检测宿主粪便中特异性抗原，敏感性达 100%，且特异性很高。

【治疗要点】

目前治疗肠绦虫病的药物较多，主要为驱虫治疗，疗效多显著，可痊愈。

1. 吡喹酮　为广谱驱虫药，对各种绦虫疗效均佳，为目前首选。猪和牛带绦虫可按 15～20mg/kg，短膜壳绦虫按 25mg/kg，清晨空腹顿服，疗效可达 95% 以上。服药后偶有恶心、呕吐、腹痛、头昏、乏力等不适，数日内即可自行消失。

2. 苯咪唑类　多能使虫体完整排出。甲苯咪唑每次 300mg，每天 2 次口服，疗程 3 天，疗效可达 100%，疗效较好，副作用少。阿苯达唑疗效优于甲苯咪唑，但有致畸作用，孕妇禁用。

【预防】

1. 管理传染源　普查、普治患者，加强粪便管理，改变养猪、养牛的方式，建立圈养，防止猪与牛感染。

2. 切断传播途径　加强肉类检疫，禁止出售含囊尾蚴的肉类，提高群众识别“米猪肉”的能力。加强个人饮食卫生，不吃未煮熟的猪肉和牛肉。生熟炊具要分开，生吃的蔬菜、水果等要洗净消毒。饭前、便后要洗手等。

【护理诊断及合作性问题】

1. 疼痛　腹痛，与绦虫寄生于小肠，导致胃肠功能障碍有关。

2. 营养失调　低于机体需要量，与绦虫长期寄生肠道导致胃肠功能紊乱有关。

3. 潜在并发症　贫血。

【护理措施】

1. 一般护理　绦虫病症状重者应卧床休息，鼓励患者多进高热量、高蛋白、营养丰富的饮食，纠正贫血。

2. 病情观察　特别注意观察粪便中有无节片排出；有无恶心、呕吐、腹痛、腹泻等消化道症状；测量身高、体重，注意有无结膜苍白、皮肤弹性下降等营养不良或贫血的表现；及时了解血常规、粪便检查等检查结果。

3. 用药护理　在驱虫过程中，必须做好以下护理：①向患者解释不同种类驱绦虫药的作用、不良反应、服用方法以及驱虫过程中的注意事项等；②驱猪带绦虫前，应先给予氯丙嗪或多潘立酮等镇吐药，以防止呕吐时将虫卵反流入胃和十二指肠，产生自身感染而导致囊尾蚴病；③驱虫时应保持粪便通畅，必要时可用泻药，以利于虫体及虫卵排出，虫体部分排出时切忌用手拉，可用温热水坐浴使全部虫体自然排出；④驱虫后应留取 24 小时粪便，检查有无头节排出。若治疗后半年内无节片排出，虫卵转阴，可确定已治愈，否则应复治。

【健康指导】

服用吡喹酮后指导患者加强个人卫生，尤其内裤、被褥、便盆进行消毒，防止虫卵污染水、食物和手。对驱虫治疗后的人群要定期复查、复治。治疗后告知患者加强营养和注意休息，逐渐改变贫血、消瘦和乏力等症状。

第四节　囊尾蚴病患者的护理

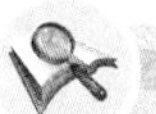

案例分析

患者，女，31岁，因口吐白沫，突然摔倒在地入院。患者家属代述患者自小有癫痫，但不常发作，未服药治疗。近1年来，常常劳动后出现头晕、呕吐，晕倒在地，休息后缓解，未予注意。体查：急性病容，神志不清，颈项强直。背部皮肤可见数个椭圆形的结节，质韧，有弹性，可自由移动，无压痛。头颅CT：脑室壁看见一个2cm×2cm的椭圆形包块，未见明显出血灶。

请问：

1. 该患者的诊断是什么？
2. 如何进行预防宣教？

囊尾蚴病（cysticercosis）是猪带绦虫的幼虫（囊尾蚴）寄生于人体各组织器官所致的疾病，为常见的人畜共患病。人因吞食猪带绦虫卵而被感染。含囊尾蚴的猪肉俗称“米猪肉”或“豆肉”。囊尾蚴可侵入人体皮下组织、肌肉、脑、眼和中枢神经系统引起病变。因寄生部位不同，导致其临床表现及病情轻重有明显差异，其中以脑囊尾蚴病最为严重。

【病原学】

人是猪带绦虫的唯一终宿主，又是其中间宿主。人经口感染猪带绦虫虫卵后，在胃与小肠经消化液作用，孵出六钩蚴，六钩蚴钻入肠壁血管，随血液循环到达全身各组织器官。在组织内经3周长出头节，再经9～10周发育为有感染性的囊尾蚴。囊尾蚴因寄生部位不同而形态各异。囊尾蚴按其形态和大小分为纤维素型、葡萄状型和中间型3型。纤维素型最常见，位于皮下疏松结缔组织而得名，脑囊尾蚴患者以该型多见。葡萄状型较大，其特征是肉眼看不见头节，仅见于脑病。寄生于人体的囊尾蚴能存活3～10年，亦有长达20年，虫体死后多发生纤维化和钙化。

【流行病学】

（一）传染源

猪带绦虫患者是囊尾蚴病的唯一传染源。

（二）传播途径

吞食猪带绦虫卵经口感染为主要传播途径。感染方式主要有以下两种：

1．自体感染　由于患者手指污染了自身粪便中的虫卵而经口感染（外源性感染）；或因猪带绦虫患者因呕吐肠内虫卵反流入胃或十二指肠而感染（内源性感染）。

2．异体感染　食入被虫卵污染的食物、水等而感染。

（三）人群易感性

人群普遍易感，男多于女，青壮年多见，农民居多，与其卫生及生活习惯、生产活动方式有关。

（四）流行特征

本病呈世界性分布，尤其是在吃生猪肉习惯的地区流行。我国分布亦相当广泛，以东北、华北、西北、西南较多。农村高于城市，以散发病例居多。

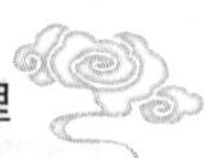

【发病机制与病理改变】

人经口感染猪带绦虫虫卵后，在胃与小肠消化液作用下，孵出六钩蚴，六钩蚴钻入肠壁血管，随血液循环到达全身各组织器官，从而引起组织器官的炎症反应。表现为炎症细胞浸润、纤维结缔组织增生，囊尾蚴被纤维组织包裹而形成包囊，囊尾蚴死亡后逐渐钙化。其临床表现和病理变化取决于囊尾蚴寄生的部位、数目、组织反应的程度而不同。

脑组织是囊尾蚴寄生的主要部位，病变多发生在灰质和白质交界处，常引起癫痫发作。囊尾蚴经脉络膜丛进入脑室及蛛网膜下腔，可引起脑脊液循环阻塞产生脑积水，引发蛛网膜炎，重者出现脑疝。脑内大量囊尾蚴寄生，可产生广泛脑组织破坏及炎症改变。寄生于皮下组织及肌肉者，主要表现为皮下结节。眼部的囊尾蚴常寄生于玻璃体、眼球肌肉、眼结膜下等处，引起视力障碍。

【临床表现】

潜伏期3个月至数年，大多数感染者临床症状不明显。因囊尾蚴的寄生部位、数量及人体局部反应不同，临床表现也不一样。

（一）脑囊尾蚴病

约占囊尾蚴病患者总数的2/3。按囊尾蚴寄生部位和病理变化分为以下4型：

1. 皮质型　最常见，占脑囊尾蚴病的84%～100%，多寄生在运动中枢的灰质与白质交界处，多无症状。若寄生在运动区，以反复发作的各种类型的癫痫为特征，可作为唯一首发症状。重者颅内压增高，患者有明显的头痛、恶心、呕吐等症状。病程达数月至数年不等。

2. 脑室型　以第四脑室多见。早期颅内压增高。患者有明显的头痛、头晕，常伴恶心、呕吐、视神经萎缩、听力下降，严重者可突发脑疝。第四脑室内囊尾蚴病可出现活瓣综合征。

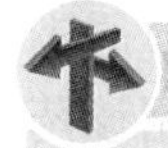

知识链接

活瓣综合征

活瓣综合征又称布伦斯综合征，即囊尾蚴悬于脑室壁，呈活瓣状，囊尾蚴突然阻塞脑脊液通道而致颅内压骤增，当患者急转头时，突发眩晕、呕吐或循环呼吸衰竭而猝死。

3. 蛛网膜下隙型或颅底型　以急性和亚急性脑膜刺激征为特点，常伴有发热、头痛及眩晕、听力减退、共济失调、面神经麻痹、脑积水等。长期持续和反复发作，脑脊液检查呈炎性改变，易误诊为结核性脑膜炎和病毒性脑膜炎。

4. 混合型　以上三型混合存在，其中以皮质型和脑室型混合存在的症状最重。

（二）皮下组织及肌肉囊尾蚴病

约2/3的囊尾蚴患者有皮下或肌肉囊尾蚴结节。表现为皮下可扪及圆形或椭圆形的结节，质韧，可自由移动。以躯干、头部多见，四肢较少，数目自数个至数百上千个不等。结节与周围组织不粘连，无压痛和炎症反应。大量囊尾蚴寄生于肌肉，可出现假性肌肥大，表现为四肢肌肉肥大，但却软弱无力。

（三）眼囊尾蚴病

可寄生于眼的任何部位，以寄生于玻璃体和视网膜下最为常见。囊尾蚴存活时症状轻微，若虫体死亡则产生强烈刺激，引起视网膜炎、脉络炎、化脓性全眼炎等，常为视网膜剥离的原因之一。

【实验室及其他检查】

（一）血常规

大多数正常，嗜酸性粒细胞无明显增多。

（二）粪便检查

粪便中发现绦虫卵或妊娠节片，可作为诊断本病的重要参考。

（三）脑脊液

颅内压增高型囊尾蚴患者脑脊液压力明显增高，脑膜炎型脑脊液可有细胞数及蛋白质轻度增加。

（四）免疫学检查

用 ELISA 法或间接血凝试验法检测患者血清或脑脊液中特异性 IgG 抗体，有较高的特异性和敏感性。

（五）其他检查

1. 颅脑 CT 扫描及 MRI　对脑囊尾蚴病有重要的诊断价值。
2. 眼底镜、裂隙灯或 B 超检查　对眼囊尾蚴病患者有确诊价值。
3. 病理检查　取皮下结节做活检，对脑囊尾蚴病亦是重要的佐证。

【治疗要点】

（一）病原学治疗

1. 阿苯达唑　副作用少，对皮下组织和肌肉囊尾蚴病和脑囊尾蚴病均有良好疗效，目前已成为治疗重型脑囊尾蚴病的首选药物。每天 15～20mg/kg，分 2 次，10 天为 1 疗程，每隔 2～3 周重复 1 个疗程，一般重复 2～3 个疗程。

2. 吡喹酮　本药作用强、效果好，但不良反应大，因迅速杀灭囊尾蚴，囊节周围的炎症反应和水肿明显加重，可导致脑水肿甚至发生脑疝，因此脑型囊尾蚴病用该药治疗过程中注意观察颅内压，必要时先降颅内压。根据不同类型囊尾蚴病采取不同治疗方案，治疗皮下和肌肉囊尾蚴病，总剂量 120mg/kg，每天分 3 次口服，连服 3～5 天为 1 个疗程，必要时 2～3 个月后重复 1 个疗程；脑型囊尾蚴病总剂量 200mg/kg，每天分 3 次口服，连服 10 天为 1 个疗程。

（二）对症治疗

对有颅内压增高者，宜先每天静滴 20% 甘露醇 250ml，加用地塞米松 5～10mg，连续 3 天后，再开始病原治疗。疗程中可常规应用地塞米松和甘露醇，以防止颅内压增高的发生或加重。癫痫发作频繁者，可酌情选用地西泮、苯妥英钠或异戊巴比妥钠等药物。发生过敏性休克用 0.1% 肾上腺素 1mg 皮下注射（小儿酌减），同时用氢化可的松加入葡萄糖液中静滴。

（三）手术治疗

脑囊尾蚴病患者颅内压过高，药物治疗前应行颅脑开窗减压术或脑室分流术；眼囊尾蚴病者禁止杀虫治疗，因活虫被杀死后引起的炎症反应会加重视力障碍，甚至失明，必须手术治疗。皮下和肌肉囊尾蚴病发生部位表浅或数量不多者，亦可手术摘除。

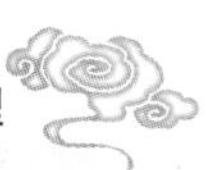

【预防】

1. 管理传染源　在流行区展开普查普治，彻底治疗猪带绦虫患者，对病猪进行驱虫治疗。

2. 切断传播途径　大力开展健康教育，改善不良生活习惯，不吃生肉或未熟的猪肉，加强屠宰场的管理和卫生检疫，加强粪便无害化处理，彻底切断传播途径。

3. 保护易感人群　囊尾蚴病疫苗对动物有很高的免疫力，对人体的疫苗处于研究阶段。

【护理诊断及合作性问题】

1. 有受伤的危险　与癫痫发作有关。

2. 潜在的并发症　颅内压增高、痴呆、视力障碍。

【护理措施】

（一）一般护理

一般患者可下床活动，有颅内压增高应绝对卧床休息，服吡喹酮期间亦应严格卧床休息。有癫痫发作或失明应注意安全防护。

（二）病情观察

对脑囊尾蚴患者应注意有无癫痫先兆及癫痫发作的情况，有无颅压增高的表现。皮下及肌肉囊尾蚴患者应观察皮下结节的部位、数目及其局部表现，有无肌肉软弱无力等。了解有关的免疫学、影像学及病原学等辅助检查结果。

（三）对症护理

1. 有癫痫发作者，可遵医嘱酌情给予镇静剂，并做好患者的安全护理。

2. 有颅压增高者，应按医嘱给予脱水治疗，注意水、电解质平衡及脱水疗效。

（四）用药护理

用药前向患者说明病原治疗药物的用法、疗程及可能出现的不良反应。脑型患者首选药物为阿苯达唑，其不良反应可有头痛、皮疹、低热、视力障碍及癫痫等，个别患者可出现过敏性休克及脑疝等严重反应，应加强监护，并做好抢救准备工作。有颅压增高者，病原治疗前需进行脱水治疗，为防止虫体死亡后产生炎症性脑水肿而引起颅压升高，治疗中及治疗后也需进行脱水治疗，注意脱水药治疗原则及不良反应。

【健康指导】

向患者及家属宣传囊尾蚴病的有关知识，患者应坚持多疗程规则驱虫治疗，达到根治。有癫痫发作者坚持抗癫痫治疗，并且加强安全防护。加强自我病情监测，如出现头痛、抽搐及时就诊。

（李　娟）

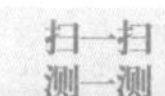

复习思考题

1. 疫区居民如何预防日本血吸虫病？

2. 患者，女，35 岁，农民，因头晕、乏力食欲减退 6 个月加重 1 个月入院。患者自 2004 年 5 月来感头晕、乏力，尤以活动后明显。食欲减退，进行性消瘦。在当地以“贫血”治疗，效果不明显。近 1 个月来觉头晕、乏力加重，并伴有心悸、气促。查体：重度贫血貌，消瘦。双肺呼吸音粗，心率 104 次 / 分，心律齐。肝脾未

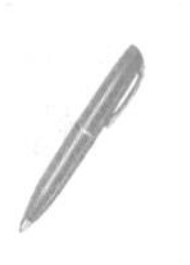

触及。血常规：血红蛋白 60g/L，白细胞正常。粪便隐血试验阳性，连续 3 次粪便培养，检出丝状蚴。

请问：

（1）该患者可能患什么疾病？

（2）该患者目前存在的护理诊断是什么？

（3）如何预防该病的发生？

3. 患者，男，35 岁，干部。因“发热、腹泻、肝区不适 5 天”而来院就诊。患者于 1 个月前回湖南探亲，适遇洪水，参加抗洪抢险，持续约半个月，非常劳累及紧张，在家中休息 1 周后返回工作单位。近 5 天来开始发热，以下午及晚间较重，可达 39.5℃，伴出汗、疲乏、肝区不适、食欲减退。曾在附近诊所就医，疑为上呼吸道感染及疟疾。按“上呼吸道感染”治疗 2 天无效，后静脉滴注大量青霉素 3 天，仍有高热，而来我院就诊。患者在抗洪抢险时下肢曾出现少数散在红色丘疹伴瘙痒，当时并未在意。查体：T：39℃，BP：120/80mmHg，急性病容，神志清，营养中等。无皮疹及表浅淋巴结肿大。巩膜无黄染，咽部微红，颈软，心肺正常，心率 104 次 / 分，律齐。腹部平软，肝右肋缘下 1cm，剑突下 3cm，质软，触之稍不适，脾脏未触及。血常规：WBC 12.5×10^9/L，中性粒细胞 20%，嗜酸性粒细胞 60%，淋巴细胞 20%。粪便检查：检出虫卵和毛蚴。血涂片：未发现疟原虫。

请问：

（1）该患者的诊断是什么？

（2）该患者主要存在哪些护理问题？

4. 患者，女，42 岁，广西玉林人，因反复癫痫发作、头痛 3 年，再发 1 天入院。患者于 3 年前无明显诱因出现癫痫发作，每次持续数分钟后自行缓解。起病前半年大便曾排过“白色节片”。在当地医院确诊为“原发性癫痫”，一直抗癫痫治疗，效果欠佳。既往无高血压、心脏病、颅脑外伤病史。查体：神志清，一般情况好，患者胸前、腰背部及四肢均可扪及多个黄豆至花生米大小的皮下结节，无压痛，无粘连。心肺听诊正常，腹平软，肝脾肋下未扪及。脑电图检查：广泛中度异常脑电图。

请回答以下问题：

（1）本病最可能的诊断是什么？

（2）如何预防该病？

实训一　穿、脱隔离衣

【目的】

保护工作人员和患者，防止交叉感染。

【适应证】

1. 接触经接触传播的感染性疾病患者如传染病患者、多重耐药菌感染患者等时。
2. 可能受到患者血液、体液、分泌物、排泄物喷溅时。
3. 对患者实行保护性隔离时，如大面积烧伤、骨髓移植等患者的诊疗、护理时。

【用物准备】

隔离衣、夹子、衣架、洗手盆、肥皂盒及肥皂、消毒液、手刷、清洁毛巾。

【操作步骤】

（一）穿隔离衣

1. 取下手表，卷袖过肘。
2. 手持衣领取下隔离衣。
3. 清洁面向自己，将衣领向外反折，对齐肩缝，露出袖子内口。
4. 右手持衣领，左手伸入袖内向上抖，右手将衣领向上拉，露出左手（图 A）。
5. 换左手持衣领穿右手（图 B）。
6. 两手持衣领由领子中央顺边缘向后，系好领扣，注意两袖勿触面部（图 C）。
7. 扎袖口（图 D）。
8. 将隔离衣一边（约在腰下 5cm 处）渐向前拉，见到衣边则捏住（图 E）。
9. 同法捏住另一侧边缘（图 F）。

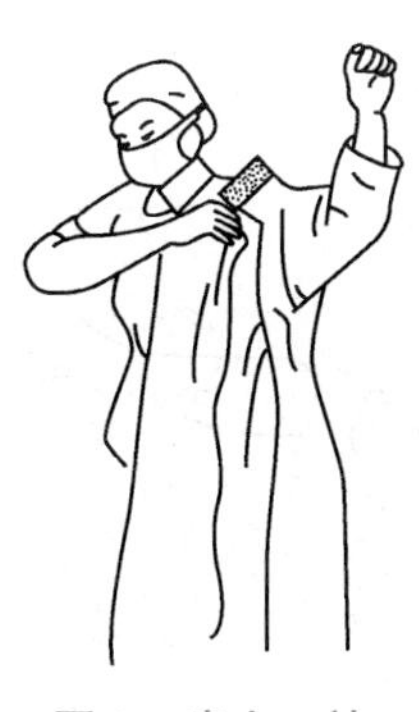

图 A　穿上一袖

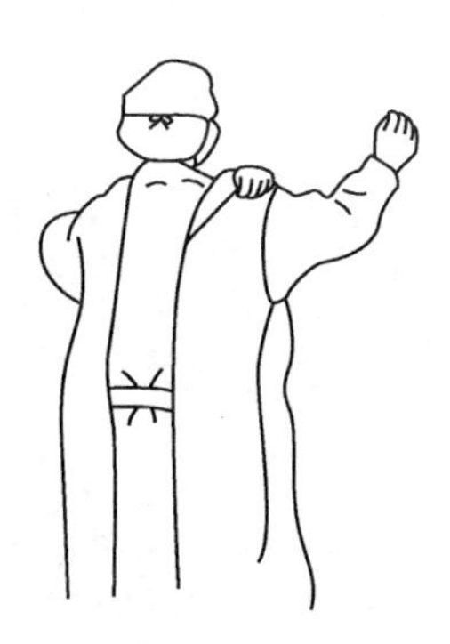

图 B　穿上另一袖

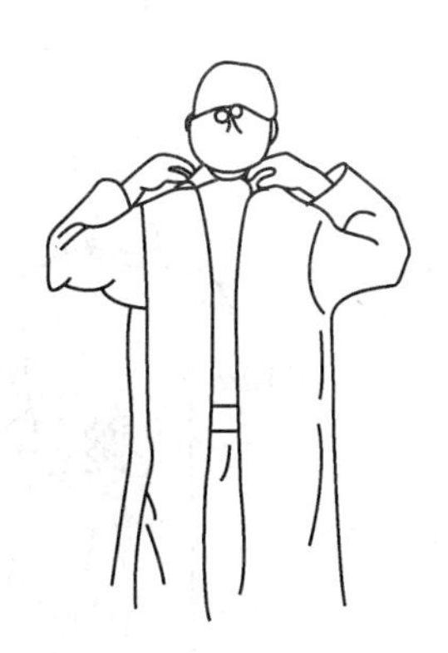

图 C　系领扣

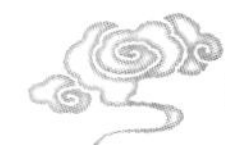

10. 在背后将两侧边缘对齐（图 G）。

11. 向一边折叠，一手在背后按住折叠处，另一手将腰带拉至背后折叠（图 H）。

12. 两手将腰带在背后交叉，回到前面将带子系好（图 I）。

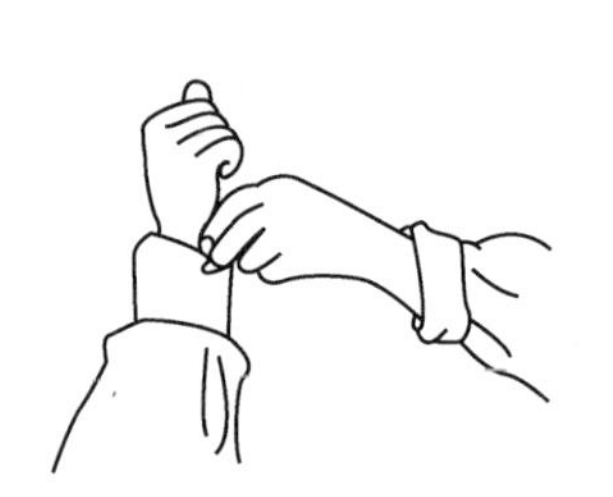

图 D　扣衣袖

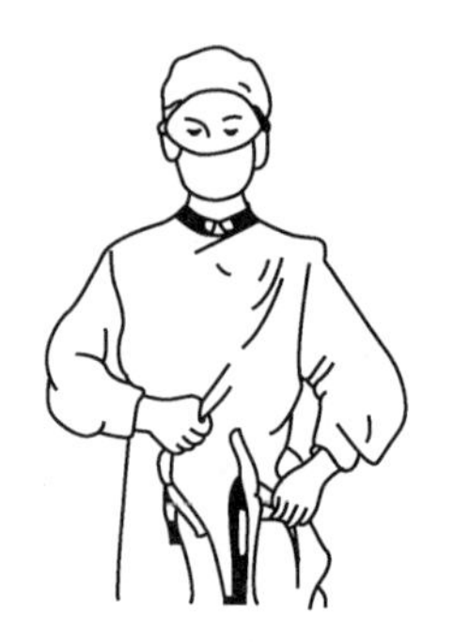

图 E　将一边捏至前面

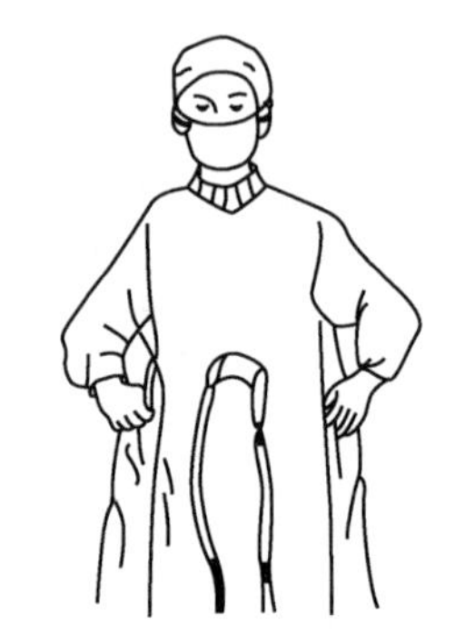

图 F　同法将另一边捏至前面

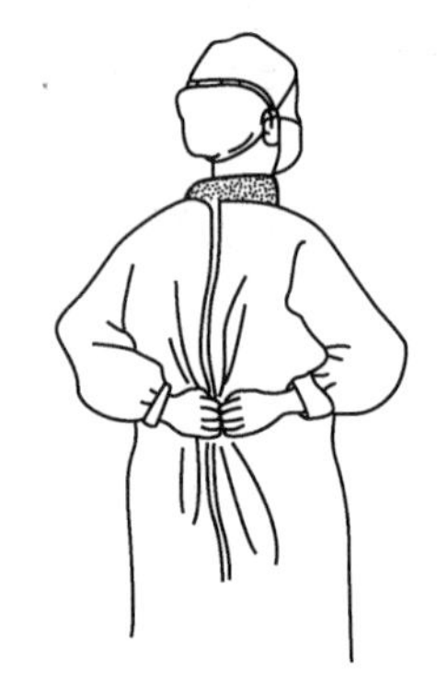

图 G　将两侧衣边对齐

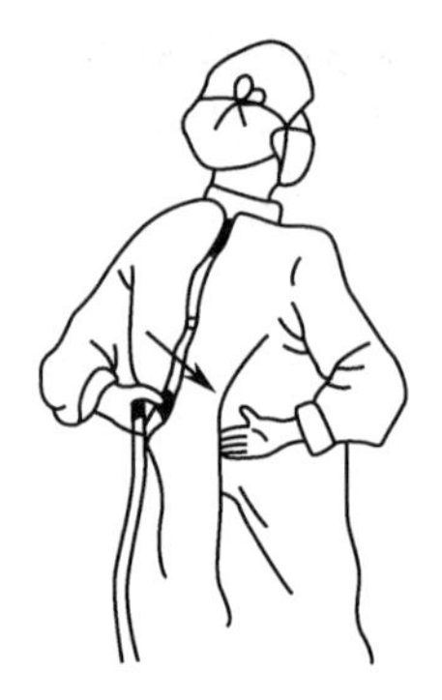

图 H　向一侧折叠

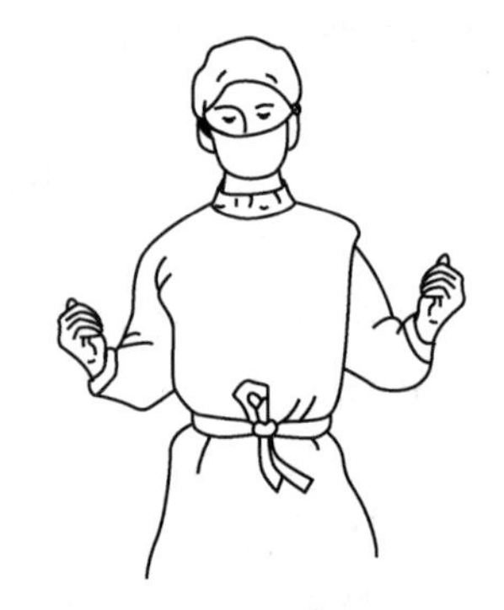

图 I　扎起腰带

（二）脱隔离衣

1. 解开腰带，在腰前打一活结（图 A）。

2. 解开袖带，在肘部将衣袖向里塞入工作服袖下（图 B），充分暴露双手，进行刷手，刷手顺序：腕→手掌→手背→手指→指缝→指尖，必要时进行手消毒。

3. 解开领扣（图 C）。

4. 右手伸入左手腕部袖内，拉下袖子过手（图 D）。

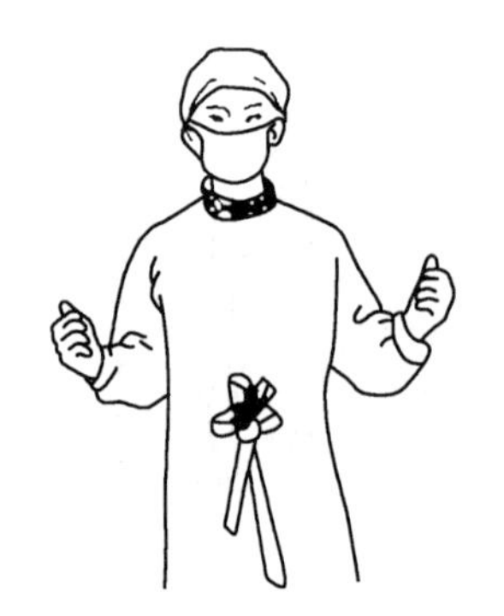

图 A　松开腰带在前面打一活结

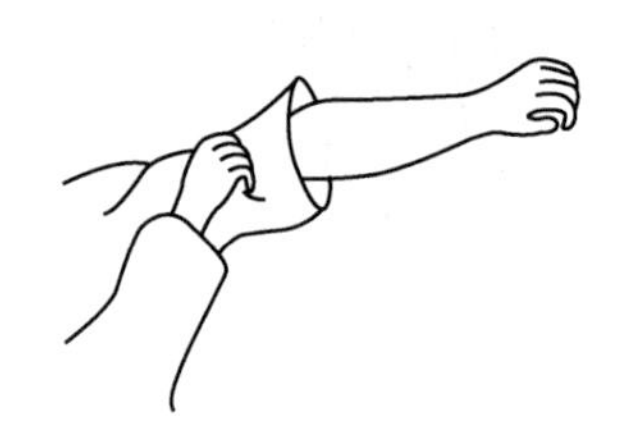

图 B　将衣袖向上拉，塞到上臂衣袖下

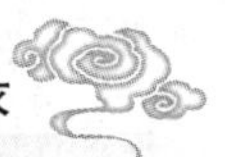

5. 用遮盖着的左手握住右手隔离衣袖子的外面，拉下右侧袖子（图E）。

6. 双手转换逐渐从袖管中退出，脱下隔离衣（图F）。

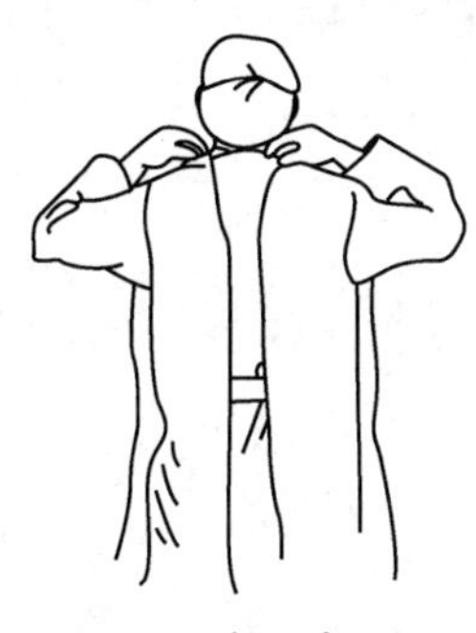

图C　解开领口

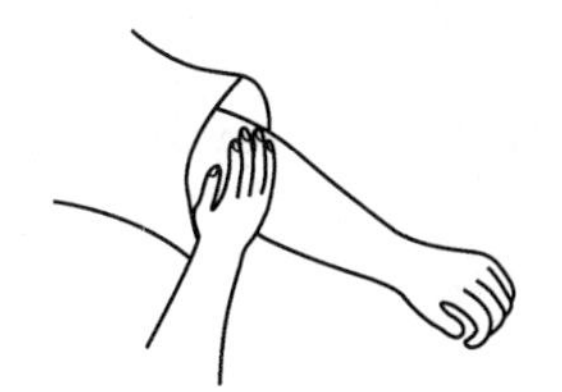

图D　用清洁手拉衣袖内的清洁面

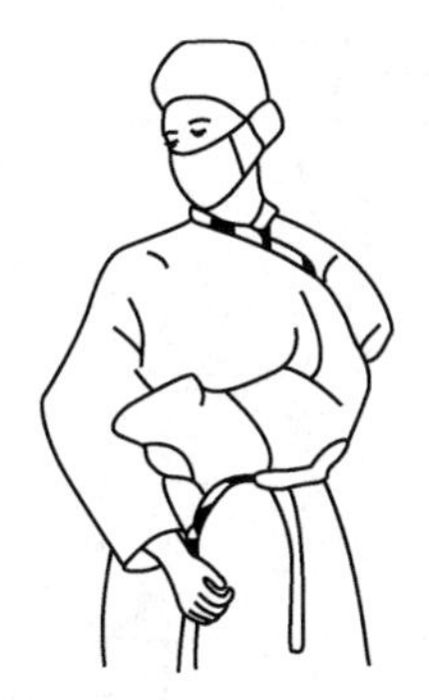

图E　用衣袖遮住的手拉另一衣袖的污染面

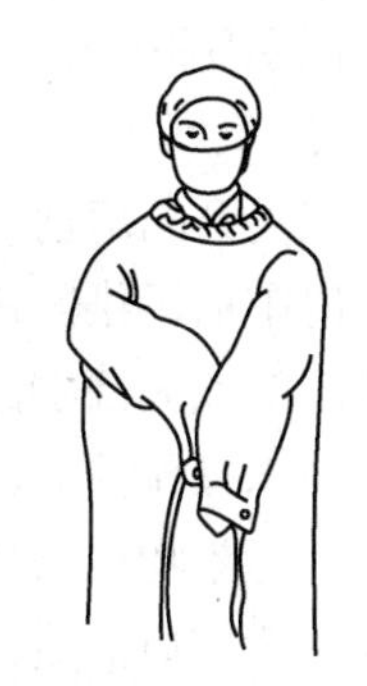

图F　双手转换逐渐从袖管中退出

7. 左手握住领子，右手将隔离衣两边对齐，污染面向外悬挂污染区；如果悬挂污染区外，则污染面向里。

8. 不再使用时，脱下的隔离衣应污染面向内，将隔离衣卷成包裹状，丢至医疗废物容器内或放入回收袋中。

【注意事项】

1. 隔离衣长短合适，需全部遮住工作服。

2. 穿脱时避免污染衣领及清洁面。

3. 穿好隔离衣后只能在规定的区域内活动，不得进入其他区域。

4. 隔离衣每天更换，若潮湿或污染时立即更换。

实训二　洗手和手消毒

一、洗手

【目的】

清除手部污垢和微生物，防止经手引起感染和交叉感染。

【适应证】

1. 进入或离开病房前。
2. 在病房中由污染区进入清洁区之前。
3. 处理清洁或无菌物品前。
4. 无菌技术操作前后。
5. 手上有污染物或与微生物污染的物品或体液接触后。
6. 接触患者伤口前后。
7. 手与任何患者接触（诊察、护理患者之间）前后。
8. 在同一患者身上，从污染部位操作转为清洁部位操作之间。
9. 戴手套之前，脱手套之后。
10. 戴脱口罩前后、穿脱隔离衣前后。
11. 使用厕所前后。

【用物准备】

流动水洗手设施、肥皂液或洗手液、一次性消毒纸巾或毛巾或自动干手器、盛装消毒纸巾或毛巾的容器。

【操作步骤】

1. 在流动水下，使双手充分淋湿。
2. 取适量肥皂（皂液），均匀涂抹至整个手掌、手背、手指和指缝。
3. 认真揉搓双手至少15秒钟，应注意清洗双手所有皮肤，包括指背、指尖和指缝，具体揉搓步骤为六步：

第一步：掌心相对，手指并拢，相互揉搓（图A）。

第二步：手心对手背，沿指缝相互揉搓，交换进行（图B）。

第三步：掌心相对，双手交叉指缝相互揉搓（图C）。

第四步：弯曲手指使关节在另一手掌心旋转揉搓，交换进行（图D）。

第五步：右手握住左手大拇指旋转揉搓，交换进行（图E）。

第六步：将五个手指尖并拢放在另一手掌心旋转揉搓，交换进行（图F）。

4. 在流动水下彻底冲净双手，擦干，取适量护手液护肤。

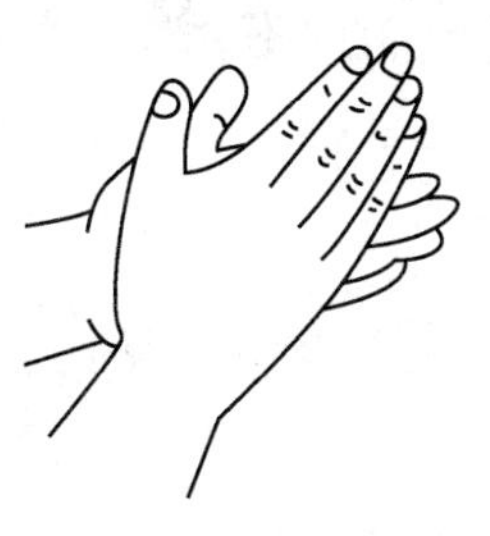

图A　掌心相对揉搓

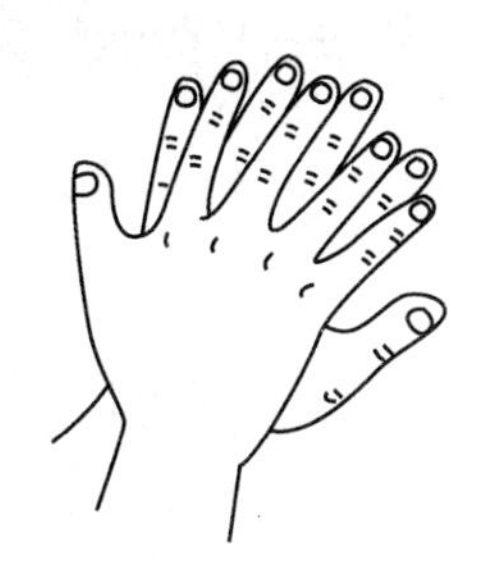

图B　手指交叉，掌心对手背揉搓

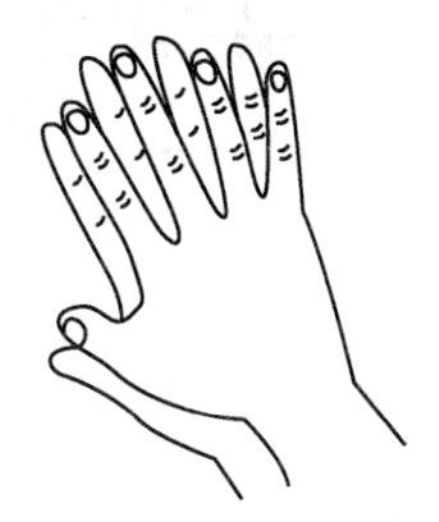

图C　十指交叉，掌心相对揉搓

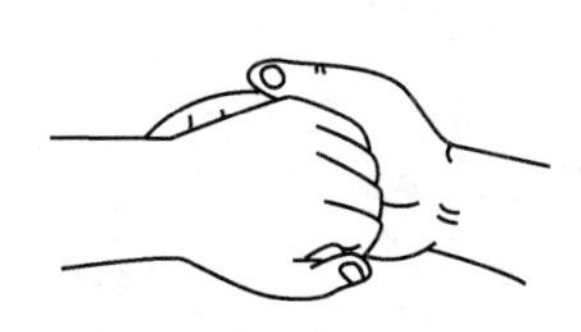

图D　弯曲手指关节在掌心揉搓

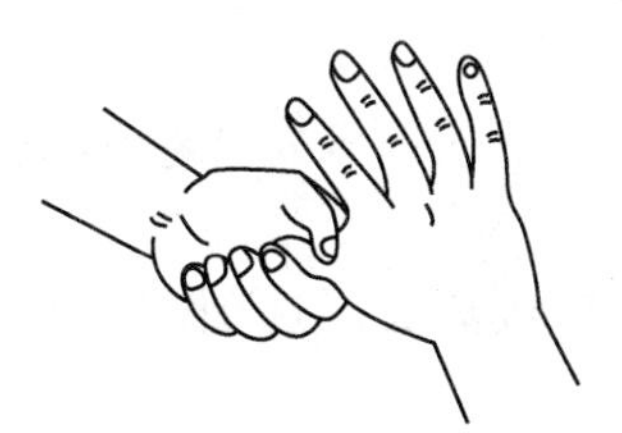

图E　拇指在掌中揉搓

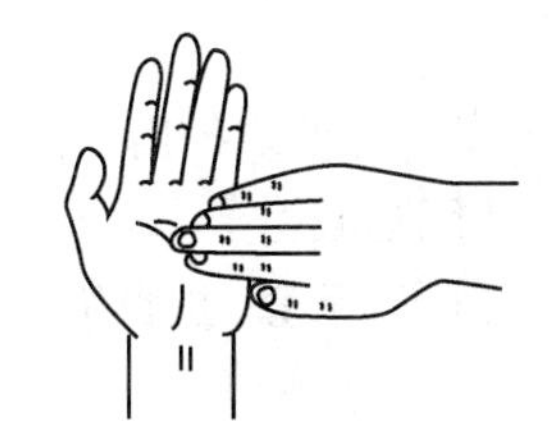

图F　指尖在掌心中揉搓

【注意事项】

1. 洗手步骤要正确，手的各部分都要洗到、冲净。

2. 保持工作服和周围环境未被污染。

二、手消毒

手消毒是指医务人员用速干手消毒剂揉搓双手，以减少手部暂居菌的过程。

【目的】

防止经手感染和交叉感染。

【适应证】

1. 接触患者的血液、体液和分泌物以及被传染性致病微生物污染的物品后。

2. 直接为传染病患者进行检查、治疗、护理或处理传染患者污物之后。

3. 实施插入性操作前。

4. 护理免疫力低下的患者或新生儿前。

【用物准备】

速干手消毒剂。

【操作步骤】

1. 取适量的速干手消毒剂于掌心。

2. 严格按照六步洗手法进行揉搓。

3. 揉搓时保证手消毒剂完全覆盖手部皮肤，直至手部干燥。

实训三　医务人员防护用品穿脱程序

【目的】

了解各种防护用品的穿脱程序，保护医务人员避免接触感染性因子。

【用物准备】

口罩、手套、护目镜、防护面罩、隔离衣、防护服。

【操作步骤】

1. 穿戴防护用品应遵循的程序

（1）清洁区进入潜在污染区：洗手→戴帽子→戴医用防护口罩→穿工作衣裤→换工作鞋后→进入潜在污染区。手部皮肤破损的戴乳胶手套。

（2）潜在污染区进入污染区：穿隔离衣或防护服→戴护目镜 / 防护面罩→戴手套→穿鞋套→进入污染区。

（3）为患者进行吸痰、气管切开、气管插管等操作，可能被患者的分泌物及体内物质喷溅的诊疗护理工作前，应戴防护面罩或全面型呼吸防护器。

2. 脱防护用品应遵循的程序

（1）医务人员离开污染区进入潜在污染区前：摘手套→消毒双手→摘护目镜 / 防护面罩→脱隔离衣或防护服→脱鞋套→洗手和（或）手消毒→进入潜在污染区，洗手或手消毒。用后物品分别放置于专用污物容器内。

（2）从潜在污染区进入清洁区前：洗手和（或）手消毒→脱工作服→摘医用防护口罩→摘帽子→洗手和（或）手消毒后，进入清洁区。

（3）离开清洁区：沐浴、更衣→离开清洁区。

3. 穿脱防护用品的注意事项

（1）医用防护口罩的效能持续应用 6～8 小时，遇污染或潮湿，应及时更换。

（2）离开隔离区前应对佩戴的眼镜进行消毒。

（3）医务人员接触多个同类传染病患者时，防护服可连续应用。

（4）接触疑似患者，防护服应每个患者之间进行更换。

（5）防护服被患者血液、体液、污物污染时，应及时更换。

（6）戴医用防护口罩或全面型呼吸防护器应进行面部密合性试验。

附录一　常见传染病的潜伏期、隔离期、检疫期

疾病名称	潜伏期(天)		隔离期	接触者检疫期及处理
	一般	最短～最长		
病毒性肝炎				
甲型	30	15～45	发病日起21周	检疫45天，每周查ALT，观察期间可注射丙种球蛋白
乙型	60～90	28～180	急性期隔离至HBsAg阴转，恢复期不转阴者按病原携带者处理	检疫45天，观察期间可注射乙肝疫苗及HBIG。疑诊乙肝的托幼和饮食行业人暂停原工作
丙型	60	15～180	至ALT恢复正常或血清HCV RNA转阴	检疫期同乙型肝炎
丁型			至血清HDV RNA及HDAg转阴	检疫期同乙型肝炎
戊型	40	10～75	发病日起3周	检疫期60天
霍乱	8～14	4小时～6天	症状消失后，隔日大便培养1次，3次阴性或症状消失后14天	留观5天，便培养连续3次阴性后解除免疫，阳性者按患者隔离
细菌性痢疾	1～3	数小时～7天	至症状消失后7天或大便培养2～3次阴性	医学观察7天，饮食行业人员大便培养1次阴性解除隔离
伤寒	8～14	3～60	症状消失后5天起，大便培养2次阴性或症状消失后15天	医学观察23天
副伤寒甲、乙	6～10	2～15		医学观察15天
副伤寒丙	1～3	2～15		医学观察15天
沙门菌食物中毒	4～24小时	数小时～3天	症状消失后连续2～3次大便培养阴性可解除隔离	同食者医学观察1～2天
阿米巴痢疾	7～14	2天～1年	症状消失后连续3次粪查溶组织内阿米巴滋养体及包囊阴性	饮食工作者发现溶组织内阿米巴滋养体或包囊者应调离工作
流行性感冒	1～3	数小时～4天	退热后48小时解除隔离	医学观察3天，出现发热等症状应早期隔离

续表

疾病名称	潜伏期(天)		隔离期	接触者检疫期及处理
	一般	最短～最长		
麻疹	8～12	6～21	至出疹后5天，合并肺炎至出疹后10天	易感者医学观察21天。接触者可肌注丙种球蛋白
风疹	18	14～21	至出疹后5天解除隔离	一般不检疫，对孕妇尤其孕3个月者内，可肌注丙种球蛋白
水痘	14～16	10～21	至全部结痂或不少于病后14天	医学观察21天，免疫力低者可用丙种球蛋白
流行性腮腺炎	14～21	8～30	至腮腺完全消肿，约21天	一般不检疫，幼儿园及部队密切接触者医学观察30天
流行性脑脊髓膜炎	2～3	1～10	至症状消失后3天，但不少于发病后7天	医学观察7天，可做咽培养，密切接触的儿童服磺胺或利福平预防
白喉	2～4	1～7	症状消失后连续2次咽培养(间隔2天，第1次于第14病日)阴性或症状消失后14天	医学观察7天
猩红热	2～5	1～12	至症状消失后，咽培养连续3次阴性或发病后7天	医学观察7～12天，可做咽培养
百日咳	7～10	2～23	至痉咳后30天或发病后40天	医学观察21天，儿童可用红霉素预防
传染性非典型肺炎	4～7	2～21	隔离期3～4周	接触者隔离3周，流行期来自疫区人员医学观察2周
流行性乙型脑炎	7～14	4～21	防蚊设备室内隔离至体温正常	不需检疫
森林脑炎	10～15	7～30	不隔离	不需检疫
流行性斑疹伤寒	10～14	5～23	彻底灭虱隔离至退热后12天	彻底灭虱后医学观察14天
地方性斑疹伤寒	7～14	4～18	隔离至症状消失	不需要检疫，进入疫区被蜱咬伤者可服多西环素预防
恙虫病	10～14	4～20	不需隔离	不需检疫
虱传回归热	7～8	2～14	彻底灭虱隔离至退热后15天	彻底灭虱后医学观察14天
肾综合征出血热	14～21	4～60	隔离至热退	不需检疫
艾滋病	15～60	9天～10年以上	HIV/AIDS隔离至HIV或p24核心蛋白血液中消失	医学观察2周，HIV感染/AIDS者不能献血
钩端螺旋体病	10	2～28	可以不隔离	疫水接触者检疫2周
腺鼠疫	2～4	1～12	隔离至肿大的淋巴结消退，鼠疫败血症症状消失后培养3次(每隔3天)阴性	接触者检疫9天可服四环素或磺胺嘧啶预防，发病地区进行疫区检疫
肺鼠疫	1～3天	3小时～3天	就地隔离至症状消失后痰培养连续6次阴性	同腺鼠疫

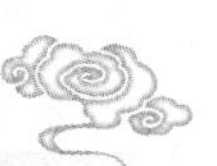

续表

疾病名称	潜伏期(天)		隔离期	接触者检疫期及处理
	一般	最短～最长		
狂犬病	4～12周	4天～10年	病程中应隔离治疗	被可疑狂犬病或狼咬伤者医学观察，并注射疫苗及免疫血清，不需检疫
布鲁菌病	14	7～360	可不隔离	不需检疫
炭疽	1～5	12小时～12天	皮肤炭疽隔离至创口愈合、痂皮脱落，其他型症状消失后2次（间隔3～5天）培养阴性	医学观察12天，肺炭疽密切接触者可用青霉素、四环素、氧氟沙星等预防
淋病	1～5		患病期间性接触隔离	对性伴侣检查，阳性者应治疗
梅毒	14～28	10～90	不隔离	对性伴侣检查
间日疟	10～15	10～25天 长6～9个月	病室应防蚊、灭蚊	不需检疫
恶性疟	7～12		病室应防蚊、灭蚊	不需检疫
三日疟	20～30	8～45	病室应防蚊、灭蚊	不需检疫

附录二 预防接种

品名	性质	接种对象	剂量和用法	免疫期及复种	保存和有效期
乙型肝炎疫苗（重组酵母疫苗）	自/抗原	新生儿及易感者	全程免疫：10～30μg按0、1、6个月各肌内注射1次，新生儿出生后24小时内注射，HBsAg阳性母亲的婴儿出生后12小时内注射HBIG≥100U，同时在不同部位注射乙肝疫苗每次10μg共3次，间隔时间同上	注射后抗体产生不佳者可加强免疫一次。有抗体应答者免疫期一般可达12年	2～8℃，暗处，严防冻结，有效期2年
甲型肝炎减毒活疫苗	活/自/病毒	1岁以上儿童及成人	三角肌处皮下注射1.0ml	免疫期4年以上	2～8℃，暗处保存，有效期3个月；-20℃以下有效期1年
脊髓灰质炎糖丸疫苗	活/自/病毒	2月龄婴儿、4岁儿童	出生后冬春季服三价混合疫苗（白色糖丸），每隔1个月服1剂，共3剂。每年服1全程，连续2年，7岁时再服1全程	免疫期3～5年，4岁时加强1次	-20℃保存2年，2～10℃保存5个月，20～22℃保存12天，30～32℃保存2天
麻疹疫苗	活/自/病毒	8月龄以上的易感儿童	三角肌处皮下注射0.2ml	免疫期4～6年，7岁时复种1次	2～10℃暗处保存，液体疫苗2个月，冻干疫苗1年，开封后1小时内用完
麻疹、腮腺炎、风疹减毒疫苗	活/自/病毒	8月龄以上的易感儿童	三角肌处皮下注射0.5ml	免疫期11年，11～12岁时复种1次	2～8℃避光保存
流行性乙型脑炎疫苗	死/自/病毒	6月龄至10岁	皮下注射2次，间隔7～10天，6～12月龄每次0.25ml；1～6岁0.5ml；7～15岁1.0ml；16岁以上2.0ml	免疫期1年，以后每年加强一次，剂量同左	2～10℃暗处保存，冻干疫苗有效期1年，液体疫苗3个月
甲型流感疫苗	活/自/病毒	健康成人	疫苗1ml加生理盐水4ml，混匀喷入鼻内，每侧鼻孔0.25ml，稀释后4小时内用完	免疫期6～10个月	2～10℃暗处保存，液体疫苗3个月，冻干疫苗有效期1年

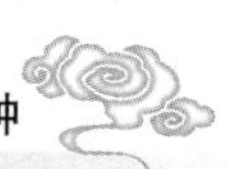

续表

品名	性质	接种对象	剂量和用法	免疫期及复种	保存和有效期
人用狂犬病疫苗（地鼠肾组织培养疫苗）	死/自/病毒	被狂犬或可疑动物咬伤或抓伤；被患者唾液污染伤口者	接触后预防：先处理伤口，继之0、3天、7天、14天及30天各肌内注射2ml，2～5岁1ml，2岁以下0.5ml，伤重者注射疫苗前先注射抗狂犬病疫苗	免疫期3个月；全程免疫后3～6个月再被咬伤，需加强注射2针，间隔1周；6个月以后再被咬伤，全程注射	2～10℃暗处保存，液体疫苗6个月，冻干疫苗有效期1年
森林脑炎疫苗	死/自/病毒	流行区居民及进入该区的来自非流行区者	皮下注射2次，间隔7～10天，2～6岁每次0.5ml；7～9岁1.0ml；10～15岁1.5ml；16岁以上2.0ml	免疫期1年，每年加强注射1次，剂量同初种	2～10℃暗处保存，有效期8个月，25℃以下1个月
黄热病冻干疫苗	活/自/病毒	出国进入流行区或从事黄热病研究者	用灭菌生理盐水5ml，溶解后皮下注射0.5ml，水溶液保持低温，1小时内用完	免疫期10年	−20℃保存有效期1.5年；2～10℃有效期6个月
腮腺炎疫苗	活/自/病毒	8月龄以上的易感者	三角肌处皮下注射0.5ml	免疫期10年	2～8℃或0℃以下保存，有效期1.5年
流行性斑疹伤寒疫苗	死/自/立克次体	流行区人群	皮下注射3次，相隔5～10天，1～6岁分别注射0.3～0.4ml、0.6～0.8ml、0.6～0.8ml，15岁以上分别注射0.5ml、1.0ml及1.0ml	免疫期1年，每年加强注射1次，剂量同第3针	2～10℃暗处保存，有效期1年，不得冻结
钩端螺旋体菌苗	死/自/螺旋体	流行区7岁以上人群及进入该区者	皮下注射2次，相隔7～10天分别注射1.0ml及2.0ml，7～13岁减半	接种后1个月产生免疫力，维持期1年	2～8℃暗处保存，有效期1年半
卡介苗	活/自/细菌	新生儿及结核菌素试验阴性儿童	于出生后24～48小时皮内注射0.1ml	免疫期5～10年，城市7岁，农村7岁、12岁加强注射	2～10℃液体菌苗有效期6个月，冻干菌苗1年
伤寒、副伤寒甲、乙三联菌苗	死/自/细菌	重点为军队、水陆口岸及沿线人员、环卫及饮食行业人员	皮下注射3次，间隔7～10天，1～6岁分别注射0.2ml、0.3ml、0.3ml；7～14岁0.3ml、0.5ml、0.5ml；15岁以上0.5ml、1.0ml、1.0ml	免疫期1年，每年加强注射1次，剂量同第3针	2～8℃暗处保存，有效期1年
霍乱、伤寒、副伤寒甲、乙四联菌苗	死/自/细菌	同上	同上	同上	同上
霍乱菌苗	死/自/细菌	重点为水陆、口岸、环境卫生饮食服务行业及医务人员	皮下注射2次，间隔7～10天，6岁以下分别注射0.2ml、0.4ml；7～14岁0.3ml、0.6ml；15岁以上0.5ml、1.0ml	免疫期3～6个月，每年加强注射1次，剂量同第2针	2～10℃暗处保存，有效期1年

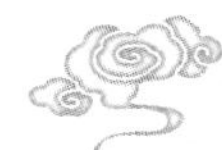

续表

品名	性质	接种对象	剂量和用法	免疫期及复种	保存和有效期
布氏菌苗	活/自/细菌	疫区牧民、屠宰、皮毛加工人员、兽医、防疫及实验室人员	皮上划痕法，每人0.05ml，儿童划1个“#”字，长1～1.5cm，相距2～3cm，划破表皮即可。严禁注射	免疫期1年，每年复种	2～10℃暗处保存，有效期1年
鼠疫菌苗	活/自/细菌	用于流行区人群，非流行区人员接种10天才可进入疫区	皮肤划痕法：每人0.05ml。2～6岁划1个“#”字，7～12岁划2个“#”，14岁以上划3个“#”，长1～1.5cm，相距2～3cm	免疫期1年，每年复种	2～10℃暗处保存，有效期1年
炭疽菌苗	活/自/细菌	流行区人群，牧民、屠宰、皮毛、制革人员及兽医	皮上划痕法，滴2滴菌苗于上臂外侧，相距3～4cm，每滴划“#”字，长1～1.5cm，严禁注射	免疫期1年，每年复种	2～10℃暗处保存，有效期1年；25℃以下有效期1年
冻干A群流脑多糖菌苗	死/自/细菌	15岁以下儿童及少年，流行区成人	三角肌皮下注射1次，25～50μg	免疫期0.5～1年	2～10℃暗处保存，有效期1年
百、白、破混合制剂（百日咳菌苗及白喉、破风类毒素）	死/自/细菌和毒素	3月龄～7岁	全程免疫，第1年间隔4～8周肌内注射2次。第2年1次。剂量均为0.5ml	7岁时用白破或百白二联制剂加强免疫，全程免疫后不再用百白破混合制剂	2～10℃保存，有效期1.5年
吸附精制白喉类毒素	自/类毒素	6月龄至12岁儿童	皮下注射2次，每次0.5ml；相隔4～8周	免疫期3～5年，第2年加强1次0.5ml，以后每3～5年复种1次0.5ml	25℃以下暗处保存，有效期3年，不可冻结
吸附精制破伤风类毒素	自/类毒素	发生创伤机会较多的人群	全程免疫：第1年相距4～8周肌内注射2次，第2年1次，剂量均为0.5ml	免疫期5～10年，每10年加强注射1次0.5ml	25℃以下暗处保存，有效期3年，不可冻结
精制白喉抗毒素	被/抗毒素	白喉患者，为预防接种的密切接触者	治疗：根据病情，肌内或静脉注射3万～10万U；预防：接触者皮下或肌内注射1000～2000U	免疫期3周	2～10℃保存，液状品保存2年，冻干品3～5年
Q热疫苗	死/自/立克次体	畜牧、屠宰、制革、肉乳加工及有关实验室医务人员	皮下注射3次，每次间隔7天，剂量分别为0.25ml、0.5ml、1.0ml		2～10℃暗处保存

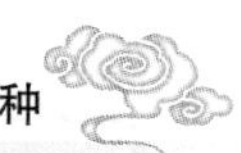

续表

品名	性质	接种对象	剂量和用法	免疫期及复种	保存和有效期
精制破伤风抗毒素	被/抗毒素	破伤风患者及创伤后有发生本病可能者	治疗：肌内或静脉注射5万～20万U。儿童剂量相同。新生儿24小时内用半量预防：皮下或肌内注射1500～3000U，伤势严重者加倍	免疫期3周	2～10℃保存，液状品有效期3～4年，冻干品5年
多价精制气性坏疽抗毒素	被/抗毒素	受伤后有发生本病可能者及气性坏疽患者	治疗：首次静脉注射3万～5万U，可同时适量注射于伤口周围组织。预防：皮下或肌内注射1万U	免疫期3周	2～10℃保存，液状品有效期3～4年，冻干品5年
精制肉毒抗毒素	被/抗毒素	肉毒素中毒患者及可疑中毒者	治疗：首次肌内注射或静滴1万～2万U以后视情况而定；预防：皮下或肌内注射1000～2000U	免疫期3周	2～10℃保存，液状品有效期3～4年，冻干品5年
精制抗狂犬病血清	被/免疫血清	被可疑动物严重咬伤者	成人0.5～1ml/kg，总量1/2伤口周围肌内注射，咬伤当日或3天内与狂犬病疫苗合用；儿童量为1.5ml/kg	免疫期3周	2～10℃保存，液状品有效期3～4年，冻干品5年
乙型肝炎免疫球蛋白	被/免疫球蛋白	HBsAg（尤其HBeAg）阳性母亲的新生婴儿及意外受HBeAg阳性血清污染者	新生儿出生24小时内注射≥100U；3月龄及6月龄各注射1次；或与乙肝疫苗合用如前述；意外污染者肌内注射200～400U	免疫期2个月	2～10℃保存，有效期2年
人丙种球蛋白	被/球蛋白	丙种球蛋白缺乏症，甲型肝炎、麻疹密切接触者等	治疗：每次肌内注射0.5ml/kg。预防甲肝：儿童每次肌内注射0.05～0.1ml/kg，成人3ml。预防麻疹：肌内注射0.05～0.15ml/kg。儿童最多6ml	免疫期3周	2～10℃保存，有效期2年

注：活：活疫（菌）苗；死：死疫（菌）；自：自动免疫；被：被动免疫

附录三　传染病患者常用物品及其分泌物、排泄物的消毒方法

消毒对象	消毒剂	浓度	用法及用量	消毒时间	附注
患者排泄物（粪、尿）	含氯石灰	10%～20%乳液	100g稀粪便加含氯石灰20g，搅拌	2小时	肝炎及真菌感染者粪便脓，消毒时间6小时
痰、脓、便器	过氧乙酸	0.5%	加等量充分搅拌，	2小时	
	石灰	20%乳剂	淹没痰、脓		
	焚烧法		澄清液浸泡		
	含氯石灰	1%～2%		30～60分钟	
痰盂	过氧乙酸	0.2%	浸泡2小时	30～60分钟	
痰杯	甲酚皂	1%～2%	浸泡2小时	30～60分钟	
食具	过氧乙酸	0.5%	浸泡完全淹没	30～60分钟	1. 食具均要洗净后消毒，消毒后清水洗净后使用
	含氯石灰	0.3%	消毒物品	30～60分钟	
	苯扎溴铵	0.5%	同上	30～60分钟	2. 煮沸时可放2%苏打或肥皂液，增强消毒效果
	煮沸		同上	10分钟	3. 煮沸从水沸腾时计时
	高压消毒		压力15磅（121℃）		
残余食物			煮沸	20分钟	肝炎患者剩食煮沸30分钟
浴水，污水	含氯石灰	20%	污水10ml加20%含氯石灰澄清液15～20ml搅匀	2小时	容器加盖
病室地面墙壁，用具	甲醛	1%～3%	熏蒸	12～24小时	1. 甲醛消毒肠道病室用量80ml/m³
	过氧乙酸	0.2%～0.3%	熏蒸（1g/m³）	90分钟	
	甲酚皂	2%	擦洗或喷雾	30～60分钟	2. 病室家具洗擦法消毒（金属或油漆家具不用含氯石灰）
	含氯石灰	上清液10%	擦洗或喷雾	30～60分钟	
	苯扎溴铵	0.5%	擦洗或喷雾	60分钟	
	乳酸	12ml/100m³	加等量水熏蒸	30～60分钟	
运输家具	过氧乙酸	0.2%～0.3%			炭疽、结核者1%过氧乙酸喷雾或擦拭。病毒性肝炎用0.5%过氧乙酸，时间均同左
	甲酚皂	1%～3%	擦拭		
	苯扎溴铵	0.5%		30～60分钟	
	含氯石灰	1%～2%			

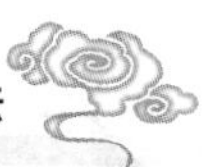

续表

消毒对象	消毒剂	浓度	用法及用量	消毒时间	附注
用具	甲醛 煮沸法 高压蒸汽法	1%～3%	熏蒸（125ml/m³） 煮沸 温度100℃ 压力1～1.2kg/cm³	3小时 15～30分钟 30分钟	
衣服、被单	过氧乙酸 甲酚皂	1%～3% 1%～3%	熏蒸（1g/m³） 浸泡	1小时 30～60分钟	
书籍文件	环氧乙烷 甲醛	1.5g/L 125mg/m³	熏蒸 熏蒸（80℃） 湿度90%	3小时（20℃） 2小时（80℃）	消毒物应分散堆放，不能扎紧，无保存价值的焚烧
医疗器械	过氧乙酸 戊二醛 氯己定 煮沸法 乙醇 过氧乙酸	0.5% 2% 0.1%～0.2% 70% 0.04%	 浸泡 浸泡	 10～20分钟 10～20分钟	金属类不用过氧乙酸器械应擦去黏液及血渍清洁后消毒。氯己定对炭疽、结核菌、真菌消毒应2～10小时
皮肤（手或其他污染部位）	甲酚皂 苯扎溴铵 肥皂水	2% 0.1%	浸泡 浸泡 流水刷洗	1～20分钟 1～20分钟	消毒后最好用流水冲洗干净，吸收后每人用小毛巾擦手
体温表	过氧乙酸 乙醇	0.5% 75%	浸泡 浸泡	15分钟	炭疽患者用过的体温表先用2%碘酒消毒1～5分钟后用70%乙醇浸泡
化粪池	含氯石灰	3%澄清液	浸泡	2小时	化粪池沉底粪便出粪时用20%含氯石灰充分搅拌2小时后排放
垃圾	含氯石灰 甲酚皂 焚烧法	1%～3% 3%～5%	喷雾 喷雾 焚烧		
生吃瓜菜	高锰酸钾	1∶5000	浸泡	15分钟	

附录四　甲型 H_1N_1 流感医院感染控制技术指南（2009 年修订版）

为进一步指导医疗机构做好甲型 H_1N_1 流感医院感染的预防与控制工作，减少和避免甲型 H_1N_1 流感在医疗机构内的交叉感染，规范医务人员的防护行为，根据甲型 H_1N_1 流感流行病学的特点和疫情进展情况，特制定本技术指南。

一、基本要求

（一）医疗机构应当加强对医务人员甲型 H_1N_1 流感防治知识的培训，提高早发现、早诊断、早报告、早隔离、早治疗的能力。

（二）指定医疗机构应在易于隔离的地方设立相对独立的发热门（急）诊、隔离留观室，定点收治甲型 H_1N_1 流感患者的医疗机构应当设立专门病区，环境布局符合隔离要求。

（三）医疗机构应当根据甲型 H_1N_1 流感的流行病学特点，针对传染源、传播途径和易感人群这三个环节，制定相应的工作制度，建立并落实岗位责任制。

（四）医疗机构应当重视和加强消毒隔离和防护工作，采取切实可行的措施，确保消毒隔离和个人防护等措施落实到位，保证工作效果。

二、隔离技术

（一）隔离的原则

1. 对甲型 H_1N_1 流感疑似患者和确诊患者应当及时采取隔离措施，甲型 H_1N_1 流感疑似患者和确诊患者应当分开安置，疑似患者进行单间隔离；确诊患者可以同时置于多人房间，床间距 $>1m$。患者的活动应尽量限制在隔离病房内，原则上不设陪护。与患者相关的诊疗活动尽量在病区内进行。

2. 根据甲型 H_1N_1 流感的传播途径，在实施标准预防的基础上，采取飞沫隔离与接触隔离措施。具体措施包括：

（1）应将患者安置在具备有效通风条件的隔离病房内。

（2）隔离病房的门必须随时保持关闭。

（3）隔离病房应设有专用的卫生间、洗手池。

（4）用于疑似患者的听诊器、温度计、血压计等医疗器具实行专人专用。非专人专用的医疗器具在用于其他患者前，应当进行彻底清洁和消毒。

（5）隔离病房配置消毒剂。

（6）隔离病房应当设立明确的标志。

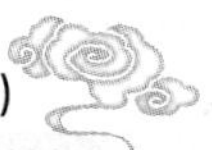

3. 对患者应当进行培训和指导。具体内容包括：

（1）病情允许时，患者应当佩戴外科口罩。

（2）在咳嗽或者打喷嚏时用卫生纸遮掩口鼻，然后将卫生纸丢入医疗废物容器。

（3）在接触呼吸道分泌物后应当使用清洁剂洗手或者使用消毒剂消毒双手。

4. 指定医疗机构根据实际工作条件设置隔离病区。具体要求包括：

（1）将整个病区分为清洁区、潜在污染区和污染区。清洁区包括医务人员的值班室、卫生间、男女更衣室、浴室以及储物间、配餐间等，潜在污染区包括医务人员的办公室、治疗室、护士站、内走廊等，污染区包括病室、处置室、污物间等。

（2）在清洁区和潜在污染区、潜在污染区和污染区之间应当分别设立缓冲间，并有实际的隔离屏障（如隔离门）。

（3）分别设立医务人员和患者的专用通道。

（4）个人防护用品置于不同区域，医务人员在不同区域穿戴和脱摘相应的防护用品。

（5）整个病区应当通风良好，保证空气流向从清洁区→潜在污染区→污染区，不能逆流。

（二）不同部门的隔离措施

1. 发热门（急）诊　医疗机构应当按规定设立发热门（急）诊，建立预检分诊制度，及时引导相关患者到发热门（急）诊就诊。发热门（急）诊应采取如下措施：

（1）独立设区，出入口与普通门急诊分开，标志明显。

（2）候诊区应当通风，其空间应能够满足患者候诊需要。

（3）有备用诊室。

（4）设隔离卫生间。

（5）设独立挂号、就诊、药房等部门。

（6）发热和急性呼吸道症状患者应当戴外科口罩，在咳嗽或打喷嚏时用卫生纸遮掩口鼻，然后将卫生纸丢入医疗废物容器。

（7）医务人员近距离接触（距离 $<1m$）发热和急性呼吸道症状患者，应采用“标准预防＋飞沫传播预防”的措施；患者应当戴外科口罩。

2. 隔离留观室

（1）独立设区，标志明显。

（2）疑似患者单间隔离，房间内设卫生间。

（3）患者病情允许时，戴外科口罩，并限制在留观室内活动。

（三）收治甲型 H_1N_1 流感患者定点医院的隔离措施

1. 通风良好，独立设区，与其他病区相隔离，有明显标志。

2. 分清洁区、潜在污染区、污染区，三区无交叉。

3. 分别设置医务人员和患者专用通道。

4. 疑似患者单间隔离，房间内设卫生间。

5. 患者戴外科口罩，原则上患者的活动限制在病房内。

6. 严格探视制度，不设陪护。若必须探视时，探视者应严格按照规定做好个人防护。

三、防护技术

（一）医务人员防护原则

医务人员甲型 H_1N_1 流感的防护依据标准预防原则，并根据导致感染的危险性程度采取分级防护，防护措施应当适宜。医院内所有区域应当采取标准预防。

(二) 常用防护用品

1. 医务人员使用的防护用品应当符合国家有关标准。

2. 常用防护用品包括口罩(包括外科口罩和医用防护口罩)、防护眼镜或面罩、手套、隔离衣、鞋套等。

3. 应当按照《医院隔离技术规范》要求，正确使用防护用品。

(三) 医务人员的防护

医务人员应当根据诊疗操作中感染风险的不同，采取不同的防护措施，并符合以下要求：

1. 一般防护　适用于普通门(急)诊、普通病房的医务人员。

(1) 严格遵守标准预防的原则。

(2) 工作时应穿工作服、戴外科口罩。

(3) 认真执行手卫生。

2. 一级防护　适用于发热门(急)诊的医务人员。

(1) 严格遵守标准预防的原则。

(2) 严格遵守消毒、隔离的各项规章制度。

(3) 工作时应穿工作服、隔离衣，戴工作帽和外科口罩，必要时戴乳胶手套。

(4) 严格执行手卫生。

(5) 结束工作时进行个人卫生处置，并注意呼吸道与黏膜的防护。

3. 二级防护　适用于进入甲型 H_1N_1 流感留观室、甲型 H_1N_1 流感隔离病房的医务人员。

(1) 严格遵守标准预防的原则。

(2) 严格遵守消毒、隔离的各项规章制度。

(3) 进入隔离病房的医务人员必须戴医用防护口罩，穿工作服、隔离衣、鞋套，戴手套、工作帽。严格按照区域管理要求，正确穿戴和脱摘防护用品，并注意呼吸道、口腔、鼻腔黏膜和眼睛的卫生与防护。

穿戴防护用品应遵循的程序：

1) 清洁区进入潜在污染区：洗手→戴帽子→戴医用防护口罩→穿工作服→换工作鞋后→进入潜在污染区。手部皮肤破损的戴乳胶手套。

2) 潜在污染区进入污染区：穿隔离衣→戴护目镜 / 防护面罩→戴手套→穿鞋套→进入污染区。

脱摘防护用品应遵循的程序：

1) 医务人员离开污染区进入潜在污染区前：摘手套、消毒双手→脱隔离衣→脱鞋套→摘护目镜 / 防护面罩→洗手和(或)手消毒→进入潜在污染区，洗手或手消毒。用后物品分别放置于专用污物容器内。

2) 从潜在污染区进入清洁区前：洗手和(或)手消毒→脱工作服→摘医用防护口罩→摘帽子→洗手和(或)手消毒后，进入清洁区。

3) 沐浴、更衣→离开清洁区。

注意事项：

1) 医用防护口罩可以持续应用 6～8 小时，遇污染或潮湿，应及时更换。

2) 离开隔离区前应对佩戴的眼镜进行消毒。

3) 医务人员接触多个同类传染病患者时，隔离衣可连续应用。

4）隔离衣被患者血液、体液、污物污染时，应及时更换。

5）戴医用防护口罩应进行面部密合性试验。

6）隔离区工作的医务人员应每日监测体温两次，体温超过 37.5℃及时就诊。

（四）医务人员的健康管理

1. 医务人员在接诊、救治和护理甲型 H_1N_1 流感疑似病例或确诊病例时，应做好个人防护。

2. 可根据实际需要，为医务人员接种季节性流感疫苗和甲型 H_1N_1 流感疫苗。

3. 在发热门诊和隔离病房工作的医务人员要每日接受体温监测和流感样症状排查。

4. 医务人员出现发热或流感样症状时，要及时报告医院感染管理部门并接受排查，被诊断为甲型 H_1N_1 流感疑似病例或确诊病例的医务人员，应立即接受隔离治疗。

5. 医疗机构应当合理安排医务人员的工作，避免过度劳累，并及时对其健康状况进行监测。

四、消毒技术

甲型 H_1N_1 流感病毒属于正黏病毒科，甲型流感病毒属。典型病毒颗粒呈球状，有囊膜，为单股负链 RNA 病毒。病毒对乙醇、碘伏、碘酊敏感；对热敏感，56℃ 30 分钟可灭活。消毒是切断传播途径，控制甲型 H_1N_1 流感感染的重要措施之一，医疗机构必须采取适宜的消毒技术。

（一）空气消毒

1. 开窗通风，加强空气流通，并根据气候条件适时调节。必要时安装通风设备，加强通风。

2. 可采用循环风式空气消毒机进行空气消毒，不必常规采用喷洒消毒剂的方法对室内空气进行消毒。

（二）医疗器械、污染用品、物体表面、地面等的清洁和消毒

按照国家相关规定进行常规处理。具体方法按照《医院消毒技术规范》的要求处理。

五、医疗废物的管理

在诊疗甲型 H_1N_1 流感患者过程中产生的医疗废物，应根据《医疗废物处理条例》和《医疗卫生机构医疗废物管理办法》的有关规定进行处置和管理。

附录五 人感染 H_7N_9 禽流感疫情防控方案(第1版)

为做到早发现、早报告、早诊断、早隔离、早治疗人感染 H_7N_9 禽流感病例，控制疫情的传播、蔓延，保障人民群众身体健康和生命安全，特制订本方案。

一、目的

（一）早期发现人感染 H_7N_9 禽流感病例。

（二）规范病例发现、报告、流行病学调查、实验室检测、密切接触者管理等疫情处置工作。

（三）指导各地开展人感染 H_7N_9 禽流感疫情防控工作。

二、适用范围

此方案适用于现阶段人感染 H_7N_9 禽流感病例的防控。

目前对该疾病的感染来源、感染发病的危险因素、传播途径、潜伏期、传染期、临床特点以及该病毒人际传播能力尚不清楚。本方案将根据对该疾病科学认识的深入和疫情形势变化适时更新。

三、病例的发现、报告

（一）病例定义

1. 监测病例。同时具备以下4项条件的病例：

（1）发热（腋下体温≥38℃）；

（2）具有肺炎的影像学特征；

（3）发病早期白细胞总数降低或正常，或淋巴细胞分类计数减少；

（4）不能从临床或实验室角度诊断为常见病原所致肺炎。

2. 人感染 H_7N_9 禽流感疑似病例与确诊病例定义参照《人感染 H_7N_9 禽流感诊疗方案（2013年第1版）》（卫发明电〔2013〕5号）。

（二）发现与报告

各级各类医疗机构发现符合监测定义的病例后，须于24小时内进行网络直报。报告疾病类别选择“其他传染病”，并在备注栏中注明“人感染 H_7N_9 禽流感监测病例”。尚不具备网络直报条件的医疗机构，应当于24小时内以最快的通讯方式（电话、传真等）向当地县级疾病预防控制机构报告，并寄出传染病报告卡，县级疾病预防控制机构在接到报告后立即进行网络直报。

各级各类医疗机构发现人感染 H_7N_9 禽流感疑似病例、确诊病例后，应当于 2 小时内进行网络直报。报告疾病类别选择“其他传染病”，并在备注栏中注明“人感染 H_7N_9 禽流感疑似病例或者确诊病例”。尚不具备网络直报条件的医疗机构，应当于 2 小时内以最快的通讯方式（电话、传真等）向当地县级疾病预防控制机构报告，并寄出传染病报告卡，县级疾病预防控制机构在接到报告后立即进行网络直报。

四、病例的流行病学调查、采样与检测

（一）流行病学调查

各县（市、区）疾病预防控制机构接到辖区内医疗机构或医务人员报告人感染 H_7N_9 禽流感疑似病例或确诊病例后，应当按照《人感染 H_7N_9 禽流感流行病学调查方案》进行调查，重点了解病例的基本情况、临床表现、发病前 7 天内可疑动物（如禽类、猪等）和农贸市场的接触和暴露情况，以及发病后至隔离治疗期间接触人员情况等，必要时根据个案流行病学调查情况组织开展病例主动搜索。

（二）标本采集、保存、运送与实验室检测

医疗机构应当及时采集病例的相关临床样本。采集的临床标本包括患者的上呼吸道标本（包括咽拭子、鼻拭子、鼻咽抽取物、咽漱液和鼻洗液）、下呼吸道标本（如气管吸取物、肺洗液、肺组织标本）和血清标本等。应当尽量采集病例发病早期的呼吸道标本（尤其是下呼吸道标本）和发病 7 天内急性期血清以及间隔 2～4 周的恢复期血清。如患者死亡，应当尽可能说服家属同意尸检，及时进行尸体解剖，采集组织（如肺组织、气管、支气管组织）标本。

标本采集、保存、运送与实验室检测按照《人感染 H_7N_9 禽流感病毒标本采集及实验室检测策略》进行。

采集病例的临床标本后，县级疾病预防控制机构和病例收治的医疗机构要密切配合，按照生物安全的相关规定进行包装，并于 24 小时内送当地国家流感监测网络实验室检测。各地流感监测网络实验室应开展核酸检测，具备相应生物安全条件的网络实验室可开展病毒分离，并将分离的病毒按要求及时送国家流感中心，未开展病毒分离的网络实验室须将核酸检测阳性的病例原始标本按要求及时送国家流感中心。

发生人感染 H_7N_9 禽流感疫情的省份，常规流感样病例监测哨点医院采集流感样病例标本数每周不低于 15 份，并将 H_7 核酸检测纳入常规检测项目。

五、病例管理和感染防护

参照《人感染 H_7N_9 禽流感医院感染预防与控制技术指南（2013 年版）》（卫发明电〔2013〕6 号），落实消毒、院内感染控制和个人防护等措施。

六、密切接触者的追踪和管理

（一）定义

1. 诊治疑似或确诊病例过程中未采取防护措施的医护人员或曾照料患者的家属。

2. 在疑似或确诊病例发病后至隔离治疗期间，有过共同生活或其他近距离接触情形的人员。

3. 经现场调查人员判断符合条件的其他人员。

（二）追踪和管理

由县级卫生行政部门组织对密切接触者进行追踪和管理，对密切接触者实行医学观察 / 健康随访，不限制其活动，每日晨、晚各 1 次测体温并了解是否出现急性呼吸道感染症状。一旦出现发热（腋下体温≥37.5℃）及咳嗽等急性呼吸道感染症状，则立即转送至当地的定点医疗机构进行诊断、报告及治疗。

疾病预防控制机构负责标本采集和实验室检测工作。应当采集病例的所有密切接触者的双份血清标本（开始实施医学观察时和间隔 2～4 周后），当密切接触者出现急性呼吸道症状时还要采集咽拭子，送当地国家级流感监测网络实验室进行检测。

医学观察期限为自最后一次与病例发生无有效防护的接触后 7 天。

七、及时开展风险评估

各级卫生行政部门应当根据人感染 H_7N_9 禽流感的疫情形势、病原学研究进展及时组织专家开展风险评估，进行疫情形势研判，达到突发公共卫生事件标准时，应当按照相关预案及时启动应急响应机制，并按照相关规定及时终止响应。

八、做好健康教育工作

各地要积极开展疫情监测，针对公众和社会关注的热点问题以及对该疾病认识的进展，积极做好疫情防控知识宣传和风险沟通，指导公众建立正确的风险认识，促进公众形成正确的疾病预防行为。尤其要加强禽畜养殖场、散养户、屠宰场、批发及交易市场等的禽畜饲养、捕捉、屠宰、储藏、运输、交易和经营人员以及宠物禽畜养殖人员的健康教育和风险沟通工作。

九、加强医疗卫生机构专业人员培训与督导检查

对医疗卫生机构专业人员开展人感染 H_7N_9 禽流感病例的发现与报告、流行病学调查、标本采集、实验室检测、病例管理与感染防控、风险沟通等内容的培训，提高防控能力。

各级卫生行政部门负责组织对本辖区内的防控工作进行督导和检查，发现问题及时处理。

主要参考书目

1. 李兰娟，任红. 传染病学 [M]. 第 8 版. 北京：人民卫生出版社，2013.
2. 陈璇. 传染病护理学 [M]. 北京：人民卫生出版社，2012.
3. 范昕建，黄象安. 中西医结合传染病学 [M]. 北京：人民卫生出版社，2012.
4. 王绍锋，彭宏伟. 传染病护理学 [M]. 北京：科学出版社，2013.
5. 尤黎明，吴瑛. 内科护理学 [M]. 第 5 版. 北京：人民卫生出版社，2012.
6. 饶和平. 传染病护理 [M]. 杭州：浙江大学出版社，2010.
7. 肖建英，杨晓云，刘峰. 传染病护理技术 [M]. 武汉：华中科技大学出版社，2013.
8. 李梦东，王宇明. 实用传染病学 [M]. 第 3 版. 北京：人民卫生出版社，2004.

复习思考题答案要点和模拟试卷

《传染病护理》教学大纲